中国针灸学会刺络与拔罐专业委员会 **倾力打造**

# 中医刺络放血疗法

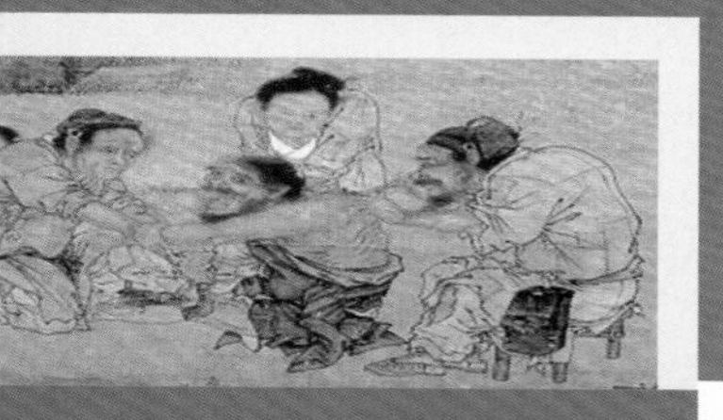

主编 郭义

中国中医药出版社
北京

**图书在版编目（CIP）数据**

中医刺络放血疗法/郭义主编．—北京：中国中医药出版社，2013.3（2023.11重印）
ISBN 978－7－5132－1312－7

Ⅰ.①中…　Ⅱ.①郭…　Ⅲ.①放血疗法（中医）　Ⅳ.①R245.31

中国版本图书馆CIP数据核字（2013）第013781号

中国中医药出版社出版
北京经济技术开发区科创十三街31号院二区8号楼
邮政编码　100176
传真　010 64405721
河北省武强县画业有限责任公司印刷
各地新华书店经销
*
开本787×1092　1/16　印张13.25　字数298千字
2013年3月第1版　2023年11月第11次印刷
书　号　ISBN 978－7－5132－1312－7
*
定价（含光盘）80.00元
网址　www.cptcm.com

如有印装质量问题请与本社出版部调换（010 64405510）

**服务热线　010 64405510**
**购书热线　010 89535836**
**微商城网址　https://kdt.im/LIdUGr**
**官方微博　http://e.weibo.com/cptcm**

# 《中医刺络放血疗法》

## 编委会

# 编写说明

刺络放血疗法，古称启脉、刺络脉、刺络、刺络俞、刺络穴、刺血、刺血脉、刺血络等，是用三棱针、梅花针、毫针或其他工具刺破人体某些腧穴、病灶处、病理反应点或浅表小静脉等部位，放出适量血液而治疗疾病的方法，是针灸的传统技术方法之一。放血疗法历史悠久，作为人类最初的医疗手段，曾被世界各地人民所使用，如中国的藏、蒙、回、苗等少数民族，和古埃及人、古希腊人、古罗巴人、玛雅人和阿兹台克人，甚至南美洲和新几内亚，以及后来的英、法、美等国家。

刺络放血疗法源远流长，早在新石器时代，就有利用砭石刺破皮肤放血治病的方法，到《黄帝内经》时业已成熟，有较全面的论述，如《素问·离合真邪论》曰："疾出以去盛血，而复其真气……刺出其血，其病立已。"《灵枢·小针解》曰："菀陈则除之者，去血脉也。"《灵枢·官针》曰："络刺者，刺小络之血脉也……始刺浅之，以逐邪气而来血气。"其对刺络放血疗法的作用、部位、操作、工具、放血量、适应证、放血后的反应等均作了详细的记述，基本形成了比较完整的刺络放血体系。随后的各个时期对刺络放血疗法的理论和应用多有所阐发，1949 年以后刺络放血疗法得到快速发展，特别是近 20 年来，刺络放血疗法的著作相继问世，如《刺血疗法》、《刺血医镜》、《中华刺络放血图》、《中华络脉放血》等，刺络放血疗法的研究和应用进入了一个新的发展阶段。2008 年，中国针灸学会刺络与拔罐专业委员会的成立，标志着刺络放血疗法进入一个新的发展时期。

刺络放血疗法操作简便、副作用少、疗效显著，近年来其适用范围不断扩大。《黄帝内经》各篇所述刺络放血疗法可治疗腰痛、疟疾、癫狂、热病、风痉、癃闭、厥证、厥头痛、衄、喘、颔痛、心疝暴痛、男子如蛊等十多种疾病。有专家搜集了 1960 ~ 2003 年 327 篇有关文献，发现刺络放血疗法治疗疾病遍布内科、外科、妇科、儿科、伤科、眼科和耳鼻喉科，可治疾病达 120 种。

为了满足广大针灸临床工作者以及刺络放血疗法爱好者学习和临床实践的需求，我们编写了本书。

本书编写特点：

1. 详细介绍了刺络放血疗法的理论基础，以做到"有理有效"；在理论指导下，开展刺络放血疗法的临床应用。

2. 重视络脉的辨识，突出刺"络"之"络"的证治。

3. 编写内容在注重知识性的同时，更注重实践操作能力的培养，将操作放在首位。另外，强调操作的安全性，突出实用性。

4. 刺络放血疗法的临床实践资料较丰富。在本书编写过程中，力求选择相对公认的、切实可靠的资料为素材，内容有一定的规律性、结论性。在设计和编排上注意使相关的理论知识联系临床实际，指导临床实践。

本书第一章绪言由郭义、杨佃会、崔建美、石田寅夫、小野泰生、朴楠義编写。第二章刺络放血疗法的基础由高希言、朱建国、许云祥、赵欣纪、赵中玮、李迎红编写。第三章刺络放血疗法的操作方法由贾春生、崔建美编写。第四章刺络放血疗法的适应证、注意事项及禁忌由何天有编写。第五章刺络放血疗法的临床应用，第一节内科疾病由崔瑾、徐放明、林栋编写；第二节外科疾病由翟伟、杜艳军编写；第三节妇产科疾病、第四节儿科疾病由甘君学、田阳春、樊旭编写；第五节五官科疾病由孟向文、朱艳编写；第六节皮肤科疾病由王彩虹、张颖新、黄银兰编写；第七节中暑和中毒性疾病；第八节传染病由岳增辉、孟云风、王海军编写。第六章刺络放血疗法的现代研究进展由王升旭、金荣疆、陈泽林编写。全书由正、副主编参与修改和统稿，最后由主编定稿。

本书主审石学敏院士、刘保延教授和喻喜春教授对本书的编写提出了许多宝贵的建设性意见，特别是本书所引用的许多络脉图，来自喻喜春先生的专著，为先生多年临床收集积累而来，在此表示深深的谢意。另外，鉴于编写时间紧迫，编委会未能广泛征求所引用文献原作者的意见，深表歉意，并表示感谢！

《中医刺络放血疗法》
编委会
2012 年 10 月

# 目　　录

# 第一章　绪　论

中医刺络疗法源远流长，萌芽于远古，奠基于秦汉，发展于唐宋，提高于金元，成熟于明清，活跃于中华人民共和国成立后。

世界其他传统医学中也使用放血疗法，如印度、古欧洲、美洲等，放血部位、放血工具等各有特色。可以说，放血疗法是世界许多民族传统医学中的共通疗法，代表了人类对生命、疾病和治疗的某些原始认识。



## 第一节　中医刺络放血疗法的历史

刺络放血疗法是指用三棱针、皮肤针等针具，在患者浅表血络或一定部位放出适量血液，以达到防治疾病目的的一种外治方法。

### 一、萌芽于远古

刺络放血疗法历史悠久，源远流长，其萌芽最早可追溯到新石器时代。远古时期，先人们就已经使用砭石来刺血放脓以治病（图1－1）。关于刺络疗法的最早文字记载见于马王堆汉墓出土的帛书《脉法》，其中的“以碧（砭）启脉”，即以砭石刺破络脉。又如《五十二病方》记载了“癞，先上卵，引下其皮，以砭穿其脽旁”，即用砭石将阴囊后部的外皮刺破以治疗疾病。

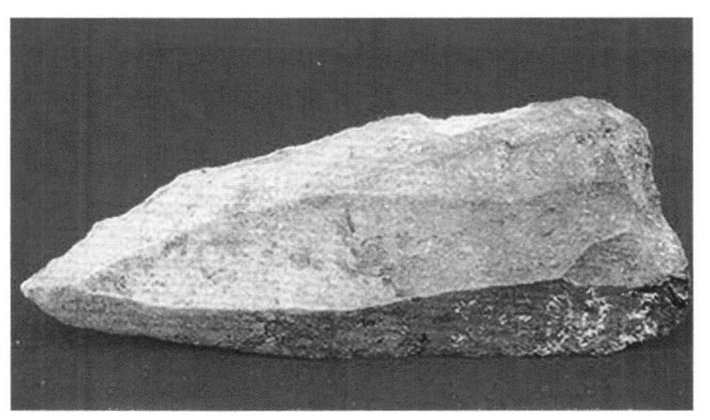

图1－1　砭石——最早的放血工具

## 二、奠基于秦汉

到了秦汉时期，《黄帝内经》的诞生标志着刺络放血疗法理论的形成，为刺络放血疗法的发展奠定了基础，主要表现在对刺络理论、针具、刺法、取穴、主治范围、禁忌证和治病机制等方面进行了系统阐述。如《素问·血气形志篇》云："凡治病必先去其血，乃去其所苦，伺之所欲，然后泻有余，补不足。"《灵枢·小针解》云："菀陈则除之者，去血脉也。"文中指出了刺络放血的作用机理在于出恶血、辟浊气、通经脉、调血气。《灵枢·官针》则有"络刺"、"大泻刺"、"毛刺"、"赞刺"、"豹文刺"等方法。《灵枢·厥病》载："厥头痛，头痛甚，耳前后脉涌有热，泻出其血，后取足少阳。"《素问·刺疟篇》曰："酸痛甚，按之不可，名曰胕髓病，以镵针针绝骨出血，立已。"该篇又曰："疟发身方热，刺跗上动脉，开其空，出其血，立寒。"《素问·阴阳应象大论》曰："血实宜决之。"《灵枢》还专设"血络论"一节，对于刺血过程中的晕针、血肿、血少色黑、血薄色淡、面青胸闷等现象进行了讨论。

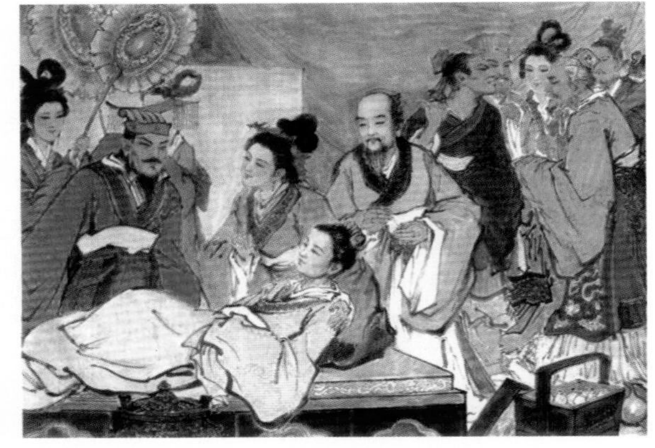

图1-2 扁鹊为虢太子用刺络法治病

《史记》记载扁鹊用针砭法治疗虢太子尸厥证"厉针砥石，以取外三阳五会"（图1-2），后人考证是取百会穴。另外该书记载他为齐桓公治病时又提到"病在血脉，针、砭石所及也"。名医华佗曾在头部针刺放血治疗曹操的头风证，收效神速。

## 三、发展于唐宋

晋唐时期刺络疗法被广泛应用，发展迅速。晋代皇甫谧著《针灸甲乙经》专设"奇邪血络"篇，论述了奇邪留滞络脉的病变及刺血络引起的不同反应等内容。东晋葛洪在《肘后方》中载以"针角"之治法，提到"疗急喉咽舌痛者，随病所左右，以刀锋截手大指后爪中，令出血即愈"，这种方法至今临床上依然在用。《千金要方》提出，刺委中出血不仅可以治疗腰痛，而且可使"久瘸宿疹皆立已"；"胃疟……令人病善饥不能食，食而支满腹大，刺足阳明、太阴横脉出血"。《千金翼方》也记载"喉痹，针两手小指爪纹中出血，三大豆许即愈，左刺右，右刺左"。唐代王焘《外台秘要》也记载了刺络拔罐疗法。唐代御医张文中、秦鸣鹤，针刺百会及脑户穴治愈了唐高宗李治的头目眩晕病证。

## 四、提高于金元

金元时期刺络疗法得到了提高和发展，在理论和实践上都有所突破。刘完素在《素问病机气宜保命集·药略》中记载了"大烦热，昼夜不息，刺十指间出血，谓之八关大刺"和"热无度不可止，刺陷谷穴出血"。八关大刺至今仍用于治疗实热证。张子和虽不专攻针灸，但对刺络疗法的运用却颇具心得。他倡导用十二经气血多少的理论来指导刺络疗法，并将刺络法作为汗法的一种。在《儒门事亲》记载的针灸医案中，几乎全是针刺放血取效。如治“夫小儿丹瘤、浮肿毒赤走引遍身者，乃邪热之毒也，可用磁片拨出紫血，其病立愈”，还有治湿癣“于癣上各刺百余针，其血出尽”。李东垣对刺血疗法亦有自己独特的观点和经验，不仅用于实证、热证，而且还用于某些虚证，如“于三里穴下三寸上廉穴出血”治疗气血亏虚的痿证，扩大了刺络疗法的治疗范围。朱震亨在临证中对热证、急症多取三棱针刺络放血，以泻其实。元代王国瑞在《扁鹊神应针灸玉龙经》中提出针刺委中出血，可以治疗浑身发黄、风毒隐疹、遍身瘙痒、抓破成疮、青盲雀目、视物不明等疾病。元代危亦林《世医得效方》中取“耳后红筋”，用挑刺的方法治疗“赤眼”，既是挑刺疗法的早期记载，又是刺耳后穴出血治疗“赤眼”的最早文献。

## 五、成熟于明清

明清时期刺血疗法不断完善，取得了新发展，尤其是对瘟毒疫疠的治疗，积累了丰富的经验，使刺络放血疗法日趋成熟。明末杨继洲著《针灸大成》，记载了许多刺络的穴位和刺络救治“中风”、“小儿猢狲劳”等疾病，有关刺络内容十分丰富，称手十二井穴刺络放血的急救作用为“起死回生之妙诀”。明末清初，瘟疫流行，叶天士、赵学敏等将刺络疗法用于瘟疫治疗，取得了较好的疗效。清代医家郭志邃著《痧胀玉衡》，提倡用刮痧放血法治疗痧证，堪称刺血治疗急症的专著，对后世影响极深。清代徐灵胎在《医学源流论》中提出：“凡血络有邪者，必尽去之，若血射出而黑，必令变色，见赤血而止，否则病不除而反为害。”

民国年间，由于西方医学的传入以及对旧文化的批判，中医针灸学受到了排斥，甚至面临被取缔的危险。但在民间，由于刺络放血疗法简单易行、疗效显著，仍得到广泛采用。如1931年刊印的温主卿所著《中国简明针灸治疗学》一书，载有“放痧分经诀”一节，对于不同经脉的痧证，取相应的四肢末端穴位予以“放痧”，即放血治疗。原中国针灸学研究社出版的《针灸治疗实验集》也记载了治疗鼠疫流行，取“十二井穴、尺泽、委中、太阳，各刺出血”，“发疮者于肿毒处三棱针出血”；治疗霍乱，针十指尖、曲池、尺泽、委中、昆仑、内关、中脘出血；治疗“脚气冲心症”，“刺腿部静脉管出血甚多”。方慎安所著《金针秘传》载，治疗脚面毒瘀，“在委中放毒血盈升”。

## 六、活跃于中华

新中国成立后，刺络放血疗法迅速发展。经过进一步挖掘、整理和总结，刺络放血疗法的专著《刺血疗法》、《刺血医镜》、《民间简易疗法刺血》、《放血疗法》、《中华刺络放血图》和《中医络脉放血》等相继出版，使刺血疗法的研究和应用达到一个新的高度。刺络放血疗法的临床应用进一步扩大，特别是中国针灸学会成立了刺络与拔罐专业委员会，形成了全国刺络放血的研究与应用的网络体系，使刺络放血疗法的价值被越来越多的人认识和接受，为人民的保健事业发挥了其应有的作用。

## 第二节　世界其他传统医学中的放血疗法

许多世界传统医学治法中都有关于放血疗法的记载。公元前1500年左右的古埃及就有用水蛭吸吮以排出污血的记载（图1－3）。印度医学史上外科具有很高的成就，而放血疗法作为常规的外科手术之一，占有非常重要的地位。印度著名医学经典《阇罗迦集》中记载当病人误服毒物时，可放血解毒。印度《妙闻集》中详细记述了放血疗法的使用器械、操作方法、放血部位、适应证、禁忌证以及术后护理等。在放血治疗皮肤炎症、头痛等疾病时，有使用手术刀者，也有使用水蛭者，放血部位相对固定，且出血量大。在中国藏医经典著作《四部医典》中就详细介绍了古印度名医龙树的治病经验。古希腊医圣希波克拉底的体液学说认为，构成人体的体液成分有四种，即血液、黏液、黑胆汁、黄胆汁，疾病是由四种体液失衡引起的，放血可以排除多余液体，调整身体平衡。古罗马时期的医学大师盖伦继承发展了希波克拉底的体液学说，他的动物解剖实践（脉管中充满着血液）以及病因理论（饮食的寒热偏性通过不同体液引起寒热不同的疾病）更为放血疗法提供了理论依据。盖伦认为放血疗法可以将体内腐烂的有害物质排出，这种疗法几乎可以适用任何一种疾病，包括出血和虚弱等，并指出女性之所以比男性较少患如痛风、关节炎、癫痫等疾病，是因为她们将多余的血通过月经和哺乳排除的结果。其放血部位已包括了动脉或静脉，病灶局部或远端。他将不同部位的血管划归不同的内脏，如放右手静脉血液可以治疗肝病、放左手静脉血液可以治疗脾病；越严重的疾病放血量越多，发热是需大量放血治疗的典型疾病。当人们对疾病的认识转变为血液过剩或者多血症时，放血疗法在医学中的地位提升到了一个新的高度。

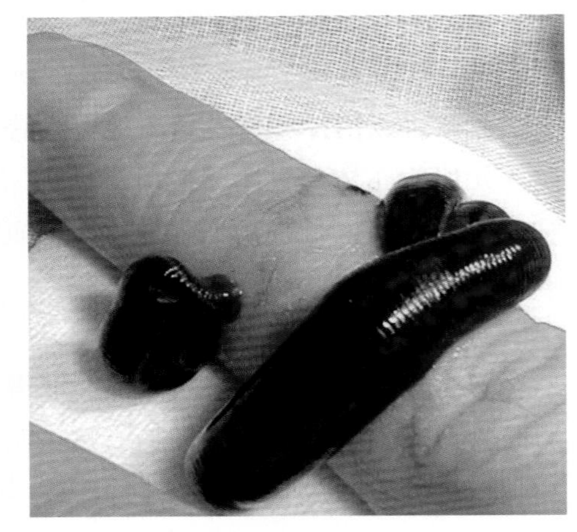

图1－3　水蛭吸吮放血治疗

中世纪的欧洲，随着血液循环的发现，放血疗法在欧洲医学上占据了主导地位，许多医生认为放血疗法适用于炎症、发热以及出血类疾病（图1－4），还认为“无用的多余的血”是所有疾病的基本病因，放血多用柳叶刀（图1－5）、杯吸法或水蛭。欧洲中世纪没有专业的医生，一般疾病用放血疗法治疗，而理发师就充当放血师。现在理发店的标志中，据说红色代表动脉，蓝色代表静脉，白色代表绷带，沿用至今（图1－6）。随后，放血疗法从欧洲传入美洲。1793年费城爆发黄热病，美国精神病学之父本杰明·拉什（Benjamin Rush，1745—1813年）用大量放血方法治疗该病，奠定了其在美国医学史上的地位（图1－7）。该方法在当时的风靡程度超出人们的想象，使得放血疗法一度被滥用，导致了一幕幕惨剧的发生，于是放血疗法被淘汰，直到1900年左右，因对肺炎、风湿热等疾病显示出疗效显著，使得该方法又再次兴起。

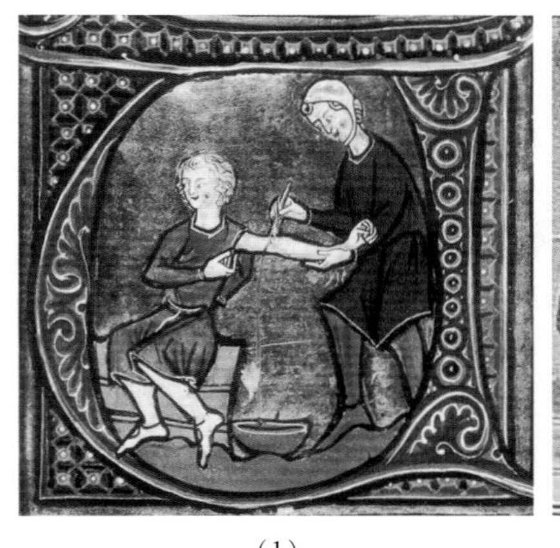

(1)

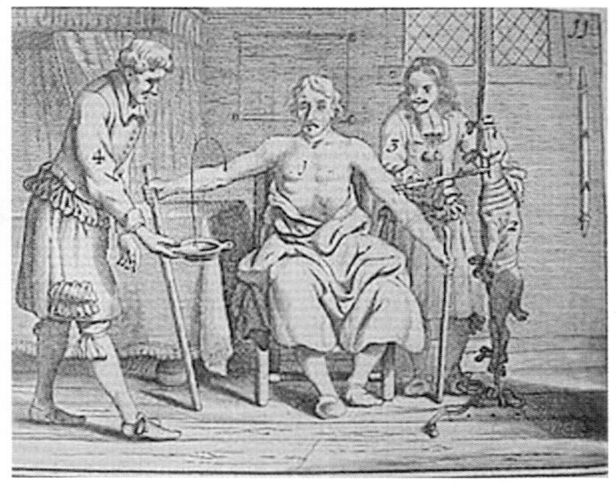

(2)

图1－4 欧洲放血图

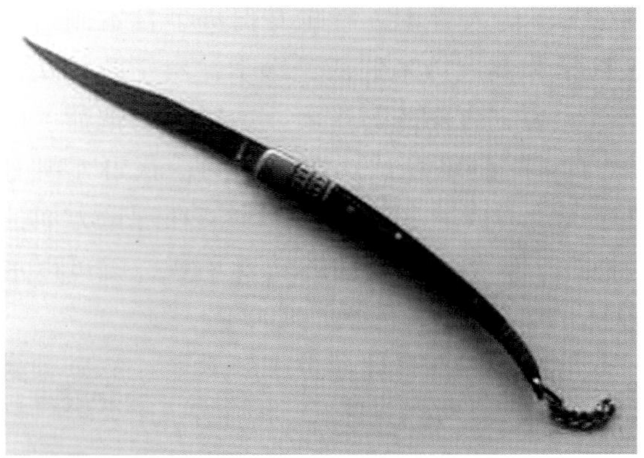

图1－5 柳叶刀（Lancet）——欧洲放血工具

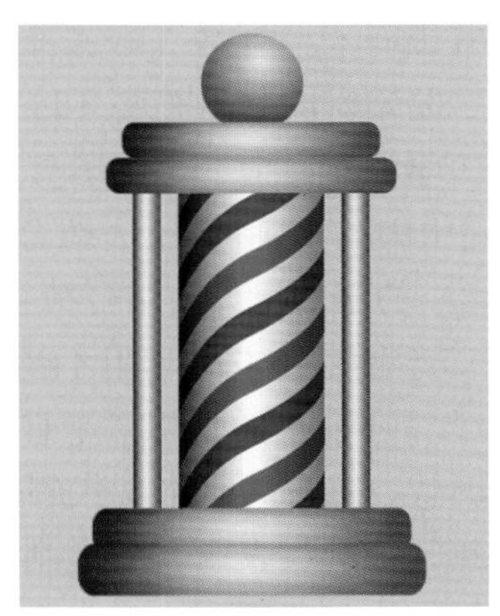

图1－6 放血理发标志

阿拉伯放血疗法又叫Hijama（الحجامة），即放血拔罐治疗，是传统医学的疗法之一。根据历史资料记载，很多地区的传统医学都应用这种疗法。一千年前伊朗的著名医生Avicenna著《医学经》，详细论述了拔罐放血疗法的原理及治疗范围。直到17世纪，欧洲的医学院校里仍在教授《医学经》。穆罕穆德（Sallalahe va sallam）曾明确提出放血疗法是对身体有益的，故在伊斯兰世界，即使没有任何病症，也应“圣行”每年做2～3次Hijama，以防病健身。

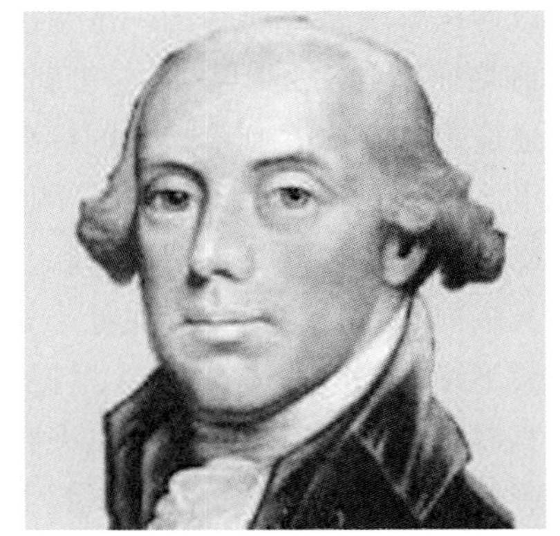

图1－7 本杰明·拉什

412年，日本允恭天皇时代有“破身治病”的记载。“破身”就是“泻血疗法”。平安时代，丹波康赖编撰了日本最早的医学专著《医心方》（图1－8），全书引用唐以前的中国医学文献，是研究日本刺络疗法重要的文献之一。室町时代，随着《黄帝内经》等许多介绍中国刺络疗法书籍的不断传入，日本许多学者或是远赴中国，或是将传入的刺络疗法有关书籍翻译刻版发行。室町时代后期，医者田代三喜从中国学成回国，将中国元明时代的医学引入到了日本，为其后日本医学的发展奠定了重要理论基础。他的弟子曲直濑道三的《启迪集》中有一部分记载了刺络疗法。在《启迪集·卷三·腰痛门》中对于瘀血腰痛的治疗，以补阴丸加桃仁、红花，服用以后再在委中穴处放血进行治疗。江户时代中期，日本刺络疗法发展呈现出前所未有的繁荣兴盛的局面，其因有二：一是《痧胀玉衡》于1691年传入日本，影响并促进了日本刺络疗法的发展；二是室町时代从葡萄牙传来的南蛮医学和其后传来的荷兰医学，由于两种文化背景不同的医学发生碰撞，推动了日本在刺络放血研究方面的新进展。山胁东门把荷兰的泻血疗法和中国医学的刺络疗法结合起来形成了新的刺络疗法。明和年间，获野元凯基于《黄帝内经》的学术思想，结合荷兰的泻血疗法，著成《刺络篇》一书。在理论方面他认为不论虚实皆有气血“郁”阻不畅，通过疏通“郁”这一疾病的重要环节，就可以治愈疾病。这个“达郁”的思想对于日本刺络疗法的影响很大。

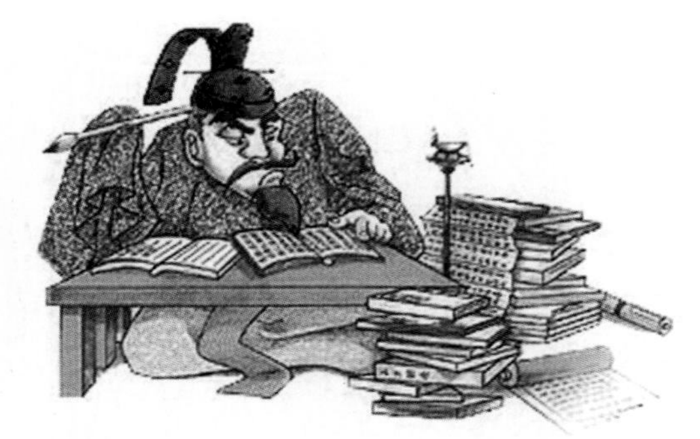

图1-8　丹波康赖编著《医心方》

明治时代，被称为日本现代刺络界第一人的东洋医学会评议员工藤训正，从事刺络临床研究多年，他的代表作《图说刺络治疗》影响很大。丸山昌郎主张刺络后用火罐尽量多吸血，以增加治疗效果。这两人是近代日本刺络界最著名的人物，并称为日本近代刺血大师，现在日本有名的刺络专家几乎都是他们的门生。1957年，两人合著《刺络治疗法》。该书是以西医学为基础所写的一本系统的刺络学专著，是一本很有实用价值的书。工藤成立的“刺络研究会”是现在日本“刺络学会”的前身，他的许多关于刺络理论和技术方面的论述成为现在日本刺络疗法的标准。

17世纪，韩国医家许俊编纂《东医宝鉴》，其中便提到了刺络疗法。之后，许多介绍中国刺络疗法的书籍不断传入韩国，如《医学精义》中提到“凡治疗疮毒气攻心欲死，以针刺其疮向心行处，但觉有血处下锭子，若屡刺至心侧近皆不痛无血者，急刺百会穴，痛有血者下锭子”；《医学纲目》里提出“痈如椒眼数十粒，或如蜂窠、莲房而脓出，痛不除，宜以铍针横直裂之，则毒血夹脓出而愈”。韩国许多学者继承前人的学术思想，开始推广刺络疗法，对韩医学的发展起了巨大的作用。如今，韩国有3万多医师，他们也经常使用刺络疗法，并取得了显著的疗效。在民间，根据韩医学的理论基础，韩国发展了独特的刺络疗法，其中主要包括谷云刺络疗法、东氏刺络疗法以及心天泻血疗法等。

# 第二章　刺络放血疗法的基础

“病在血络”是刺络放血疗法的主要作用依据，“血实宜决之”、“菀陈则除之”是刺络放血疗法应用的基本原则。刺络放血具有疏通经络、调和气血、平衡阴阳及扶正祛邪等作用，具有适应证广、疗效迅速等特点。其作用机制在于出恶血、通经脉、调血气，改变经络中气血运行不畅的病理变化，从而达到调整脏腑气血功能的作用。刺络放血主要针对血实之证，常用的放血部位有耳穴、阿是穴、反应点和浅表静脉等。



## 第一节　刺络放血疗法的作用基础

“病在血络”是刺络放血疗法的主要作用依据。《素问·血气形志》说：“凡治病，必先去其血。”刺络放血刺之在“络”，放出的是“血”。三棱针点刺出血、皮肤针叩刺出血、刺络拔罐等疗法，都是直接刺激络脉或络脉的分布区（如孙络、浮络之所在）。因此，中医的“络”和“血”及其相关的生理功能、病理变化就构成了刺络放血的主要依据。

### 一、络

络者，络脉也，有广义、狭义之分。广义之络，包含“经络”之络与“脉络”之络。经络之络是对经脉中横而旁出的分支部分的统称；脉络之络系指血脉的分支部分，脉络在

《灵枢》也称为“血络”。狭义的络仅指经络的络脉部分。刺络放血所涉及的络是指广义之络。

人体运行气血的通道包括经脉和络脉两部分，其中纵行的干线称为经脉，由经脉分出网络全身各个部位的分支称为络脉。《灵枢·经脉》说：“经脉十二者，伏行分肉之间，深而不见；其常见者，足太阴过于外踝之上，无所隐故也。诸脉之浮而常见者，皆络脉也。”《灵枢·脉度》说“经脉为里，支而横者为络”，意指经脉的位置较深，而从经脉横行别出位置较浅的分支则称为络脉。

络脉有气络、血络之分。《类经·藏象类》说“血脉在中，气络在外”，明确指出了络脉应有气络、血络之分。在病理上，湿热、瘀血、痰饮或其他致病因素，均可导致气络不舒或气络受阻而发病。如《形色外诊简摩·卷下·外诊杂法类》云：“凡人胃中与前阴，病湿热腐烂，或瘀血凝积作痛者，往往人中见赤颗小粟疮，或常见黑斑，如烟煤晦暗者，知其气络有相应也。”气络与血络相伴而行，共同成为气血运行的载体。气络、血络由干别支，从大到小，分成无数细小分支，网络遍布全身，将气血渗灌到人体各部位及组织中去，对整体起调节作用。

络脉也有阴络、阳络之异。《临证指南医案》认为，络脉有阴络、阳络之分，“阴络”即脏腑囊下之络，如“肝络”、“胆络”、“胃络”等，“阳络”即浅表的皮下之络。实际上，今人所言络脉之“阴络”、“阳络”，大抵浮现于体表者就是阳络；深隐于体内者，尤其是深藏于纵深之处、横贯行走于脏腑内部者，就是阴络。

### （一）络脉的构成

络脉的循行沿经布散，纵横交错，从大到小，呈树状、网状广泛分布于脏腑组织之间，形成一个遍布全身内外的网络系统，弥补了经脉线性分布的不足，是脏腑内外整体性协调联系的重要结构。《针经指南》说：“络一十有五，有横络三百余，有丝络一万八千，有孙络不知其纪。”明代针籍《人镜经》云“十二经生十五络，十五络生一百八十系络，系络生一百八十缠络，缠络生三万四千孙络”，在络脉的网络层次增加了系络、缠络。清代喻嘉言《医门法律·络脉论》也说：“十二经脉，前贤论之详矣，而络脉则未之及，亦缺典也……十二经生十二络，十二络生一百八十系络，系络生一百八十缠络，缠络生三万四千孙络。自内而生出者，愈多则愈小。”

可见，络脉分为别络或大络，又逐级细化分为系络、缠络和孙络等网络层次，统称为络脉系统。

**1. 别络** 别络是较大的分支，共有十五条，由手足三阴三阳经在腕踝关节上下各分出的一支络脉，加上躯干部任脉之络、督脉之络及脾之大络所组成，故又称十五别络、十五络脉。

十五络脉的循行分布是有规律的。十二经脉的络脉从本经络穴别出后，均走向相表里的经脉，即阴经别走于阳经、阳经别走于阴经。任脉的别络散布于腹部而下行；督脉的别络散布于腰背部而上行；脾之大络别出后散布于侧面胁肋部。

十五络脉具有沟通表里经脉之间的联系，统率浮络、孙络，灌渗气血以濡养全身的作用。

**2. 浮络**　浮络是络脉中浮行于浅表部位的分支，即“诸脉之浮而常见者”。在全身络脉中，浮行于浅表部位的称为“浮络”，它分布在皮肤表面。其主要作用是输布气血以濡养全身。

**3. 孙络**　从别络分出的最细小分支称为“孙络”，《素问·气穴论》称之有“溢奇邪”、“通荣卫”的作用。

络脉分布广泛，无处不在，皮、肉、筋、脉、脏、腑、骨、髓均有各自的所属络脉，以支持其功能活动。

### （二）络脉的生理功能

经脉之所以能“行血气，营阴阳”、“内灌脏腑，外濡腠理”，实际上也主要是通过络脉来实现的。正是由于络脉这种密如蛛网、遍及全身的组织结构和分布特点，才实现了经络之贯通营卫、环流经气、渗灌血气、互化津血等众多的生理功能。因此，可以说络脉气血是维持人体内环境的物质基础。

**1. 络全身，通内外**　络脉分支细小，遍及周身，比经脉的分布广博致密，可以说是四通八达，无所不及。这就进一步强化了脏腑经络系统之间的联系。正如张介宾所说：“络脉所行，乃不经大节，而于经脉不到之处，出入联络以为流通之用。”

**2. 渗气血，养全身**　络脉与络脉之间相互吻合，“复合于皮中，其会皆见于外”（《灵枢·经脉》）。络脉从大到小，分成无数细支遍布全身，将气血渗灌到人体各部位及组织中，使在经络中运行的气血，由线状流行扩展为面状弥散，对整体起营养作用。

**3. 溢奇邪，通荣卫**　《素问·气穴论》说：“孙络三百六十五穴会……以通荣卫。”张介宾云：“表里之气，由络以通，故以通营卫。”可见营气虽然行于脉中，但盛满之后必然通过络脉而渗出脉外；卫气虽然行于脉外，但游走窜透也可进入血脉之中。二者通过络脉，主要是孙络、浮络互相转化。津血也由水谷精微化生，在运行输布过程中，血渗于脉外而为津，津入络内则为血。

### （三）络脉的病理变化

络病病机虽各有不同，但其病理机制的共同之处在于络脉输布渗灌气血的功能受到障碍，即“不通”是络脉病变的共性。络脉病变的产生，可由外感六淫、跌仆损伤，或由内伤七情、饥饱劳倦等因素引起，其基本的病理变化，主要有以下6个方面。

**1. 络脉阻滞**　邪气犯络，致络中气机郁滞，血行不畅，或津凝痰结，阻碍络道，均可影响络中气血的运行及津液的输布，从而产生一系列络脉阻滞的病理变化。此外，络中气滞、血瘀、痰结之间常相互影响，互结互病，以致病邪胶结凝固，缠绵难愈。

**2. 络脉空虚**　即络中气血不足，络脉失充。络脉具有渗灌血气、互化津血、环流经气等功能，而络中气血的充实是完成这些功能的重要条件之一。若气不足则血行迟滞，血不足则络脉失养，络脉空虚。所谓“最虚之处，便是容邪之处”，络愈虚，邪愈滞，以致虚实夹杂，正虚邪恋。

**3. 络毒蕴结** 经病、脏病日久，病邪累及络脉，血瘀痰凝，混处络中，壅阻络道，痰瘀互结，郁蒸腐化，久则凝聚成毒。邪毒留滞，伤津耗气，动血留瘀，损伤脏腑，败坏形体，因而变生诸症，加重病情。毒邪致病不仅有暴戾的一面，还有久滞的一面，邪毒久郁深伏于孙络、缠络，则形成病势顽缠、反复难愈的病理特点。

**4. 络脉损伤** 络脉损伤系指络脉受到直接损伤而言。如跌仆坠打或针刀刺伤等都可致络伤血溢，气随血乱，形成络病；或郁怒气逆，或热灼血络，或饮食失节致脉络受伤，血溢络外。正如《灵枢·百病始生》所指出："卒然多食饮则肠满，起居不节、用力过度则络脉伤。阳络伤则血外溢，血外溢则衄血；阴络伤则血内溢，血内溢则后血。"可见，络脉损伤的基本病理变化即叶天士所谓"离络留而为瘀也"（《临证指南医案·吐血》）。

**5. 络脉绌急** 络脉绌急是指感受外邪、情志过极和过劳等多种原因引起的络脉拘急、收引状态，表现为卒然疼痛。《素问·举痛论》曰："脉寒则缩踡，缩踡则脉绌急，则外引小络，故卒然而痛。"

**6. 络息成积** 络息成积是指邪气稽留络脉，络脉瘀阻或瘀塞日久，瘀血与痰浊凝聚形成的病变。《灵枢·百病始生》云"虚邪之中人也，始于皮肤……留而不去，传舍于肠胃之外、募原之间，留著于脉，稽留而不去，息而成积，或著孙脉，或著络脉"，指出邪气久居络脉、稽留不去、息而成积的病理变化。西医学多种脏器病变，如器官纤维化、脏器肿大、风湿性关节炎、肿瘤等，不仅包括了脏腑之阴络瘀阻、瘀塞络息成积的病理变化，也包括了由于络病引起的继发性病理改变如细胞外基质（ECM）增生沉积等，同时包括发生在脏腑组织内的占位性病变。

### （四）络脉的病变特点

络脉病变的范围广泛，涉及临床各科，形成的原因较为复杂，病理及证候学上亦有相应的特点，其主要的临床特征可概括为"广"、"久"、"顽"、"痛"、"形"、"杂"、"出血"等。

**1. 广** 发病部位广泛。络的全身分布决定了络病部位广泛的特点，外而肌肤，内而脏腑，皆可发生络病。

**2. 久** 络病多久病、慢性病，病延经年，病位深锢，绝非一般的浅表病证，多属沉疴痼疾。吴鞠通曰："病久者必入络。"邪初中损伤气分，病久则渐入络中血分，深入下焦，留伏较深，而成为坚结不散之痼疾。

**3. 顽** 络病多病根深伏，病情顽缠，久发频发，正邪胶着，不易速愈，不易传变。张聿清曰："直者为经，横者为络，邪既入络，易入难出。"络横而细小，不若经脉竖行而粗大，故邪中于经传变甚速，中于络则不易传变。如湿热为患，多伤于络脉，病情缠绵难愈，热邪久羁不出。叶天士曰"伤寒多有变证，湿热虽久，在一经不移"，即因络病难传之故。

**4. 痛** 络脉细窄易滞，故络脉为病均有不同程度的气郁、血阻或痰结等"络瘀"表现，如叶氏曰"久病在络，气血皆窒"，且络因邪闭，不通则痛，或"络虚则痛"，故在络病的某一阶段常可伴有局部疼痛的症状。

**5. 形** 多为有形之积滞。络细而密，血行迟慢，一旦邪客，多致气滞血瘀，或痰浊留结，成为有形之滞。吴鞠通在《温病条辨》中以“有形无形”、“散与不散”为标准来鉴别是经病还是络病，他认为络病“久而不散”，如果病证表现为“痛胀有形，痛止无形”就不可当做络病治疗。

**6. 杂** 络脉有深浅，络中有气血，络邪有久暂，故络脉病证多虚实互见、寒热并存，临床表现多样，病变复杂。热邪易伤阳络，《金匮要略》云“极寒伤经，极热伤络”。

**7. 出血** 阳络又称“血络”，一般指分布于上部、浅表可见的络脉。络在外属阳，热为阳邪，故邪热多伤人阳络。阳络伤轻则发斑发疹，甚则络脉损伤，血外溢而成咯血、衄血、牙龈出血等症。

## 二、血

血是循行于脉管中红色的液体物质，是构成人体和维持人体生命活动的基本物质之一，对机体具有非常重要的营养和滋润作用。血的失常包括血虚、血瘀、血热和气血不和等，其中血瘀、血热、气血不和与放血疗法关系紧密。

血瘀，是指血液的循行迟缓和不流畅的病理状态。气滞而致血行受阻，或气虚而血运迟缓，或痰浊阻于脉络，或寒邪入血、血寒而凝，或邪热入血、煎熬血液等，均足以形成血瘀，甚则血液瘀结而成瘀血。所以，瘀血是血瘀的病理产物，而在瘀血形成之后，又可阻于脉络，而成为形成血瘀的一种原因。血瘀的病机主要是血行不畅，所以，血瘀而阻滞脏腑、经络等某一局部时，则发为疼痛，痛有定处，得寒温而不减，甚则可形成肿块，称之为癥。同时，可伴见面目黧黑、肌肤甲错、唇舌紫暗以及瘀斑、红缕等血行迟缓和血液瘀滞的征象。血瘀反过来又可加剧气机的阻滞，从而形成气滞导致血瘀、血瘀导致气滞的恶性循环。

血热，是指血分有热、血行加速的病理状态。血热多由邪热入血所致，也可由情志郁结、五志过极化火而导致血热。

《素问·调经论》有“血气不和，百病乃变化而生”的论述，人体由皮肉、筋骨、经络、脏腑等组织器官所构成，人体生命活动的进行，主要是依靠后天所化生的气血津液，通过经脉输布于全身，营养各个脏腑组织器官，以进行功能活动而实现的。人体的气血，在生理上是脏腑经络等组织器官进行功能活动的物质基础；在病理上，气血的失常，必然会影响到机体的各种生理功能，从而导致疾病的发生。所以，脏腑发生病变，不但可以引起本脏腑之气血失常，而且也会影响全身的气血，从而引起全身气血不和的病理变化，如气滞血瘀、气虚血瘀等。“菀陈则除之”则是刺血放血疗法的理论基础。

## 第二节　辨络识血

### 一、辨络

《素问·经络论》说："阴络之色应其经，阳络之色变无常，随四时而行也。"临床所见，络脉的诊察主要是从皮肤浮络的颜色而看的，受外界季节气候的影响很大，冬季略为青黑，夏季略为红，为正常络脉。

#### （一）辨络色（图2－1～图2－12）

《素问·经络论》曰："夫络脉之见也，其五色各异，青、黄、赤、白、黑不同，其故何也……五色俱见者，谓之寒热。"《素问·皮部论》曰："其色多青则痛，多黑则痹，黄赤则热，多白则寒，五色皆见，则寒热也。"说明观察浮络颜色的变化，可诊断疾病：色青主痛；色黑主痹而不通；色黄赤主热；色白为寒；五色俱见主寒热。《灵枢·经脉》曰："凡诊络脉，脉色青则寒且痛，赤则有热。"又曰："胃中寒，手鱼之络多青矣；胃中有热，鱼际络赤，其暴黑者，留久痹也……"以上论述说明，凡诊络脉色青的，是寒邪侵袭、气血凝滞而产生疼痛；络脉色赤的，说明有热象；胃中有寒的，手鱼之络多见青色；胃中有热的，鱼际之络呈现赤色。若手鱼际络突见黑色者，是邪留日久之痹证。总之，观察人体表面浮浅络脉的颜色，可诊断其病邪属性。

#### （二）辨络形

《灵枢·经脉》曰："凡此十五络者，实则必见，虚则必下，视之不见，求之上下。"邪气实则血满脉中而明显可见，正气虚则脉络陷下而难见。

邪气留于大络，治疗时采取左病刺右、右病刺左的缪刺法；上实下虚的，应该先切脉，随后再行针刺，要寻求络脉郁结所在，刺出其血，以通其气，换言之"结络脉"为络形的变化，是"上实下虚"的诊断依据。《素问·举痛论》曰："……寒气客于脉外则脉寒，脉寒则缩踡，缩踡则脉绌急，则外引小络。"以上论述说明，寒邪客于脉外，就收缩拘挛，且牵扯在外的小脉络，会突然疼痛，得热痛止。若再受寒邪侵袭，疼痛就难治了。综上说明观察人体表面络形，可诊断其病性并为治疗奠定基础，特别是"索其结络脉"，必以"刺出其血"的方法治疗。

### 二、识血

外邪入侵首先伤于络，传导入经脉再达于脏腑。而脏腑生疾，也外现于络。可以看出，经络与脏腑的联系十分密切。所以，内疾而影响血行、血色变化；外邪入经络而扰乱血行，迫使血色改变。故刺络出血，辨血可了解相关疾病变化。

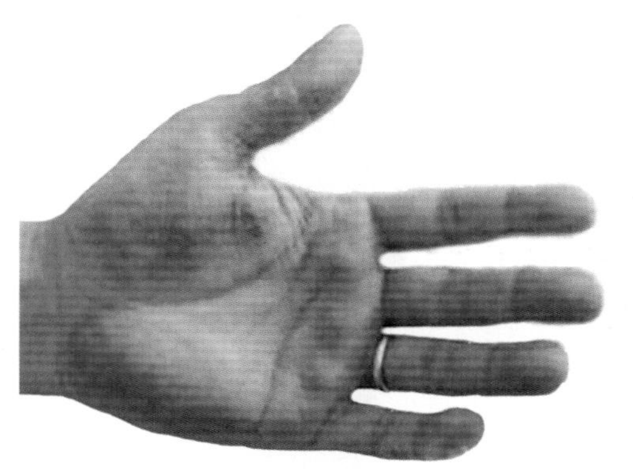

图2-1 赤色——肝掌

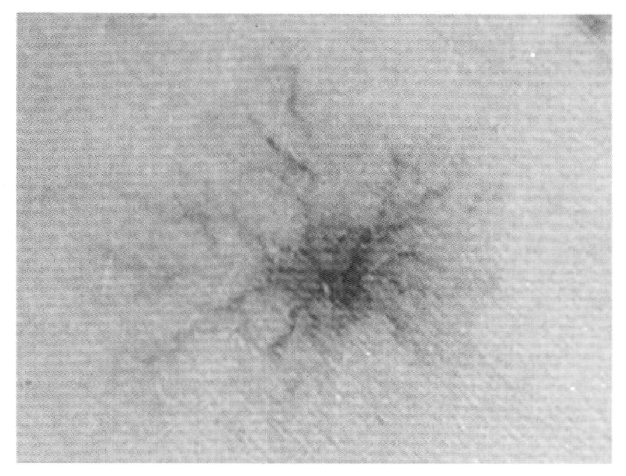

图2-2 赤色——蜘蛛痣

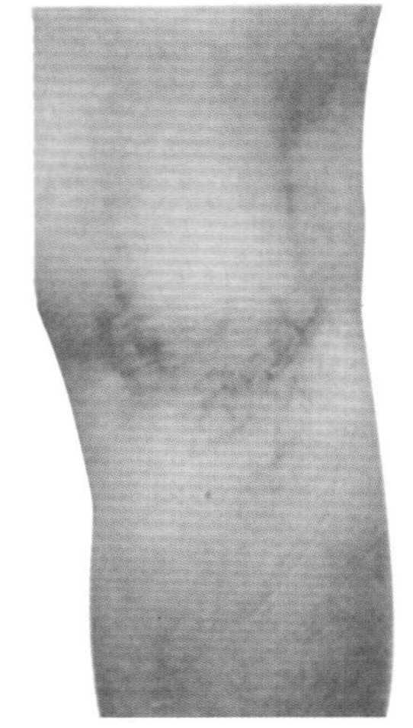

图2-3 黑色——右腘窝畸络

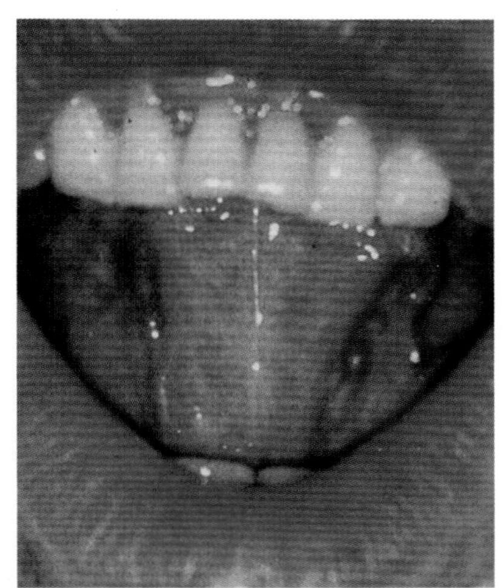

图2-4 黑色——舌下络脉

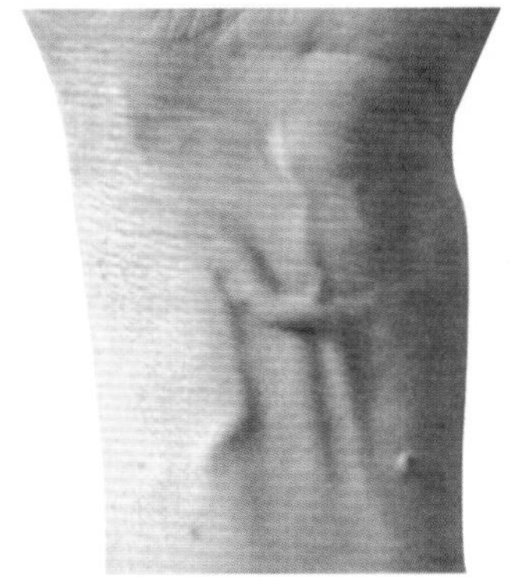

图2-5 黄色——左腕部畸络

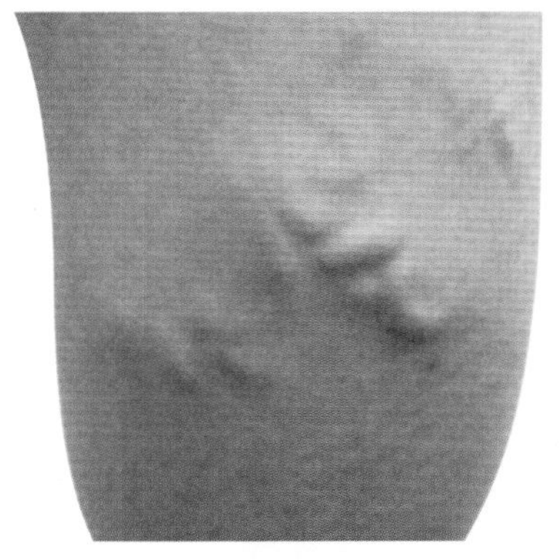

图2-6 黄色——右小腿畸络

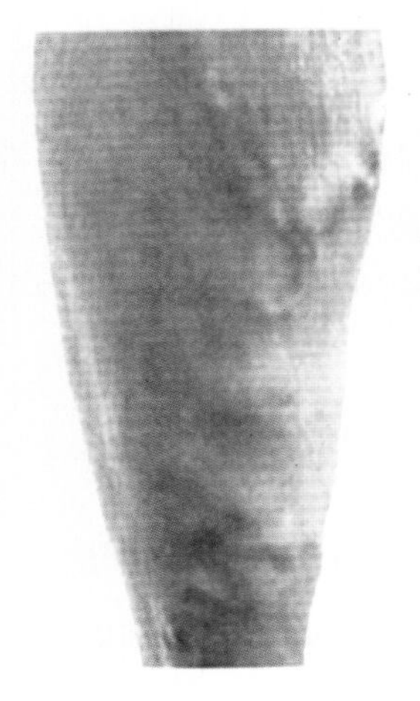

图 2 - 7　黄色——左小腿畸络（1）

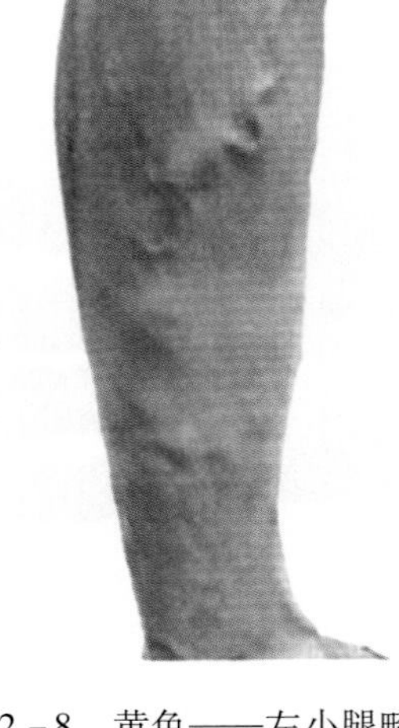

图 2 - 8　黄色——左小腿畸络（2）

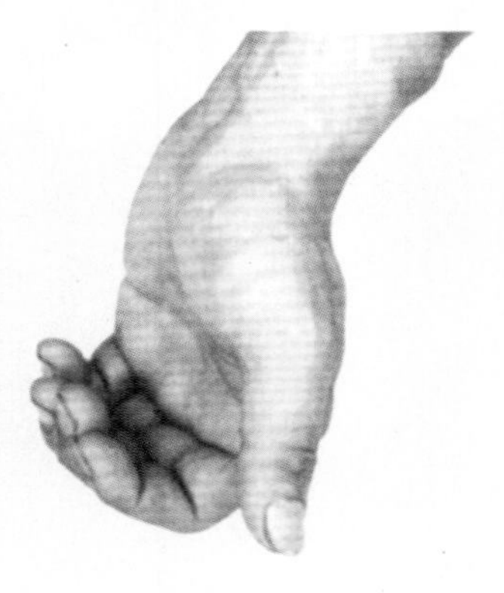

图 2 - 9　青色——左手鱼际畸络

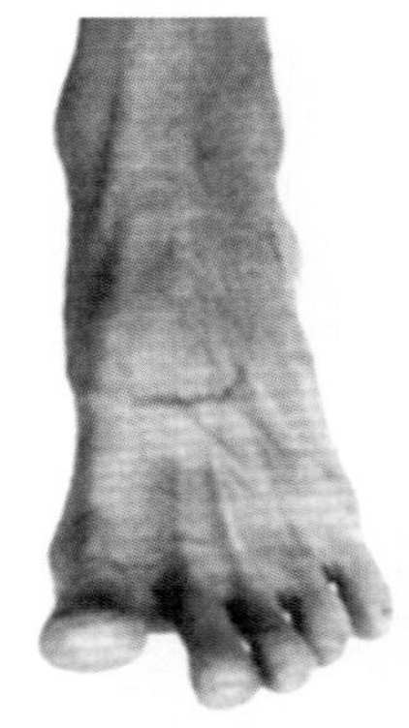

图 2 - 10　青色——左足背畸络

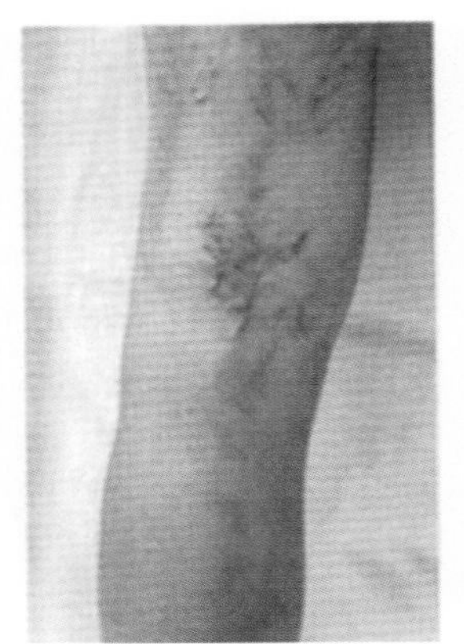

图 2 - 11　青色——右腘窝畸络

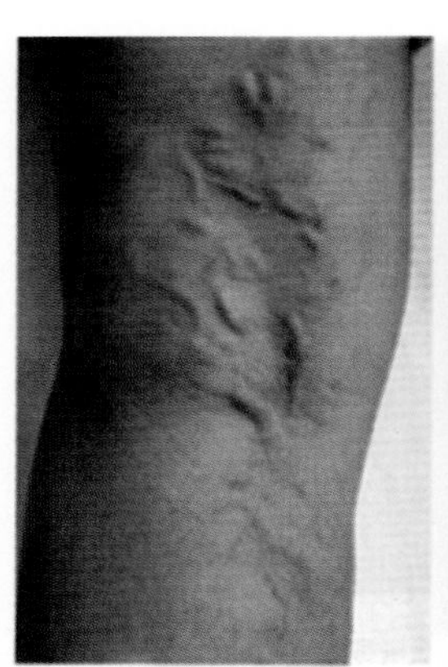

图 2 - 12　青色——双腿畸络

### （一）识血色

血色会根据不同疾病变化而变化。识血色，是指辨识针刺放出的血色，根据颜色的变化区分病情。

**1. 深红色** 多属于热证。若外热犯内消耗阴血，津液不足，可使血呈深红色。若内热由脏腑产生，热入血脉，使人身热、烦躁不安，血亦呈深红色。如中暑，多因外热侵扰，内阴不固，阳气乱窜，内热亦生，气血受外热与内热侵犯，亦可使血呈深红色。

**2. 黑红色** 刺络出血后，血的色泽为黑红色，可分为外伤、内伤进行辨证。外伤可使局部气血瘀滞，血行不畅，故往往局部青紫，出血亦呈黑红色；内伤多伤在脏腑内，呼吸、咳嗽活动时，患部常隐痛，外表皮肤无红肿、青紫瘀痕，有的在阿是穴重压时有痛感。四肢深部内伤，多因瘀血阻滞经络。头、身躯部内伤，多因恶血聚集脏腑，一般是在该脏腑部位疼痛。若在该经刺出黑红色血，是该经之病或该脏腑之病。

**3. 淡红黄色** 一般在肘部、膝部关节处针刺出血时多见。血的色泽是淡黄色，多为风湿痹证；血微红黄呈水液状，是轻度风湿痹阻于四肢关节部；血呈浅黄紫色，是风湿内窜脏腑、外扰四肢经络。凡风湿痹证受寒邪入侵者，局部皮肤会出现一定湿度，并有严重风湿痹证现象。此证宜结合拔罐，以散寒除湿为主。

**4. 青紫色** 在背部、腹部、十指等部位针刺出血，色泽为青紫色者，多因寒邪入侵，伤及脏腑，使气血瘀阻不通所致。脾胃虚寒的患者，胃部多出现凉感，四肢不得暖，出血亦可见青紫色。

### （二）识出血的动态

临床上，无论是用三棱针或梅花针进行点刺出血时，出血的清淡、凝结、急促、缓慢均与人体内的虚实、寒热有关。

**1. 清淡难凝** 当针刺出血时，血液清淡不易沉凝，是血虚的表现，即清者为营虚。因卫气盛而营血弱，多出现头眩等症。由于体内血虚，运行不达四肢，多见肌肤干燥、毛发枯燥不润泽。

**2. 沉凝易结** 针刺出血后，血液容易沉淀并凝结，可因气虚所致，也可见于实证。营血盛而卫气弱，多见血沉易凝。另外，阴津不足，血行易滞，亦可见血沉凝易结。

**3. 出血缓慢** 针刺肌肤后，出血缓慢，需多几次刺血，仍断断续续出血，多因气亏血虚、脏腑气机衰弱所致。

**4. 出血急促** 针刺肌肤后，血出急促，多为热盛。因邪热过盛，热邪内扰脏腑，迫使气血受热外窜，故针刺后血流急促。

### （三）辨其他

除对针刺出血的血色、动态辨识外，还可以从针刺排出的脓汁、黏性白液、白色粉质物、透明性水液和水珠悬罐、罐中气暖等进行辨证。从这些特殊的针刺排出物质和拔罐的水、气进行分析，有利于辨证论治。

**1. 血夹脓汁** 凡在针刺部位出现脓血，多因外伤、热毒犯内或种种内伤化脓所致。如毒蛇、虫叮咬伤身体，恶毒窜入经络或留阻血脉，体内气血循行瘀阻而成疮肿。

**2. 黏性白液** 凡在四缝穴、背部、胸部、鱼际等处挑刺出白色的黏性液体，多因小儿疳积、脾胃虚损而水谷运化失调、气血机能不畅、局部络脉供血不足所致。

**3. 白色粉质物** 在四肢腕部、脚背上的肿结，触之不疼，用针刺肿结，可挤压出粉质似的白粒。此为络脉长久瘀血阻结，在肌肤内转化而成。

**4. 透明性水液** 在患者局部刺络后，肌肤流出透明水液，此病多为浮肿，可分为虚实两证：实证多因外邪侵袭，肺失宣降，膀胱气化失常所致；虚证多因脾肾阳虚，不能运化水湿所致。

**5. 水珠悬罐** 在刺络放血后，用火罐拔吸，或直接用火罐拔吸。如果罐壁上有水珠悬挂，这种现象多属于体内寒湿过重，因寒湿窜入机体，流入络脉之中。当针刺拔罐时，腠理宣开，寒邪湿气随之被吸入罐内，故出现水珠悬罐。另外，风湿过重，湿气外泄入罐，也会在罐壁上呈水气状。

**6. 罐中气暖** 刺络后，用火罐吸拔，取罐时手伸进罐内，有温热感觉。此种情况多属体内湿热过重或热毒壅盛。

## 第三节 刺络放血疗法的作用

### 一、刺络放血疗法的作用

**1. 泻热解毒** 阳热内盛，火热内扰，可致多种病证。常表现为心烦不安、口舌生疮、肢体疼痛肿胀、急躁易怒，甚至出现发热、神昏、谵语等症状。刺络放血疗法可以直接使火热之邪随血而泻，适用于多种实热证。如因毒火亢盛而致的“红丝疔”以及毒邪浸淫而生的疮疡痈疽，放血不仅能使机体的毒邪随血排出，而更重要的是，通过“理血调气”的作用，使人体机能恢复正常，以抑制病邪的深入。

**2. 消肿止痛** 肿痛多由于气滞血涩，使经络瘀滞而造成。刺络放血疗法可以直接通过放血，使经脉中瘀滞的病邪得泄，经脉畅通，肿痛即止。临床许多急性病，例如咽喉肿痛及偏头痛等，使用放血疗法后，均能迅速收到很好的消肿止痛效果。

**3. 祛风止痒** 皮肤瘙痒多由风邪留滞血脉所致，故有“治风先治血，血行风自灭”的治疗原则。刺络放血通过理血调气，使血脉畅通而风邪无所留存，起到祛风止痒的作用。

**4. 醒神开窍** 对卒然昏倒、惊厥不省人事的闭证而言，刺络放血能醒神开窍，起到急救的作用。

**5. 止呕止泻** 急性呕吐多属胃热炽盛、肝气横逆犯胃或食滞停留，放血能泄热平肝降逆，并有疏导肠胃使积滞下行的作用，故能镇吐止呕。而对于肠胃积滞化热而成的实热泻，或者感触流行时疫造成清浊不分的泄泻等，应用放血疗法则可以涩肠止泻，其机制是泻火降热以达到升清降浊的目的。

**6. 缓解麻木**　气虚不能帅血达于四末，或者血虚失于濡养，则往往出现麻木的症状。用毫针点刺患侧肢体的穴位，使其出少量血，可使气血得通、麻木得解。

### 二、刺络放血疗法的作用特点

**1. 适应证广**　刺络放血疗法历史悠久，治病范围较广，有显著疗效的疾病就有五十多种，如急性扭伤、腰痛、疟疾、跌打损伤等；取得较好疗效的疾病近百种，如老年慢性支气管炎、轻度精神分裂症、脑震荡后遗症、咽喉炎、腹泻等。

**2. 疗效迅速**　刺络疗法能在较短时间内减轻或控制主要症状，特别是在抢救休克或中暑病人时，几分钟或几小时内就能控制症状；而且退热较快，一般持续不退的高热，通过放血可以迅速降温。

**3. 操作简便**　刺血疗法的操作相对简便，一般不需要特殊的用具，简便易学，容易掌握。应用的时候应特别注意无菌操作和防止交叉感染。

**4. 副作用少**　如果操作规范，除针刺时有疼痛感，一般无副作用，不会引起患者的不适与其他副作用，具有安全无毒的特点。

**5. 协助诊断**　医生还可以根据刺出血液的性状及其他病理变化来协助诊断，例如血色的深浅、出血的难易、血质的稀稠等。

## 第四节　刺络放血疗法的取穴

### 一、刺络放血疗法的取穴特点

作为针灸特色疗法之一的刺络疗法，除了必须遵循传统针灸疗法的三大取穴原则（近部取穴、远部取穴和辨证对症取穴）选取常用的十四经穴、经外奇穴、阿是穴外，还可根据刺络放血的特殊要求选取相应络脉等。

**1. 循经刺络放血**　是经络学说在刺络放血疗法中的具体应用。如急性扁桃体炎、咽炎刺少商、鱼际、商阳；选取四肢肘、膝关节以下穴位处的血络，可治疗头面五官、脏腑之疾病等。

**2. 局部刺络放血**　根据传统穴位的近治作用，身体某部位发生的病变，可以选取病变所在部位或邻近部位的有关穴位来治疗。如《疮疡全书》治丹毒，“三棱针刺毒上二三十针”，即为直接于病灶处刺络放血。现代针灸临床常用于丹毒、带状疱疹、软组织损伤、牛皮癣、急性乳腺炎等的刺络放血治疗。

**3. 辨证刺络放血**　主要是根据疾病的性质，按脏腑经络辨证选用穴位。例如肺实热证取尺泽、少商放血，目赤肿痛取太冲放血等。

**4. 对症刺络放血**　是针对某些疾病的症状来选用一定的穴位，如腰痛取委中，头痛取太阳，痛经取三阴交，高热取大椎、耳尖，脱肛取长强、承山等。

## 二、刺络放血疗法的配穴原则

刺络放血的配穴原则包括按经配穴、按部配穴和按功能配穴等方面。

### （一）按经配穴

按经配穴是以经络循行的理论为指导而进行的一种取穴方法，分本经配穴、表里经配穴和同名经配穴等。

**1. 本经配穴** 即病在何经，就取何经穴位放血。一般是在病变的经脉局部和邻近部位及远离病变局部的本经穴位，即“三部配穴法”。

**2. 表里经配穴** 即某一脏腑、经脉有病，除选取本经脉的腧穴外，同时配以表里经有关腧穴进行刺络放血治疗。

**3. 同名经配穴** 是在同名经同气相求理论的指导下，以手足同名经腧穴相配。如治疗牙痛、面瘫、阳明头痛，以手足阳明经的曲池、内庭相配进行刺络放血治疗。

### （二）按部配穴

**1. 前后配穴** 又称为“腹背阴阳配穴”之法，是以身体前后部位所在腧穴相互配伍的方法。如膻中、天宗刺络放血治疗急性乳腺炎，可起到从阴引阳、从阳引阴的作用，以达到协调阴阳的目的。

**2. 左右配穴** 是为“缪刺”之法，是针对络脉病变而采用病在左则刺其右、病在右则刺其左的交叉取穴刺络放血方法。

**3. 上下配穴** 上指腰部以上，下指腰部以下。临床上将《灵枢·终始》所说“病在上者下取之，病在下者高取之，病在头者取之足，病在足者取之腘”综合运用，即为上下配穴。例如风火牙痛，上取合谷，下配内庭。

### （三）按功能配穴

某些有特殊功效的配穴组方刺络放血，对某些病症有特殊疗效。如大椎、合谷、曲池刺络放血退热，委中、阿是刺络放血治疗急性腰扭伤，皆为历代医家根据临床经验总结的有效功能配穴。

# 第五节 刺络放血的部位

## 一、耳穴

耳穴中常用的有耳尖、肝、上屏尖、肾上腺、肺、扁桃体、轮1、轮2、轮3、轮4、耳背沟（降压沟）、耳背静脉、相应敏感点等，其他耳穴也可使用（图2－13）。

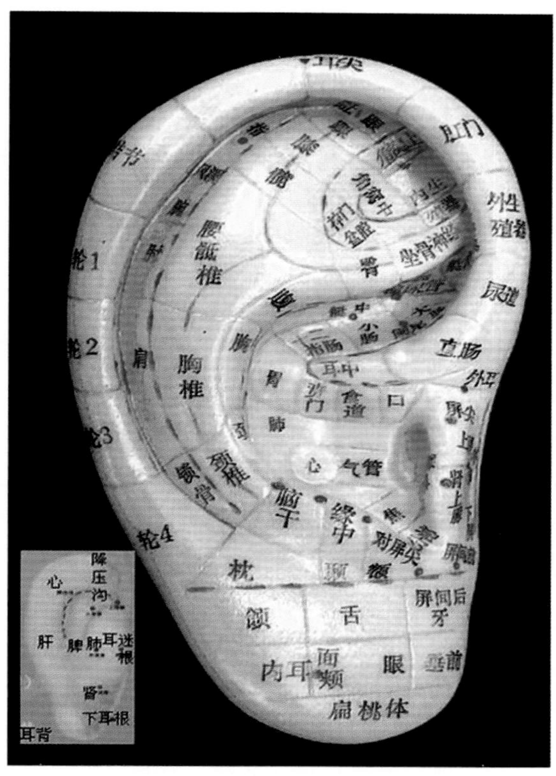

图 2－13　耳穴

## 二、阿是穴、反应点

阿是穴是指“以痛为穴”；反应点的范围较广，除了包括传统的腧穴外，还包括压痛点、热敏点、光敏点、磁敏点、电敏点、皮肤异常改变点等一些部位在感觉、色泽与正常体表部位不同的点。

## 三、浅表静脉（脉络）

浅表静脉主要是指一些体表明显露出的相对细小静脉，如肘窝、腋窝、腹股沟、腘窝、手腕、足背、会阴等处，多选取暴露怒张之静脉血管刺血。

## 四、常用经外奇穴及经穴

**1. 经外奇穴**

（1）头面部

①太阳

**【定位】**在头部，当眉梢与目外眦之间，向后约 1 横指的凹陷处（图 2－14）。

**【功效】**疏风泄热，通络止痛。

**【主治】**目赤肿痛、目翳、头痛、眩晕、牙痛、口眼㖞斜等头面部病症。

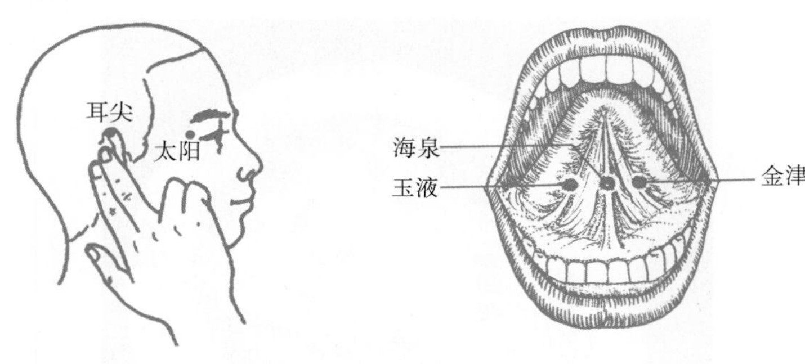


图 2－14　耳尖、太阳　　　　图 2－15　金津、玉液

【操作】点刺、散刺，可配合拔罐。

②金津、玉液

【定位】在口腔内，当舌下系带左右两侧的静脉上，左为金津，右为玉液（图 2－15）。

【功效】调气机，利口舌。

【主治】口疮、舌肿、舌强、呕吐、消渴等病症。

【操作】点刺出血。

③耳尖

【定位】在耳郭的上方，当折耳向前，耳郭上方的尖端处（图 2－14）。

【功效】清热明目。

【主治】目赤肿痛、目翳、头目眩晕、偏正头痛、高热、咽喉肿痛、喉痹、乳蛾等病症。

【操作】点刺出血，或用小眉刀割治。

（2）上肢

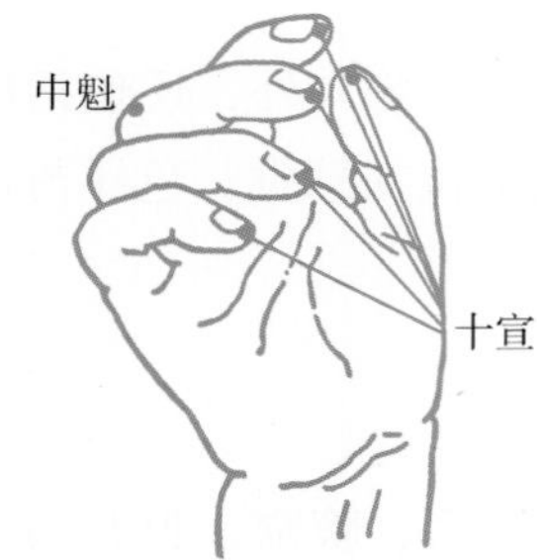


图 2－16　十宣、中魁

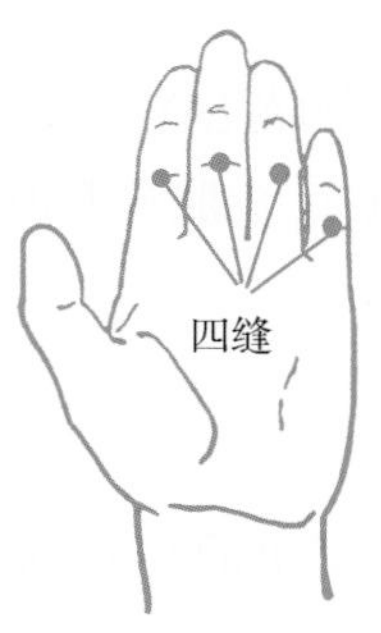


图 2－17　四缝

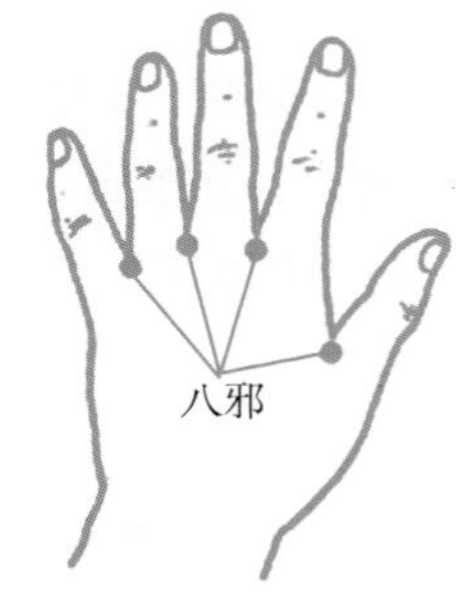


图 2－18　八邪

①十宣

【定位】在手指尖端，距指甲游离缘 0.1 寸（指寸），左右共 10 穴（图 2－16）。

【功效】泄热，醒神，镇静，活血。

【主治】昏迷、癫痫、癔症、小儿惊风、热病、中暑、咽喉肿痛、手指麻木、疼痛等病症。

【操作】点刺出血。

②四缝

【定位】在手指，第 2～5 指掌面的近侧指间关节的横纹中央，一侧 4 穴，左右共 8 穴

（图 2－17）。

【功效】消食化积，止咳平喘。

【主治】小儿疳积、腹泻、肠寄生虫、百日咳、咳嗽气喘等病症。

【操作】点刺，挤出少量黄白色透明样黏液或血液。

③八邪

【定位】在手背，第 1～5 指间，指蹼缘后方的赤白肉际处，左右共 8 穴（图 2－18）。

【功效】清热解毒，通络止痛。

【主治】手指麻木肿痛、头痛、项痛、咽痛、齿痛、目痛、烦热、疟疾、毒蛇咬伤等病症。

【操作】点刺出血或出黏液。

④中魁

【定位】在中指背面近侧指间关节的中点处（图 2－16）。

【功效】理气和中。

【主治】噎膈、呃逆、反胃、呕吐、鼻衄、牙痛、白癜风等病症。

【操作】点刺出血。

（3）下肢

①阑尾

【定位】在小腿外侧，当犊鼻下 5 寸，胫骨前嵴外 1 横指（中指）（图 2－19）。

【功效】行气通腑。

【主治】急慢性阑尾炎、胃脘疼痛、消化不良、急慢性肠炎、下肢痿痹等病症。

【操作】点刺、散刺，可配合拔罐。

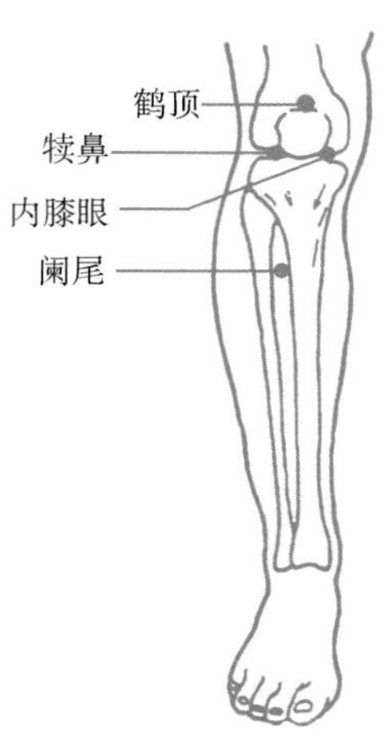


图 2－19　下肢穴位

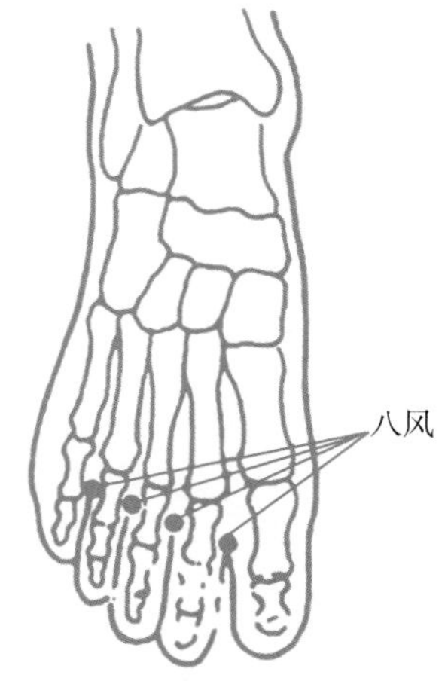


图 2－20　八风

②八风

【定位】在足背侧，第 1～5 趾间，趾蹼缘后方赤白肉际处，一侧 4 穴，左右共 8 穴（图 2－20）。

【功效】活络调血。

【主治】脚气、足跗肿痛、趾痛、毒蛇咬伤、疟疾、头痛、牙痛、胃痛、月经不调等。

【操作】点刺出血或出黏液。

**2. 经穴**

（1）手太阴肺经

①尺泽

【定位】在肘横纹中，肱二头肌腱桡侧缘凹陷中（图 2－21）。

【功效】清泄肺热，和胃理气，舒筋止痛。

【主治】发热、咽喉肿痛、咳嗽、气喘、咳血、胸胁胀满等呼吸系统病症；膝髌肿痛、瘛疭、身痛、腰脊强痛、肘臂挛痛、手不能伸等运动系统病症；小儿惊风、中暑等神经系统病症；急性吐泻、咯血等消化系统病症。

【操作】点刺、刺络，可配合拔罐。

②列缺

【定位】在前臂桡侧缘，桡骨茎突上方，腕掌侧远端横纹上 1.5 寸。拇短伸肌腱与拇长展肌腱之间，拇长展肌腱沟的凹陷中（图 2－22）。

取穴方法：两手虎口相对，食指尖下是穴。

【功效】宣肺理气，通经活络，利水通淋。

【主治】咽喉肿痛、咳喘等呼吸系统疾病；半身不遂、口眼㖞斜、偏正头痛、惊痫等神经系统病症；遗精、溺血、阴茎痛、小便不利等泌尿生殖系统病症；腹痛、泄泻、痢疾、吐血、噎膈等消化系统病症；心胸疼痛、死胎不下、产后失语、乳痈等病症。

【操作】点刺、散刺、叩刺。

③鱼际

【定位】在手拇指本节（第 1 掌指关节）后凹陷处，约当第 1 掌骨中点桡侧，赤白肉际处（图 2－22）。

【功效】清肺热，利咽喉，定喘咳。

【主治】哮喘、咳嗽、咳血、咽喉肿痛、胸背痛等呼吸系统病症；精神失常、小儿疳积、伤风、伤寒、身热汗不出等病证。

【操作】点刺、散刺、叩刺、挑刺，可配合拔罐，亦可用小眉刀割治。

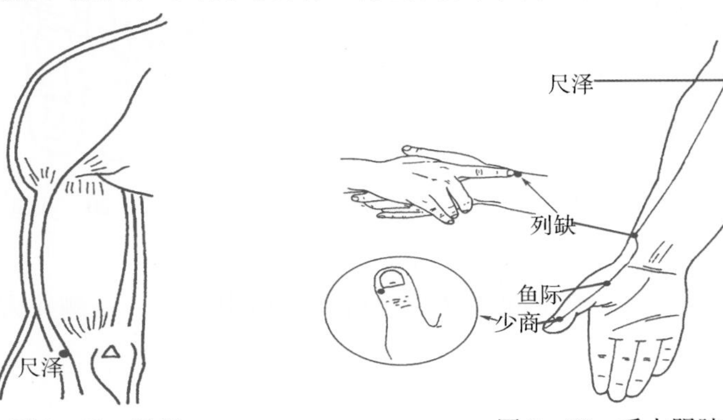


图 2－21　尺泽　　图 2－22　手太阴肺经穴

④少商

【定位】在手拇指末节桡侧，距指甲根角 0.1 寸（图 2－22）。

【功效】清肺利咽，醒神开窍。

【主治】发热、咳嗽、气喘等呼吸系统病症；中风昏迷、晕厥、癫狂痫、小儿惊风等神经系统病症；中暑、热病、小儿乳蛾、鼻衄、痄腮等病症。

【操作】点刺出血，亦可用小眉刀速刺。

（2）手阳明大肠经

①商阳

【定位】在手食指末节桡侧，距指甲根角 0.1 寸（图 2－23）。

【功效】清肺利咽，开窍苏厥。

【主治】咳嗽、哮喘、胸中满闷等呼吸系统病症；齿痛、咽喉肿痛、耳聋、耳鸣等五官科疾病；热病、昏迷、手指麻木等病症。

【操作】点刺，亦可用小眉刀速刺。

②合谷

【定位】在手背，第 1、2 掌骨间，当第 2 掌骨桡侧的中点处（图 2－23）。

取穴方法：把一手的拇指指间关节横纹放在另一手的拇、食指之间的指蹼缘上，于拇指尖处取穴。

【功效】镇痛镇静，通经活络，清热解表。

【主治】头痛、眩晕、目赤肿痛、目翳、鼻衄、鼻渊、牙痛、牙关禁闭、痄腮、面肿、口眼㖞斜、咽喉肿痛、失音等五官科病症；中风、半身不遂、小儿惊风、破伤风、晕厥、脊背强痛、指挛臂痛等神经系统病症；胃痛、呕吐、腹痛、泄泻、便秘、痢疾等消化系统病症；经闭、滞产、胞衣不下、产后乳少等妇科病症；隐疹、风疹、荨麻疹、疥疮、疖肿、丹毒等皮肤科病症；外感热病、咳嗽、发热恶寒、黄疸、消渴、水肿等。此外还是面部美容常用穴。

【操作】点刺、散刺、叩刺。

③曲池

【定位】在肘横纹外侧端，屈肘，当尺泽与肱骨外上髁连线的中点（图 2－24）。

【功效】清热祛风，调和营血，降逆活络。

【主治】半身不遂、肩周疼痛、臂肘痉挛、腰背痛等运动系统病症；腹痛、吐泻、便秘、痢疾等消化系统病症；湿疹、荨麻疹、丹毒、疥疮、隐疹等皮肤科病症；头痛、眩晕、耳鸣、耳聋、目赤痛、牙痛、颈肿、咽喉肿痛等五官科病症；月经不调、乳少等妇科病症；瘛疭、癫狂、善惊等神经系统病症；胸中烦满、咳嗽、哮喘等呼吸系统病症。还用于热病、消渴、水肿等，是降压常用穴位之一。

【操作】点刺、散刺、刺络、叩刺，可配合拔罐。

④口禾髎

【定位】在面部，横平人中沟上 1/3 与下 2/3 交点，鼻孔外缘直下，水沟旁开 0.5 寸（图 2－25）。

【功效】祛风开窍。

【主治】鼻塞、流涕、鼻衄、鼻渊、牙痛、口眼㖞斜等。

【操作】点刺、散刺。

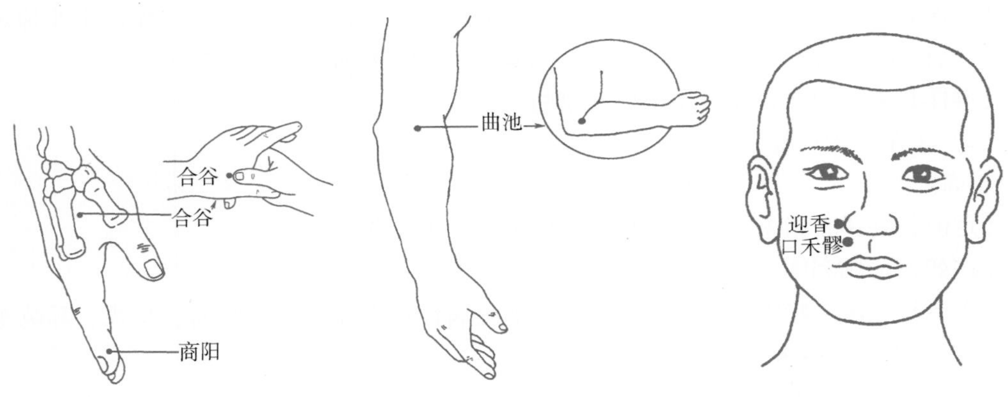


图2－23 商阳、合谷　　图2－24 曲池　　图2－25 口禾髎

⑤迎香

【定位】在面部，鼻翼外缘中点旁，鼻唇沟中（图2－25）。

【功效】通鼻窍，祛风热，理气止痛。

【主治】鼻塞、鼻衄、鼻渊、目赤肿痛、口眼㖞斜、面痛、面肿、面肌痉挛等五官科病症；丹毒、荨麻疹、胆道蛔虫等病症。该穴也是面部美容等的常用穴位。

【操作】点刺。

（3）足阳明胃经

①承泣

【定位】在面部，瞳孔直下，当眼球与眶下缘之间（图2－26）。

【功效】明目，祛风，止痉。

【主治】目赤肿痛、眼球颤动、眼肌痉挛、视物模糊、迎风流泪等多种眼部病症；急性腰扭伤、尿崩症、膈肌痉挛等病症。

【操作】点刺、散刺。

②四白

【定位】在面部，瞳孔直下，当眶下孔凹陷处（图2－26）。

【功效】明目，祛风，止痉。

【主治】目赤肿痛、口眼㖞斜、面肌痉挛、三叉神经痛、视物昏花等病症，也是面部美容常用穴。

【操作】点刺。

③巨髎

【定位】在面部，瞳孔直下，横平鼻翼下缘处，当鼻唇沟外侧（图2－26）。

【功效】明目祛风，通鼻窍。

【主治】鼻塞、流涕、鼻衄、牙龈肿痛、三叉神经痛、面肌痉挛、目疾等五官科病症。

【操作】点刺、散刺。

④地仓

【定位】在面部，口角旁开0.4寸（指寸）（图2－26）。

【功效】祛风明目，活络镇痛。

【主治】语言障碍、口眼㖞斜、三叉神经痛、面肌痉挛、口角流涎、齿痛、颊肿等头面五官科病症；胃脘痛、腹痛等病症。

【操作】点刺、散刺。

⑤头维

【定位】在头侧部，当额角发际上0.5寸，头正中线旁开4.5寸（图2－27）。

【功效】清头明目，止痛。

【主治】头痛、目痛、迎风流泪、视物不明、眩晕、三叉神经痛等病症。

【操作】点刺、散刺、叩刺。

⑥人迎

【定位】在颈部，横平喉结，当胸锁乳突肌的前缘，颈总动脉搏动处（图2－28）。

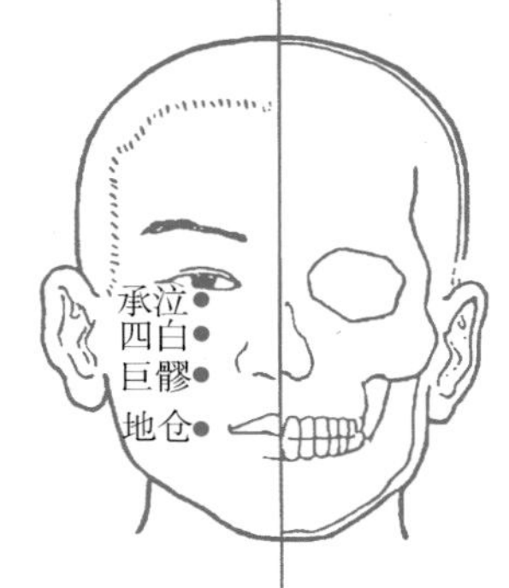

图2－26　面部胃经穴

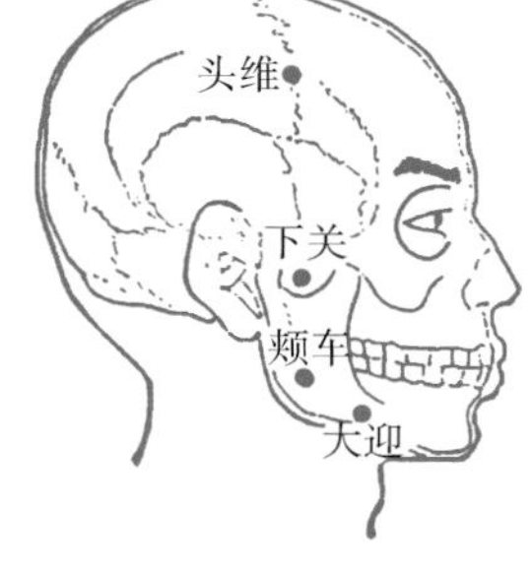

图2－27　头侧部胃经穴

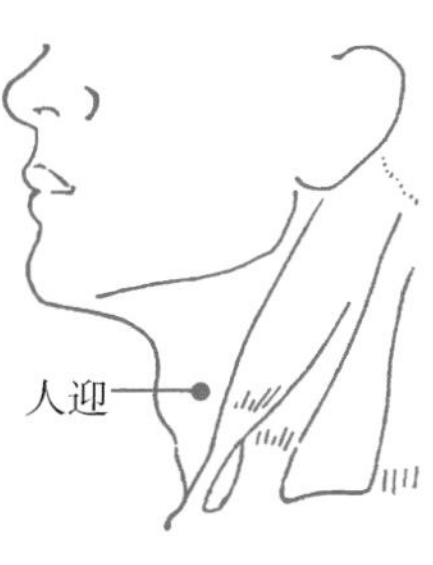

图2－28　人迎

【功效】宽胸，降逆，化痰，利咽。

【主治】咳嗽、气喘、咽喉肿痛、瘰疬、头痛、眩晕、霍乱、饮食难下、呕吐等病症。

【操作】避开颈总动脉，点刺。

⑦梁门

【定位】在上腹部，当脐中上4寸，距前正中线2寸（图2－29）。

【功效】健脾胃，助运化。

【主治】各种胃肠道病症，如胃痛、呕吐、消化不良、食欲不振、腹泻以及疝气、脱肛等病症。

【操作】点刺、散刺、叩刺、刺络。

⑧天枢

【定位】在腹中部，横平脐中，前正中线旁开2寸（图2－29）。

【功效】和胃通肠，健脾理气，调经导滞。

【主治】一切消化系统病症，如泄泻、便秘、腹胀、肠鸣、呕吐、肠痈等；痛经、月经不调等多种妇科病症；小儿惊厥、狂言、水肿、小便不利、淋浊、脐疝、腰痛、奔豚等病症。

**【操作】**点刺。

⑨归来

**【定位】**在下腹部，当脐中下4寸，距前正中线2寸（图2－29）。

**【功效】**调经带，理气，止痛。

**【主治】**月经不调、痛经、闭经、不孕、性冷淡、盆腔炎、阴挺等妇科病症，此外还可以治疗阑尾炎等病症。

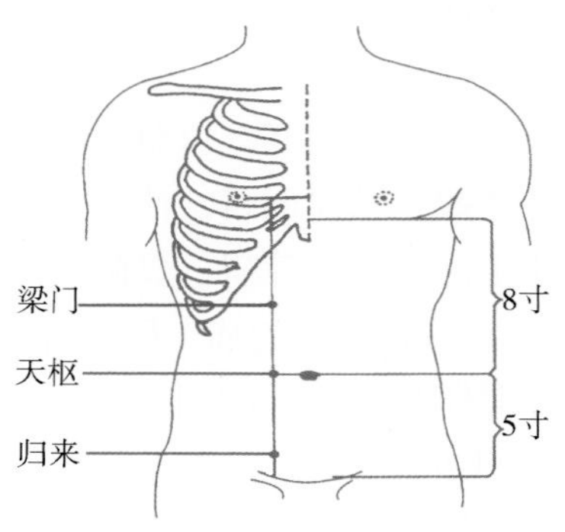

图2－29　腹部胃经穴

**【操作】**点刺、叩刺、刺络。

⑩梁丘

**【定位】**屈膝，在股前区，当髂前上棘与髌底外侧端的连线上，髌底上2寸，股外侧肌与股直肌肌腱之间（图2－30）。

**【功效】**理气止痛，通经活络。

**【主治】**消化系统病症，如胃痉挛、胃炎、腹泻等；妇科病症，如乳腺炎，痛经等；局部膝关节病变等。

**【操作】**点刺、散刺、刺络、叩刺。

⑪犊鼻

**【定位】**屈膝，在膝前区，髌韧带外侧凹陷中（图2－31）。

**【功效】**通经活络，理气止痛。

**【主治】**膝关节肿胀疼痛、下肢麻痹、屈伸不利、脚气病等。

**【操作】**点刺、叩刺、刺络。

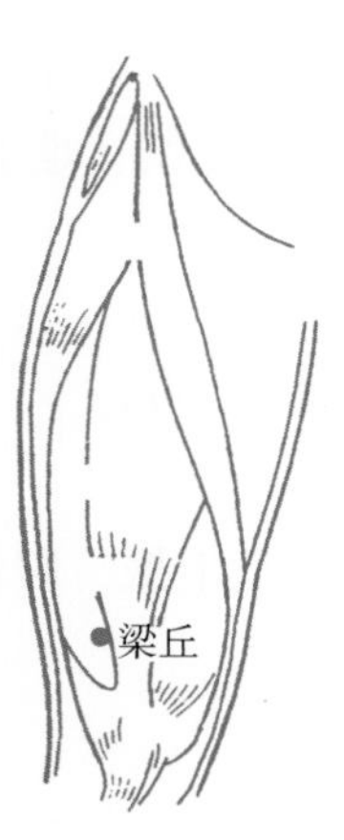

图2－30　梁丘

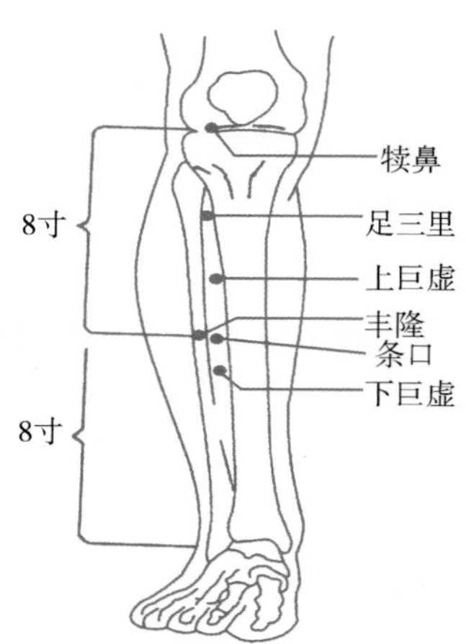

图2－31　小腿部胃经穴

⑫足三里

**【定位】**在小腿前外侧，当犊鼻下 3 寸，距胫骨前嵴外一横指（中指），犊鼻与解溪连线上（图 2 – 31）。

**【功效】**健脾和胃，扶正培元，理气降逆，通经活络。

**【主治】**胃脘胀痛、呕吐、呃逆、腹胀肠鸣、腹痛、腹泻等消化系统病症；咳嗽、气喘、痰多等呼吸系统病症；心悸、怔忡、胸闷气短、卒心痛等心血管系统病症；中风偏瘫、类中风、头晕耳鸣、癫狂痫等神经系统病症；水肿、小便不利、遗尿等泌尿系统病症；疔疖、荨麻疹等皮肤病症；肠痈、乳痈等外科病症；此外，本穴是强壮保健要穴，脏气虚惫、真气不足、五劳羸瘦、七伤虚乏等皆可选用。

**【操作】**点刺、散刺、叩刺、刺络。

⑬上巨虚

**【定位】**在小腿前外侧，当犊鼻下 6 寸，距胫骨前嵴外 1 横指（中指），犊鼻与解溪连线上（图 2 – 31）。

**【功效】**调和胃肠，通经活络。

**【主治】**阑尾炎、胃肠炎、泄泻、痢疾、便秘、消化不良等消化系统病症；中风、瘫痪、下肢痉挛或麻痹、膝关节肿痛等神经系统病症；脏气不足、脚气、癃闭等病症。

**【操作】**点刺、散刺、叩刺、刺络。

⑭条口

**【定位】**在小腿前外侧，当犊鼻下 8 寸，距胫骨前嵴外 1 横指（中指），犊鼻与解溪连线上（图 2 – 31）。

**【功效】**舒筋活络，理气和中。

**【主治】**肩膝关节疾患、小腿部病变、胃肠道疾病等。

**【操作】**点刺、散刺、叩刺、刺络。

⑮下巨虚

**【定位】**在小腿前外侧，当犊鼻下 9 寸，距胫骨前嵴外 1 横指（中指），犊鼻与解溪连线上（图 2 – 31）。

**【功效】**调肠胃，通经络，安神志。

**【主治】**胃脘痛、泄泻、痢疾等消化系统病症；下肢痿痹、足痛等运动系统病症；癫狂痫等神经系统病症。

**【操作】**点刺、散刺、叩刺、刺络。

⑯丰隆

**【定位】**在小腿前外侧，当外踝尖上 8 寸，条口外 1 寸，距胫骨前嵴外 2 横指（中指）（图 2 – 31）。

**【功效】**健脾化痰，和胃降逆，通便。

**【主治】**腹痛、泄泻、便秘、痢疾等消化系统病症；咳嗽、哮喘、痰多、喉痹、暴喑等呼吸系统病症；头痛、失眠、癔症、癫狂痫等神经系统病症；下肢痿痹、肿痛、胫枯、足不收等运动系统病症；水肿、小便不利、癃闭等泌尿系统病症；闭经、崩漏等妇科病症；脚气等病症。

【操作】点刺、散刺、叩刺、刺络。

⑰内庭

【定位】在足背，当2、3趾间，趾蹼缘后方赤白肉际处（图2-32）。

【功效】清泻胃火，理气止痛。

【主治】胃痛、腹胀、消化不良、腹泻、便秘等消化系统病症；牙痛、咽喉肿痛、口 喎、鼻衄、面肿、耳鸣等五官科病症；四肢厥逆、胫痛、足背肿痛等运动系统疾病；隐疹、瘾症、便血、发热、恶寒等病症。

【操作】点刺。

⑱厉兑

【定位】在足第2趾末节外侧，距趾甲根角侧后方0.1寸（指寸）（图2-32）。

【功效】清泻胃火，镇静化痰，活络开窍。

【主治】腹胀、黄疸、消谷善饥等消化系统病症；癫狂痫、梦魇、多惊好卧等神经系统病症；膝髌肿痛、足胫寒冷、脚痛等病症。

【操作】点刺。

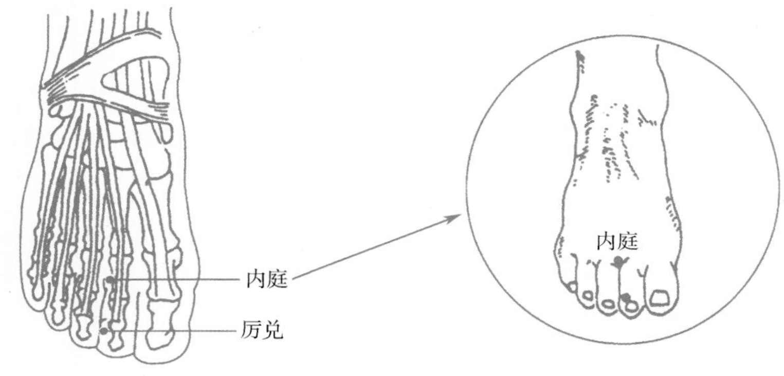


图2-32 内庭

（4）足太阴脾经

①隐白

【定位】在足大趾末节内侧，距趾甲根角侧后方0.1寸（指寸）（图2-32）。

【功效】补脾，摄血，苏厥，调经。

【主治】腹胀、泄泻、呕吐、便血、吐血等消化系统病症；胸满、咳嗽、气喘等呼吸系统病症；昏厥、癫狂痫、梦魇、中风、慢惊风等神经系统病症；崩漏、月经过多、带下等妇科病症；胸痛、心痛等心血管系统病症；鼻衄、尿血、疝气等病症。

【操作】点刺。

②商丘

【定位】在足内踝前下方凹陷中，当舟骨粗隆与内踝尖连线的中点凹陷处（图2-33）。

【功效】健脾利湿。

【主治】脾虚、腹胀、肠鸣、泄泻、便秘、黄疸、胃痛等消化系统病症；癫狂痫、梦魇、小儿慢惊风等神经系统病症；阴股内廉痛、内踝红肿疼痛、两足无力等运动系统病症；痔疾、咳嗽、不孕症、乳痈等病症。

【操作】点刺。

③三阴交

【定位】在小腿内侧，当足内踝尖上 3 寸，胫骨内侧缘后方（图 2－34）。

【功效】健脾胃，益肝肾，调经带。

【主治】脾胃虚弱、呕吐、呃逆、心腹胀满、胃脘疼痛、饮食不化、不思饮食、肠鸣、痢疾、黄疸等消化系统病症；癃闭、遗尿、五淋、白浊等泌尿系统病症；月经不调、痛经、不孕、阳痿、遗精等生殖系统病症；癫狂痫、不寐、心悲、痴呆等神经系统病症；疮疡痈疽，隐疹湿痒，少腹疼痛，手足厥冷，咳嗽，鼻衄，喉痹，项强，舌本痛，髀、胫湿痹，膝、股、跗、踝内侧疼痛、肿胀、麻木及脚气等病症。

【操作】点刺、散刺、刺络、叩刺。

④漏谷

【定位】在小腿内侧，当内踝尖与阴陵泉的连线上，距内踝尖 6 寸，胫骨内侧缘后方（图 2－34）。

【功效】健脾利湿。

【主治】腹胀、肠鸣、偏坠、食饮不下、肌肉瘦削等消化系统病症；遗精、小便不利等生殖泌尿系统病症；湿痹、脚气、下肢麻痹等病症。

【操作】点刺、散刺、刺络、叩刺。

⑤地机

【定位】在小腿内侧，当内踝尖与阴陵泉的连线上，阴陵泉下 3 寸，胫骨内侧缘后际（图 2－34）。

【功效】健脾胃，调经带。

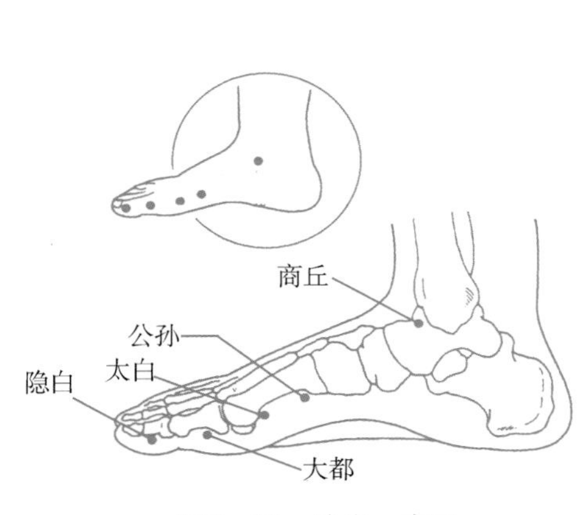


图 2－33　隐白、商丘

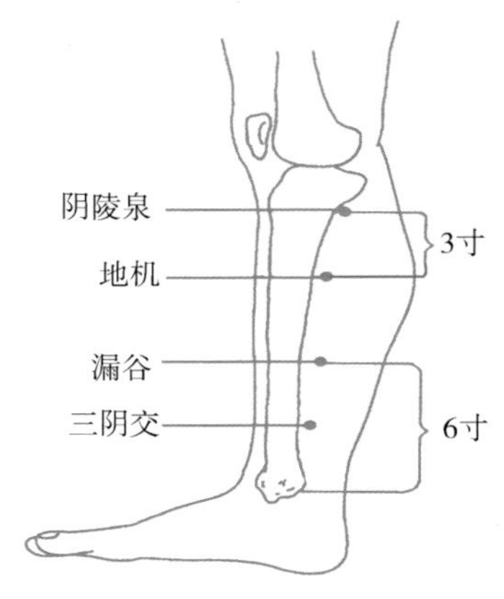


图 2－34　小腿内侧脾经穴

【主治】腹胀、腹痛、食欲不振、泄泻、痢疾等消化系统病症；痛经、崩漏、月经不调、带下、男子少精等生殖系统病症；小便不利、水肿等泌尿系统病症。

**【操作】** 点刺、散刺、刺络、叩刺。

⑥血海

**【定位】** 屈膝，在大腿内侧，髌底内侧端上2寸，当股四头肌内侧头的隆起处（图2－35）。

取穴方法：患者屈膝，医者以左手掌心按于患者右膝髌骨上缘，第2～5指向上伸直，拇指约呈45°角斜置，拇指尖下是穴，对侧取法同。

**【功效】** 理血调经，散风祛湿。

**【主治】** 月经不调、痛经、闭经、崩漏、带下、阴痒、产后恶露不尽等妇科病症；腹胀、气逆等消化系统病症；皮肤湿疹、隐疹、荨麻疹、湿疮、瘙痒、丹毒、股内廉诸疮、脚气等皮肤科疾病；小便淋涩等泌尿系统病症。

**【操作】** 点刺、散刺、刺络、叩刺。

⑦大横

**【定位】** 在腹中部，距脐中4寸（图2－36）。

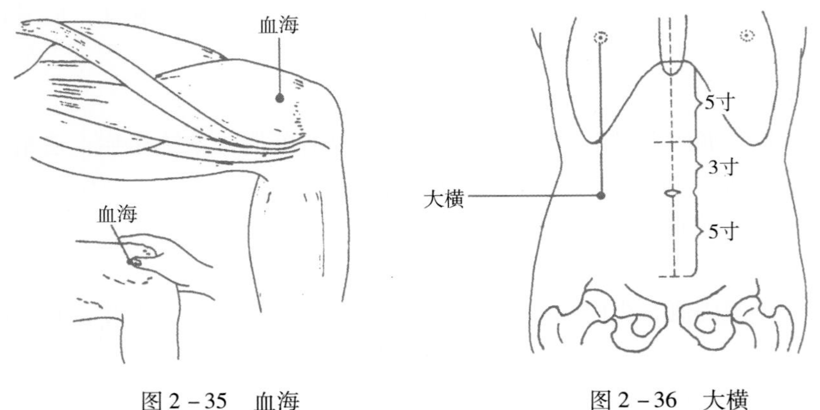


图2－35 血海 图2－36 大横

取穴方法：平卧，乳头直下平肚脐处。

**【功效】** 温中散寒，调理肠胃。

**【主治】** 中焦虚寒、泻痢、小腹痛、便秘等消化系统病症；多言善悲、惊恐等神经系统病症。该穴还是减肥常用穴。

**【操作】** 点刺、叩刺。

（5）手少阴心经

①极泉

**【定位】** 在腋窝中央，腋动脉搏动处（图2－37）。

**【功效】** 宽胸理气，通经活络。

**【主治】** 胸闷、气短、心悸、心痛等心血管系统病症；偏瘫、肘臂冷痛、四肢不举、手指胀痛等运动系统病症；胃痛、干呕、咽干烦渴等消化系统病症。

**【操作】** 避开动脉，点刺出血。

②少海

【定位】屈肘，在肘横纹内侧端与肱骨内上髁连线的中点处（图2－38）。

【功效】益心，宁神，通络。

【主治】癫狂痫、健忘等神经系统病症；心痛等心血管系统病症；头痛、目眩、齿痛、暴喑等五官科病症；颈痛项强、臂麻手挛、四肢不举等运动系统病症；瘰疬、腋胁痛、呕吐、疔疮等病症。

【操作】点刺、刺络、叩刺。

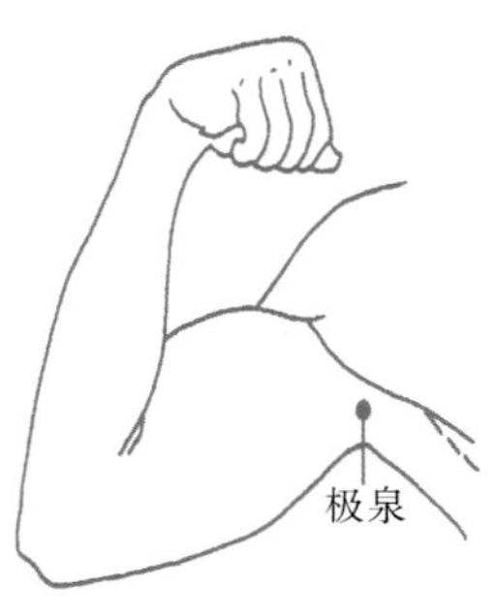


图2－37　极泉

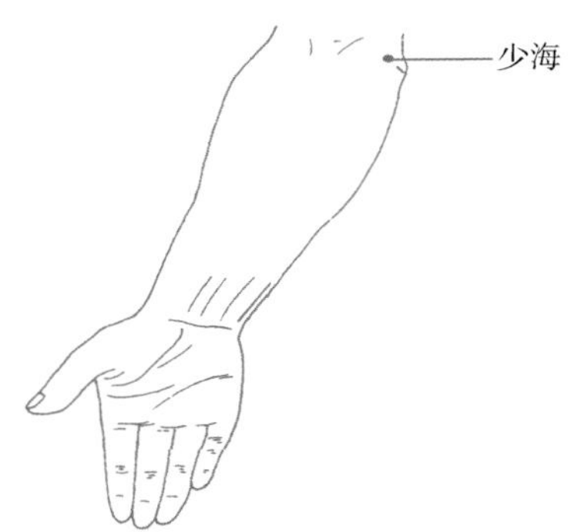


图2－38　少海

③少府

【定位】在手掌面，横平第5掌指关节近端，第4、5掌骨之间，握拳时，当小指尖处（图2－39）。

【功效】清心泻火，理气活络。

【主治】心悸、心痛、烦闷少气等心血管系统病症；善笑、悲恐善惊等神经系统病症；阴痒、阴挺、子宫脱垂等生殖系统病症；遗尿、小便不利等泌尿系统病症；痈疡、疟疾、掌中热、小手指屈伸不利等。

【操作】点刺。

④少冲

【定位】在手小指末节桡侧，距指甲根角侧上方0.1寸（指寸）（图2－39）。

【功效】醒神开窍，泄热苏厥。

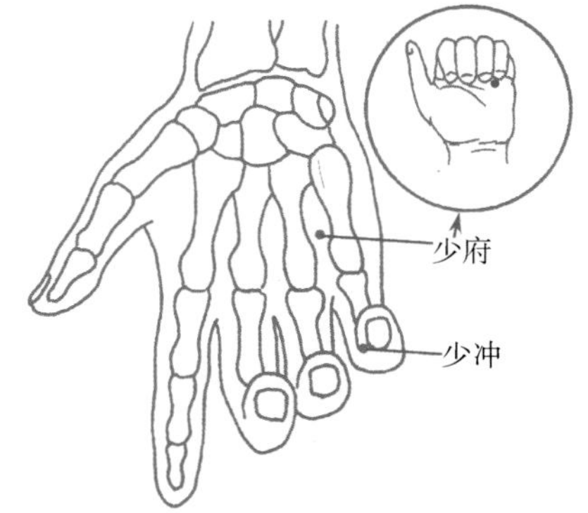


图2－39　少府、少冲

【主治】心悸、心痛、胸胁痛、烦躁不安等心血管系统病症；中风昏迷、癫狂、悲喜无常等神经系统病症；吐血、大便脓血、口干热等消化系统病症；目黄、舌本痛、喉痹等五官科病症；热病、黄疸、臑臂内后廉痛、掌中热、手蜷不伸等病症。

【操作】点刺。

（6）手太阳小肠经

①少泽

【定位】在手小指末节尺侧，距指甲根角侧上方0.1寸（指寸）（图2－40）。

【功效】清热，利咽，通乳，苏厥。

【主治】中风昏迷、舌强不语、癫疾、瘛疭等神经系统病症；咽喉肿痛、目翳、耳鸣、耳聋、鼻衄、头痛、项强等五官科病症；咳嗽、气喘等呼吸系统病症；心痛、气短、胸膈闷痛等心血管系统病症；肩臂外后侧疼痛、小指不用等运动系统病症；乳痈、乳汁分泌不足、乳痛、热病心烦等病症。

【操作】点刺。

②后溪

【定位】在手掌尺侧，微握拳，当小指本节（第5掌指关节）尺侧近端掌横纹头赤白肉际处（图2－40）。

【功效】安神志，清头目，通经络，止痉挛。

【主治】癫狂痫、失眠、癔症、小儿麻痹症、肘臂及手指挛急等神经运动系统病症；耳聋、目赤、目翳、鼻衄、目赤等五官科病症；疟疾、热病、项强、疥疮、盗汗等。

【操作】点刺、散刺。

③肩贞

【定位】在肩关节后下方，臂内收时，腋后纹头上1寸（指寸）（图2－41）。

【功效】清头聪耳，通经活络。

【主治】耳鸣、耳聋、牙痛等五官科病症；颔肿、肩臂疼痛、上肢不遂、瘰疬等。

【操作】点刺、散刺、叩刺、刺络。

④臑俞

【定位】在肩部，当腋后纹头直上，肩胛冈下缘凹陷中（图2－41）。

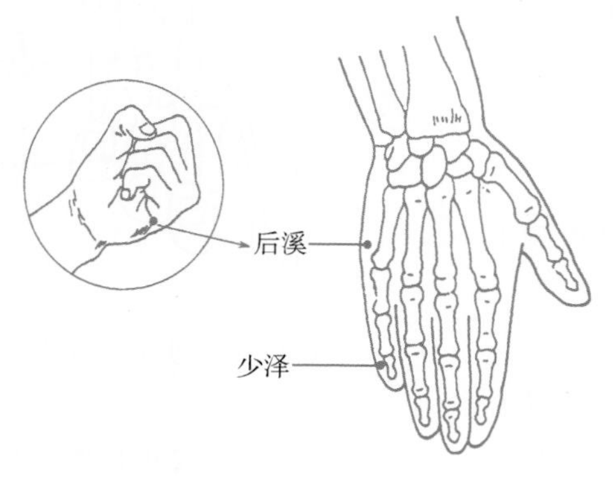

图2－40　少泽、后溪

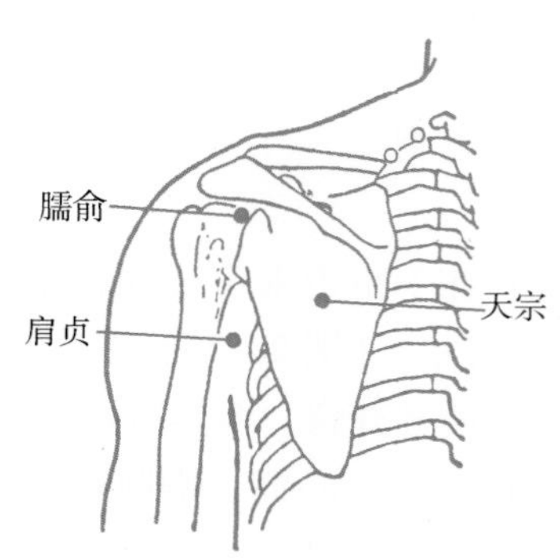

图2－41　肩贞、臑俞、天宗

【功效】活络，散结。

【主治】肩臂疼痛，瘰疬。

【操作】点刺、散刺、叩刺、刺络。

⑤天宗

【定位】在肩胛部，肩胛冈中点与肩胛骨下角连线上 1/3 与下 2/3 交点凹陷中，与第 4 胸椎相平（图 2－41）。

【功效】通经活络，理气消肿。

【主治】肩胛疼痛、肘臂外后侧痛、颊颔肿痛等运动系统病症；胸胁胀满、咳嗽气喘等呼吸系统疾病；乳痈等病症。

【操作】点刺、散刺、叩刺。

⑥天窗

【定位】在颈外侧部，胸锁乳突肌的后缘，扶突后，与喉结相平（图 2－42）。

【功效】通窍宁神，理气散结。

【主治】头痛、耳鸣、耳聋、咽喉肿痛、暴喑等五官科病症；癫狂、中风口噤等神经系统疾病；颊肿痛、隐疹、痔疮、颈项强痛等病症。

【操作】点刺、叩刺。

⑦颧髎

【定位】在面部，当目外眦直下，颧骨下缘凹陷处（图 2－43）。

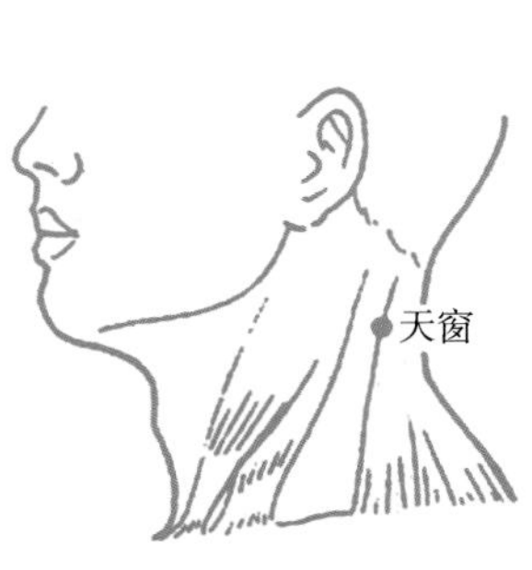


图 2－42　天窗

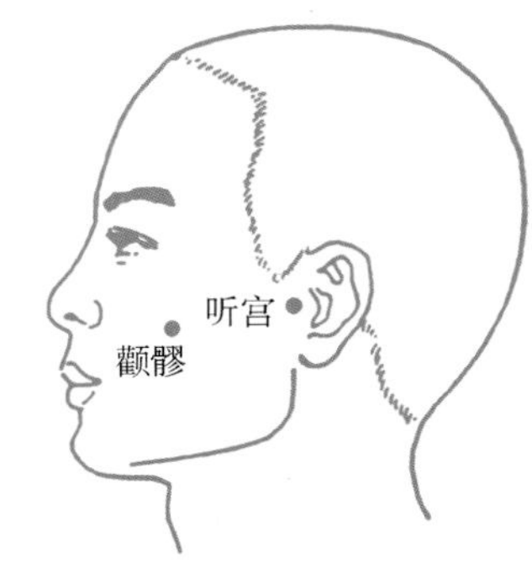


图 2－43　颧髎、听宫

【功效】散风，明目，清热，消肿。

【主治】口眼㖞斜、眼睑▮动、面赤、目赤、目黄、视物昏花、牙痛、颊肿、唇肿、三叉神经痛、面肌痉挛等五官科病症；此外，该穴亦是面部美容常用穴。

【操作】点刺。

⑧听宫

【定位】在面部，耳屏前，下颌骨髁状突的后方，张口时呈凹陷处（图 2－43）。

【功效】安神活络，聪耳开窍。

【主治】癫狂痫等神经系统病症；耳鸣、耳聋、头痛、眩晕、视物昏花、三叉神经痛等五官科病症；心腹胀满、臂痛、牙痛、腿疼等病症。

【操作】点刺。

（7）足太阳膀胱经

①睛明

【定位】在面部，目内眦角稍上方凹陷处（图 2－44）。

【功效】清热明目，祛风通络。

【主治】目赤肿痛、目眩、迎风流泪、视物不清等眼科病症；急性腰扭伤、坐骨神经痛、头痛等病症。

【操作】点刺。

②攒竹

【定位】在面部，当眉头凹陷中，额切迹处（图 2－44）。

【功效】明目，祛风，泄热。

【主治】目眩、目翳、目视不明、目赤肿痛、迎风流泪、眼睑▮动等眼科病症；眉棱骨痛、头痛、面瘫、面赤、颊肿等头面五官病症；尸厥、癫狂痫、瘛疭、小儿惊风等神经系统病症；痔痛、项强、恶风寒等。此外，该穴还是面部美容常用穴。

【操作】点刺。

③眉冲

【定位】在头部，当攒竹直上入发际 0.5 寸，神庭与曲差连线之间（图 2－45）。

【功效】通络，开窍。

【主治】头痛、目眩、鼻渊、鼻衄等病症。

【操作】点刺、刺络。

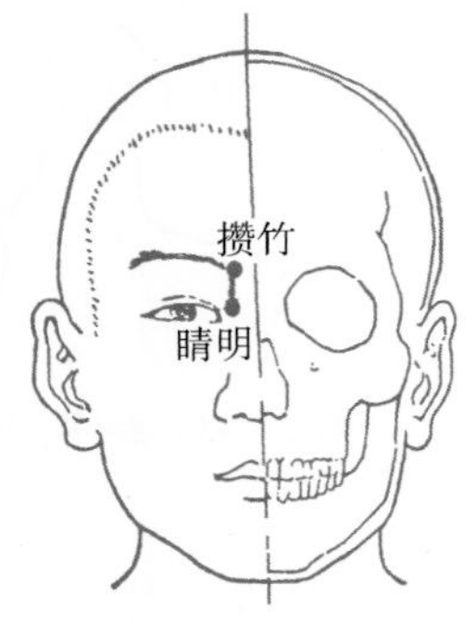

图 2－44　睛明、攒竹

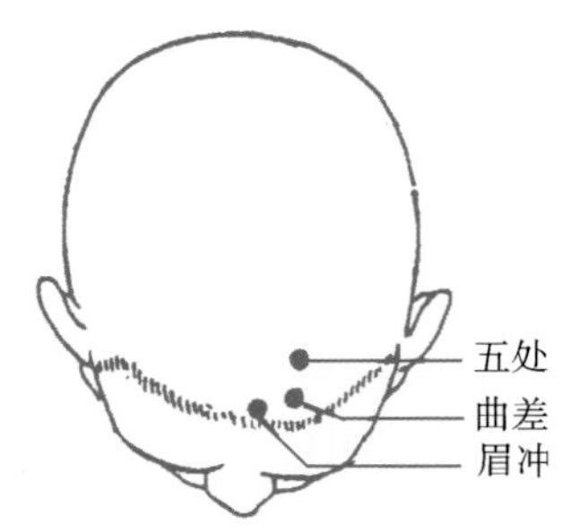

图 2－45　眉冲、曲差、五处

④曲差

【定位】在头部，当前发际正中直上 0.5 寸，旁开 1.5 寸，即神庭与头维连线的内 1/3 与中 1/3 交点上（图 2－45）。

【功效】明目，泄热。

【主治】目眩、头痛、目视不明、鼻塞、鼻渊、鼻衄等病症。

【操作】点刺、刺络。

⑤五处

【定位】在头部，当前发际正中直上 1 寸，旁开 1.5 寸（图 2－45）。

【功效】清头明目，泄热祛风。

【主治】目视不明、目眩、鼻渊、鼻衄、感冒、头痛、面神经麻痹、三叉神经痛、脊强反折、癫痫、瘛疭、小儿惊风等病症。

【操作】点刺、刺络。

⑥肺俞

【定位】在背部，当第 3 胸椎棘突下，旁开 1.5 寸（图 2－46）。

【功效】调肺气，补虚损，清虚热，和营血。

【主治】咳嗽、胸满、痰多、气喘、肺痿、喉痹等呼吸系统病症；胃脘痛、呕吐、泄泻、呃逆、痢疾、疳积等消化系统病症；癫狂、瘛疭等神经系统病症；皮肤瘙痒、荨麻疹、耳聋、消渴、黄疸、瘿气、腰背痛等病症。

【操作】点刺、散刺、刺络、叩刺、挑刺。

⑦心俞

【定位】在背部，当第 5 胸椎棘突下，旁开 1.5 寸（图 2－46）。

【功效】通心络，调气血，宁心神。

【主治】心痛、心悸、胸痹等心血管系统病症；癫狂痫、健忘、失眠、盗汗等精神神经系统病症；咳嗽、气喘等呼吸系统病症；呕吐、食不下等消化系统病症；遗精、白浊、黄疸、肩背痛等病症。

【操作】点刺、散刺、刺络、叩刺、挑刺。

⑧膈俞

【定位】在背部，当第 7 胸椎棘突下，旁开 1.5 寸（图 2－46）。

【功效】调营血，理肠胃，通经络。

【主治】胃脘胀痛、呃逆、呕吐、吐血、便血、黄疸、噎膈等消化系统病症；气喘、咳嗽、咳血、喉痹等呼吸系统病症；心痛、胸满胁痛等心血管系统病症；腰背痛、全身皆痛、热病、产后恶露不尽、皮肤病等病症。

【操作】点刺、散刺、刺络、叩刺、挑刺。

⑨肝俞

【定位】在背部，当第 9 胸椎棘突下，旁开 1.5 寸（图 2－46）。

【功效】疏肝利胆，清头明目。

【主治】黄疸、胁痛、胃脘痛、腹痛、腹泻等消化系统病症；目赤、目视不明、目翳、迎风流泪等眼科病症；癫狂痫、中风等神经系统病症；胁肋痛、脊背痛、眩晕、头痛、咳嗽、小腹疼痛、乳少等病症。

【操作】点刺、散刺、刺络、叩刺、挑刺。

⑩胆俞

【定位】在背部，当第 10 胸椎棘突下，旁开 1.5 寸（图 2－46）。

【功效】疏肝利胆，养阴清热。

【主治】黄疸、口苦、胁痛、呕吐、饮食不下、胃脘胀痛等消化系统病症；肺痨、咽喉痛等呼吸系统病症；肋间神经痛、失眠、癔症等神经系统病症等。

【操作】点刺、散刺、刺络、叩刺、挑刺。

⑪脾俞

【定位】在背部，当第 11 胸椎棘突下，旁开 1.5 寸（图 2 – 46）。

【功效】健脾，摄血，调营卫。

【主治】腹胀、腹泻、胃痛、呕吐、黄疸、完谷不化、不欲食、痢疾便血等消化系统病症；水肿、咳嗽、肩背痛、腰背强、胸胁满痛等病症。

【操作】点刺、散刺、刺络、叩刺、挑刺。

⑫胃俞

【定位】在背部，当第 12 胸椎棘突下，旁开 1.5 寸（图 2 – 46）。

【功效】调脾胃，消积滞。

【主治】胃寒吐酸、胃脘痛、不思饮食、噎膈、腹胀、腹痛、恶心呕吐、肠鸣、痢疾、疳积、脱肛等消化系统病症；咳嗽等呼吸系统病症；胸胁痛、脊痛、筋缩、经闭、水肿、鼓胀等病症。

【操作】点刺、散刺、刺络、叩刺、挑刺。

⑬肾俞

【定位】在腰部，当第 2 腰椎棘突下，旁开 1.5 寸（图 2 – 46）。

【功效】益肾气，强腰脊，壮元阳，利水湿，明耳目。

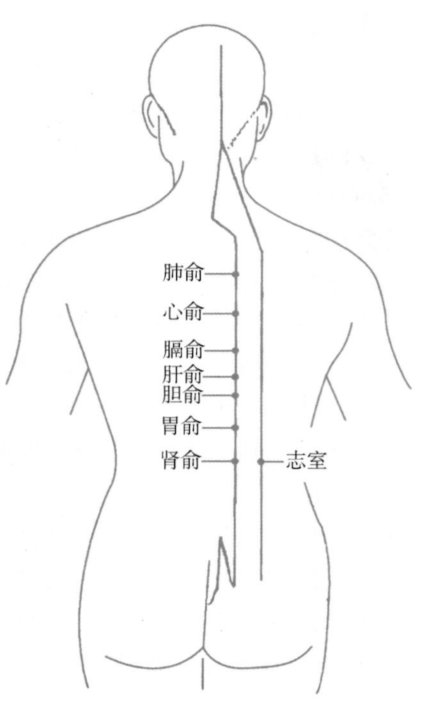


图 2 – 46　膀胱经背部穴位

【主治】遗尿、癃闭、小便频数、小便淋沥、尿血、水肿、阳痿、遗精、早泄、月经不调、带下、不孕等生殖泌尿系统病症；目眩、耳鸣、耳聋、目昏等五官科病症；咳嗽少气、气喘等呼吸系统病症；胃痛、腹胀、肠鸣、洞泄、食不化等消化系统病症；中风、半身不遂、癫疾等神经系统病症；腰膝酸软、两胁胀满引小腹急痛、腰中寒、骶部疼痛、腰背痛等肾虚之症。

【操作】点刺、散刺、刺络、叩刺、挑刺。

⑭承扶

【定位】在股后区，臀下横纹的中点（图 2 – 47）。

【功效】舒筋活络，通调二便。

【主治】腰、骶、臀、股部疼痛，腰背痛，腰脚寒痛，会阴部肿痛等；痔疮、便秘等肛肠科病症；小便不利等。

【操作】散刺、叩刺。

⑮殷门

【定位】在大腿后面，当承扶与委中的连线上，承扶下 6 寸，股二头肌与半腱肌之间（图 2 – 47）。

【功效】舒筋通络，利腰腿。

【主治】腰脊强痛、下肢痿痹等。

【操作】散刺、叩刺、刺络。

⑯委中

【定位】在腘横纹中点，当股二头肌腱与半腱肌腱的中间（图2－47）。

【功效】舒筋活络，醒神泄热，凉血解毒，通利腰膝。

【主治】中风昏迷、半身不遂、癫疾、瘛疭、风痫转筋等神经系统病症；腰背疼痛、下肢痿痹等腰及下肢病症；腹痛、呕吐、干霍乱、腹泻等消化系统病症；丹毒、疔疮、湿疹、乳痈等外科病症。

【操作】点刺、散刺、刺络、叩刺。

⑰志室

【定位】在腰部，当第2腰椎棘突下，旁开3寸（图2－46）。

【功效】补肾益精，利湿通络，强壮腰膝。

【主治】遗精、阳痿等生殖系统病症；小便不利、水肿等泌尿系统病症；消化不良、呕吐等消化系统病症；腰肌劳损、腰腿疼等。

【操作】点刺、散刺、刺络、叩刺。

⑱合阳

【定位】在小腿后面，当委中与承山的连线上，委中下2寸，腓肠肌内、外侧头之间（图2－47）。

【功效】活血调经，舒筋通络，强健腰膝。

【主治】崩漏、带下、阴暴痛、睾丸炎、阳痿等生殖系统病症；腰腿疼痛、下肢痿痹等运动系统病症；癫疾、瘛疭拘急等神经系统病症；疝痛、痔疾等。

【操作】点刺、散刺、刺络、叩刺。

⑲承筋

【定位】在小腿后面，当委中与承山的连线上，腓肠肌两肌腹中央，委中下5寸（图2－47）。

【功效】舒筋通络，强健腰膝，通调大肠。

【主治】腰腿拘急、腰痛、膝及小腿酸肿疼痛等；便秘、痔疮等病症。此外，该穴还是减肥常用穴。

【操作】点刺、散刺、刺络、叩刺。

⑳承山

【定位】在小腿后面正中，委中与昆仑之间，当伸直小腿或足跟上提时腓肠肌肌腹下出现尖角凹陷处（图2－47）。

【功效】舒筋解痉，强健腰膝，理气通肠。

【主治】腰腿拘急、腰背痛、足跟痛、腿疼转筋等运动系统病症；痔疾、便秘等病症；癫疾、小儿惊厥等神经系统病症。

【操作】点刺、散刺、刺络、叩刺。

㉑跗阳

【定位】在小腿后面，外踝后，昆仑穴直上3寸，腓骨与跟腱之间（图2-47，图2-48）。

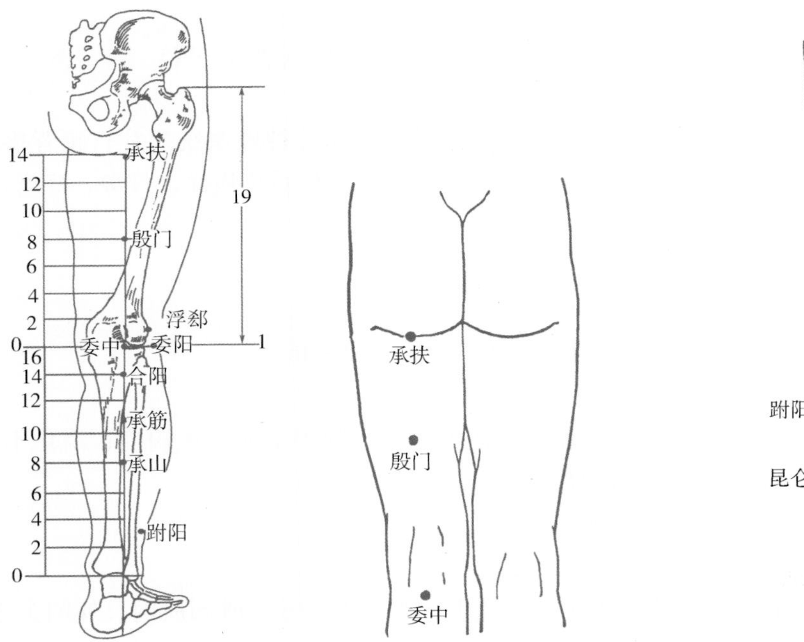


图2-47 承扶、殷门、委中

图2-48 跗阳、昆仑

【功效】舒筋，退热，强腰膝，清头目。

【主治】下肢瘫痪或痿痹、下肢疼痛麻木、癫疾、瘛疭等神经运动系统病症；头痛、眩晕、腰痛等病症。

【操作】点刺、散刺、刺络、叩刺。

㉒昆仑

【定位】在足部外踝后方，当外踝尖与跟腱之间的凹陷处（图2-48，图2-49）。

【功效】清头目，理胞宫，安神志，舒筋脉。

【主治】目眩、目痛如脱等五官科病症；中风、癫疾、瘛疭、小儿惊痫等神经系统病症；腰骶疼痛、足踝肿痛等运动系统病症；月经不调、滞产、胞衣不下等妇科疾病；腹痛、泄泻、便秘等消化系统病症。

【操作】点刺、刺络。

㉓申脉

【定位】在足外侧部，外踝尖直下，外踝下缘与跟骨之间凹陷中（图2-49）。

【功效】安神志，舒筋脉，利腰膝，清头目。

【主治】癫狂痫、头痛眩晕、失眠、中风不语、半身不遂、口眼㖞斜、角弓反张等神经系统病症；腰髋冷痛、腰腿疼、足胫寒不能久立久坐、足踝红肿疼痛等运动系统病症；目赤痛、鼻衄、恶寒发热、心悸、耳鸣等病症。

【操作】点刺、散刺、刺络、叩刺。

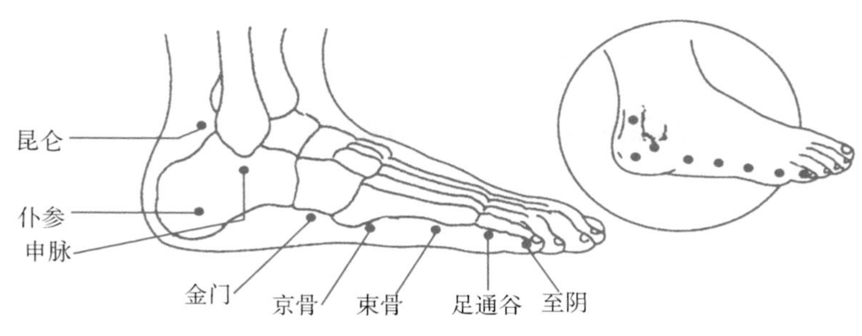


图 2－49 足外侧膀胱经穴

㉔至阴

【定位】在足小趾末节外侧，距趾甲根角侧后方 0.1 寸（指寸）（图 2－49）。

【功效】正胎位，催胎产，清头目，调阴阳。

【主治】胎位不正、滞产、胞衣不下等妇产科病症；小便不利、遗精等泌尿生殖系统病症；鼻塞、鼻衄、头痛、目痛等五官科病症；脚膝肿、转筋、瘛疭等运动系统病症。

【操作】点刺，胎位不正用灸法。

（8）足少阴肾经

①涌泉

【定位】在足底部，卷足时足前部凹陷处，约当足底 2、3 趾趾缝纹头端与足跟连线的前 1/3 与后 2/3 交点上（图 2－50）。

【功效】醒厥开窍，降逆止呕，泄热清心，回阳救逆。

【主治】昏厥、中风、中暑、惊风、失眠、癫狂痫等神经系统病症；头晕、头痛、目视不明、咽喉肿痛、鼻衄、喉痹等五官科病症；呕吐、恶心、胃脘痛、泄泻、便秘等消化系统病症；癃闭、水肿、阴痛、少腹痛、不孕、小便不利等泌尿生殖系统病症；奔豚气、足心热等。

【操作】点刺。

②太溪

【定位】在足内侧，内踝后方，当内踝尖与跟腱之间的凹陷处（图 2－51）。

【功效】滋肾阴，退虚热，壮元阳，理胞宫，强腰膝。

【主治】月经不调、遗精、阳痿、小便频数等泌尿生殖系统病症；头晕目眩、咽喉肿痛、齿痛、耳鸣、耳聋等阴虚型五官科病症；咳嗽、咳血等阴虚型呼吸系统病症；健忘、失眠等神经系统病症；遗精、腰脊痛、足跟痛等病症。

【操作】点刺、散刺、刺络。

③大钟

【定位】在足内侧，内踝后下方，当跟腱附着部的内侧前方凹陷处（图 2－51）。

【功效】益肾，清热，安神。

【主治】痴呆、善惊、善怒等神经系统病症；癃闭、遗尿、月经不调等泌尿生殖系统

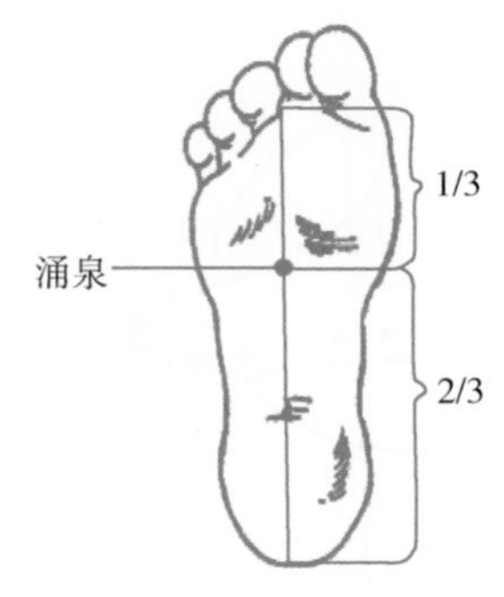


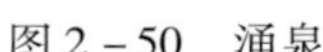

图 2-50 涌泉

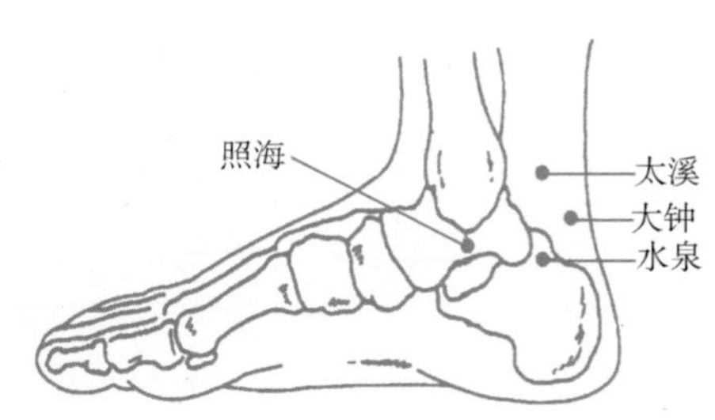


图 2-51 足内侧肾经穴

病症；咳血、气喘、胸中胀满等呼吸系统病症；腰脊强痛、足跟痛等。

**【操作】** 点刺、散刺、刺络、叩刺。

④水泉

**【定位】** 在足内侧，内踝后下方，当太溪直下 1 寸（指寸），跟骨结节的内侧凹陷处（图 2-51）。

**【功效】** 调经血，理下焦。

**【主治】** 月经不调、痛经、闭经、阴挺、崩漏等妇科病症；小便不利、小便淋沥等泌尿系统病症；目昏花、腹痛、心下闷痛等。

**【操作】** 点刺、散刺、刺络、叩刺。

⑤照海

**【定位】** 在足内侧，内踝尖下 1 寸，内踝下缘凹陷处（图 2-51）。

**【功效】** 滋肾阴，清虚热，利小便，宁神志，调经血。

**【主治】** 咽喉干痛、目赤肿痛等五官科热性病症；失眠、癫痫、精神忧郁等神经系统病症；月经不调、带下、阴挺等妇科病症；小便不利、癃闭等泌尿系统病症；便秘、奔豚、疝气、脚气等病症。

**【操作】** 点刺、刺络。

⑥复溜

**【定位】** 在小腿内侧，太溪直上 2 寸，跟腱的前缘（图 2-52）。

**【功效】** 温肾，利水，调营卫。

**【主治】** 癃闭、五淋、遗精等泌尿生殖系统病症；腹胀、腹泻、腹胀、腹痛、便秘、痢疾等消化系统病症；水肿、汗症、腰脊强痛、下肢痿痹等病症。

**【操作】** 点刺、散刺、刺络、叩刺。

⑦交信

**【定位】** 在小腿内侧，当内踝尖上 2 寸，复溜前 0.5 寸，胫骨内侧缘的后方凹陷中（图 2-52）。

**【功效】** 温肾，利水。

**【主治】** 月经不调、崩漏、阴挺、阴痒、睾丸肿痛等生殖系统病症；五淋、癃闭等泌尿系统病症；腹泻、便秘、痢疾等消化系统病症。

**【操作】** 点刺。

⑧筑宾

**【定位】** 在小腿内侧，当太溪与阴谷的连线上，太溪上5寸，比目鱼肌与跟腱之间（图2-52）。

**【功效】** 清神志，理下焦。

**【主治】** 癫狂痫、疝气、小腿内侧痛等。

**【操作】** 点刺、散刺、刺络、叩刺。

⑨横骨

**【定位】** 在下腹部，当脐中下5寸，前正中线旁开0.5寸（图2-53）。

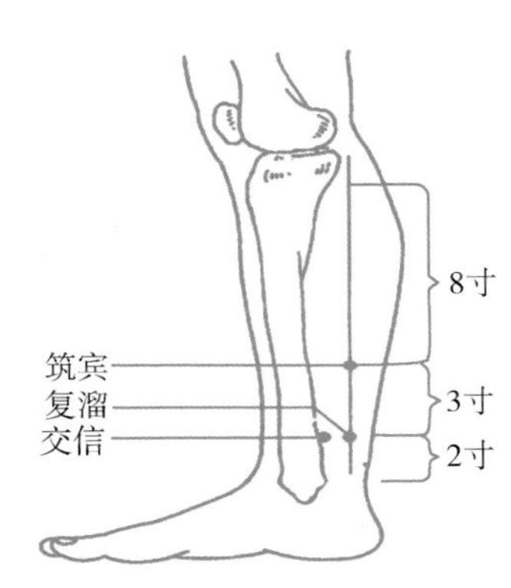


图2-52 筑宾、复溜、交信

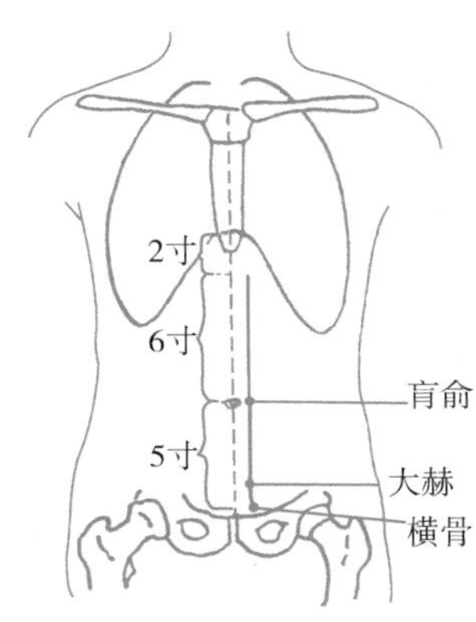


图2-53 肓俞、大赫、横骨

**【功效】** 益肾气，利下焦。

**【主治】** 小便不利、遗尿、遗精、阳痿、闭经、阴部痛等泌尿生殖系统病症；腹胀、小腹痛、脱肛等消化系统病症；疝气、腰痛等病症。

**【操作】** 散刺、刺络、叩刺。

⑩大赫

**【定位】** 在下腹部，当脐中下4寸，前正中线旁开0.5寸（图2-53）。

**【功效】** 益肾气，理下焦。

**【主治】** 遗精、阳痿、阴挺、带下、不孕、不育等生殖系统病症。

**【操作】** 散刺、刺络、叩刺。

⑪肓俞

**【定位】** 在腹中部，当脐中旁开0.5寸（图2-53）。

**【功效】** 调肠理气，通经活络。

**【主治】** 腹痛、腹胀、腹泻、便秘等消化系统病症；月经不调、疝气、腰脊痛等病症。

**【操作】** 散刺、刺络、叩刺。

⑫俞府

**【定位】** 在胸部，当锁骨下缘，前正中线旁开2寸（图2-54）。

【功效】利气，平喘，降逆。

【主治】咳嗽、气喘、胸痛不适等呼吸系统病症；腹胀、呕吐等消化系统病症。

【操作】点刺、散刺、叩刺；不可深刺，以免伤及心、肺。

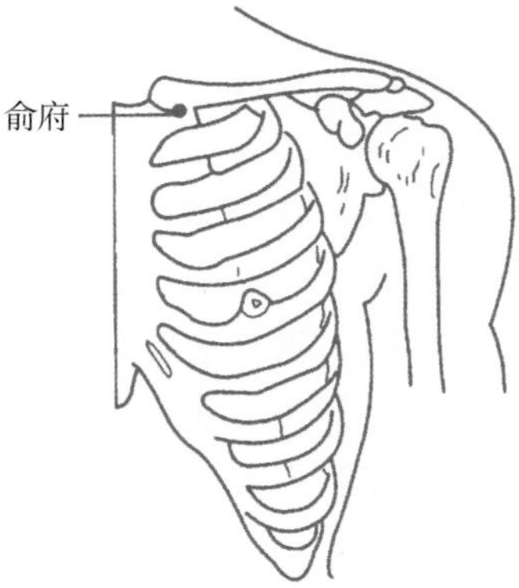

图 2－54　俞府

（9）手厥阴心包经

①天池

【定位】在胸部，当第 4 肋间隙，乳头外 1 寸，前正中线旁开 5 寸（图 2－55）。

【功效】活血，理气，化痰，散结。

【主治】心痛、胸闷等心血管系统病症；咳嗽、痰多、胸闷、气喘等呼吸系统病症；腋下肿痛、瘰疬、乳痈等外科病症。

【操作】点刺、散刺、叩刺；不可深刺，以免伤及心、肺。

②曲泽

【定位】在肘横纹中，当肱二头肌腱的尺侧缘凹陷处（图 2－56）。

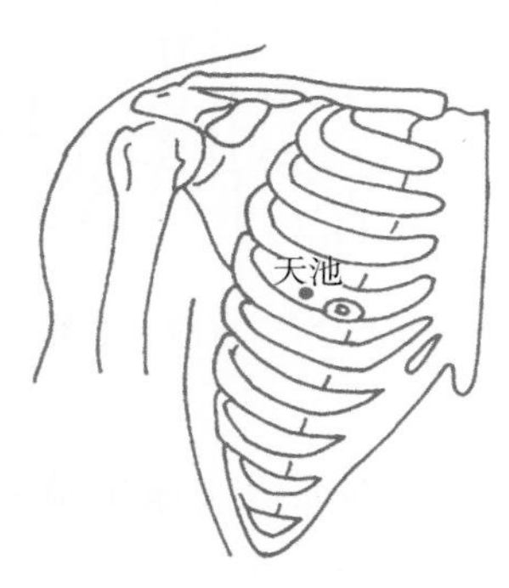

图 2－55　天池

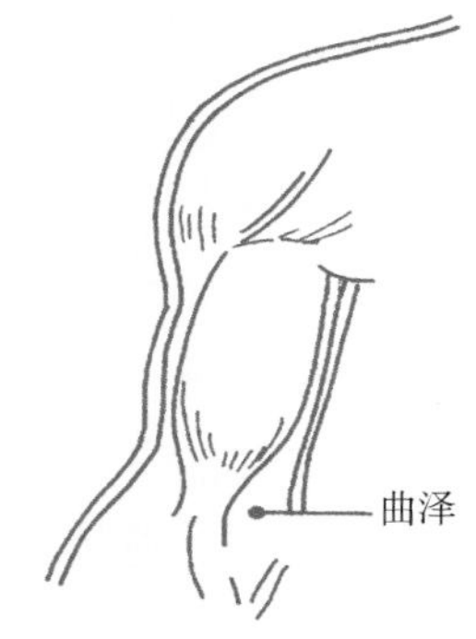

图 2－56　曲泽

【功效】清心泻火，调理胃肠。

【主治】心痛、心悸等心血管系统病症；咳喘等呼吸系统病症；胃痛、呕吐、急性胃肠炎等消化系统病症；肘臂痛、中暑等病症。

【操作】点刺、刺络、叩刺。

③郄门

【定位】在前臂掌侧，当曲泽与大陵的连线上，腕掌侧远端横纹上 5 寸，掌长肌腱与桡侧腕屈肌腱之间（图 2－57）。

【功效】宁心安神，清营止血。

【主治】心痛、心悸、心烦、胸痹等心血管系统病症；癫疾、惊恐不安、失眠、痫等神经系统病症；咳血、吐血等病症。

【操作】散刺、刺络、叩刺。

④间使

**【定位】** 在前臂掌侧，当曲泽与大陵的连线上，腕掌侧远端横纹上 3 寸，掌长肌腱与桡侧腕屈肌腱之间（图 2 – 57）。

**【功效】** 益心气，清神志，调肠胃，理经血。

**【主治】** 心痛、心悸等心血管系统病症；癫狂痫、中风、小儿惊厥等神经系统病症；胃痛、呕吐等消化系统病症；月经不调、带下、闭经等妇科病症；热病、心烦、咽痛、腋肿、肘挛、掌热等病症。

**【操作】** 散刺、刺络、叩刺。

⑤内关

**【定位】** 在前臂掌侧，当曲泽与大陵的连线上，腕掌侧远端横纹上 2 寸，掌长肌腱与桡侧腕屈肌腱之间（图 2 – 57）。

**【功效】** 益心安神，和胃降逆，宽胸理气，镇静止痛。

**【主治】** 心痛、胸闷、心悸、怔忡等心血管系统病症；胃痛、呃逆、脘胀、泄泻等消化系统病症；失眠、郁证、癫狂痫等神经系统病症；咳嗽、哮喘、胸闷、气短等呼吸系统病症；月经不调、妊娠恶阻、产后血晕等妇产科病症。

**【操作】** 散刺、刺络、叩刺。

⑥大陵

**【定位】** 在腕掌侧远端横纹中点处，当掌长肌腱与桡侧腕屈肌腱之间（图 2 – 57）。

**【功效】** 宁心安神，调肠胃，和营血，通经络。

**【主治】** 心痛、心悸、胸闷、气短等心血管系统病症；惊悸、癫狂痫等神经系统病症；胃痛、呕吐等消化系统病症；头痛、目赤痛、舌本痛、乳痈、喉痹、肘臂挛急等。

**【操作】** 点刺、叩刺。

⑦劳宫

**【定位】** 在手掌心，横平第 3 掌指关节近端，当第 2、3 掌骨之间偏于第 3 掌骨，握拳屈指时中指尖处（图 2 – 58）。

取穴方法：握拳，中指尖下是穴。

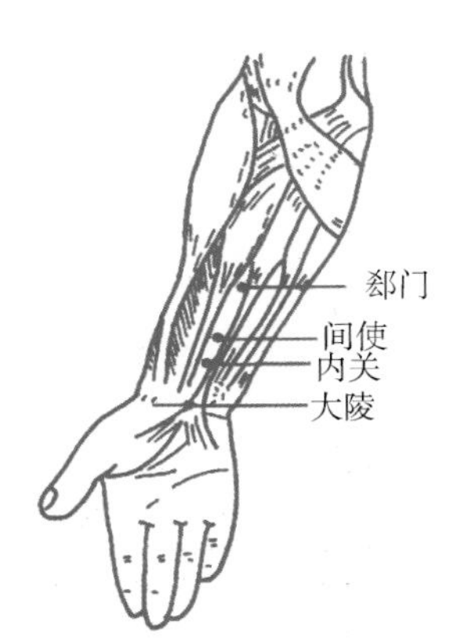


图 2 – 57　前臂内侧心包经穴

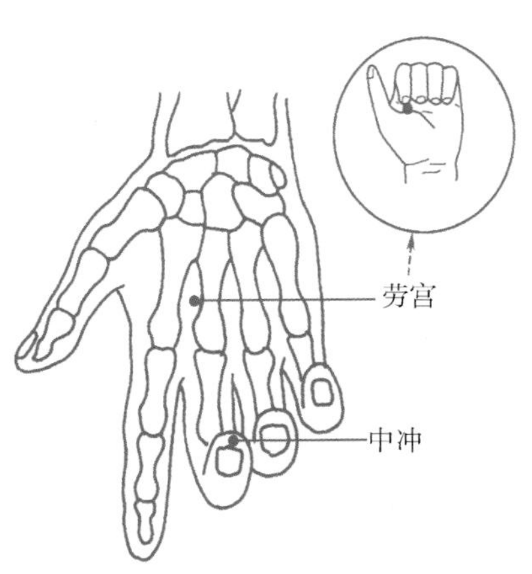


图 2 – 58　劳宫、中冲

【功效】开窍泄热，清心安神，和胃调营。

【主治】中风昏迷、癫狂痫、脏躁等神经系统病症；口疮、龈烂、口臭等口腔科病症；胃脘痛、呕吐、饮食不下、便血等消化系统病症；胸痛、心痛等心血管系统病症；鹅掌风、手颤、中暑、黄疸、鼻衄等病症。

【操作】叩刺、点刺。

⑧中冲

【定位】在手中指末节尖端中央（图2－58）。

【功效】开窍苏厥，清心泄热。

【主治】中风昏迷、晕厥、舌强不语、类中风、小儿惊风等神经系统病症；胃脘疼痛、吐泻等消化系统病症；高热、中暑、热病烦闷、耳鸣等病症。

【操作】点刺。

（10）手少阳三焦经

①关冲

【定位】在第4指末节尺侧，距指甲根角侧上方0.1寸（指寸）（图2－59）。

【功效】泄热，开窍，利咽喉。

【主治】头痛、头晕、目赤痛、目翳、视物不明、舌本痛、舌裂、咽喉肿痛、耳鸣、耳聋等头面五官病症；肩臂疼痛、热病汗不出、心烦、中暑、疟疾等病症。

【操作】点刺。

②液门

【定位】在手背部，当第4、5指间，指蹼缘上方赤白肉际凹陷处（图2－59）。

【功效】清头目，利三焦。

【主治】头痛、头晕、目赤、咽喉肿痛、耳鸣、耳聋等头面五官病症；前臂肌痉挛或疼痛、手背痛、疟疾、呼吸气短等病症。

【操作】点刺。

③中渚

【定位】在手背部，第4、5掌骨间，第4掌指关节近端凹陷中（图2－59）。

【功效】清热通络，开窍益聪。

【主治】头痛、目眩、面赤、目赤、咽喉肿痛、耳鸣、耳聋等头面五官病症；肩背部劳损、肋间神经痛、肘腕关节炎、热病、疟疾等病症。

【操作】点刺。

④外关

【定位】在前臂背侧，当阳池与肘尖的连线上，腕背侧远端横纹上2寸，尺骨与桡骨之间（图2－60）。

【功效】清热解毒，通经活络。

【主治】目赤肿痛、耳鸣耳聋、鼻衄、牙痛等五官科病症；腹痛、便秘等消化系统病症；热病、痄腮、颊痛、肘臂屈伸不利、上肢筋骨疼痛等病症。

【操作】散刺、刺络、叩刺。

⑤支沟

**【定位】**在前臂背侧，当阳池与肘尖的连线上，腕背侧远端横纹上 3 寸，尺骨与桡骨之间（图 2－60）。

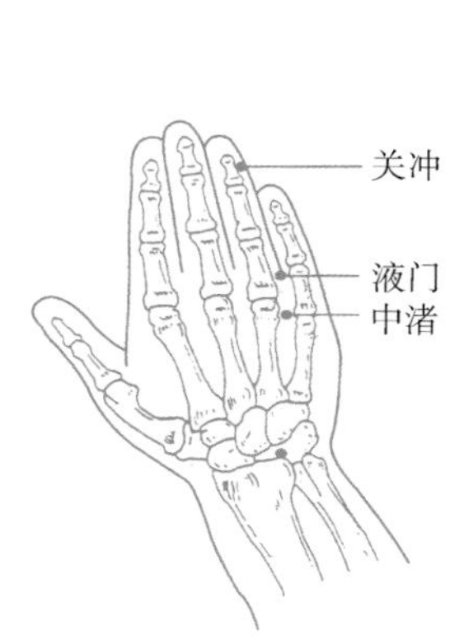


图 2－59　关冲、液门、中渚

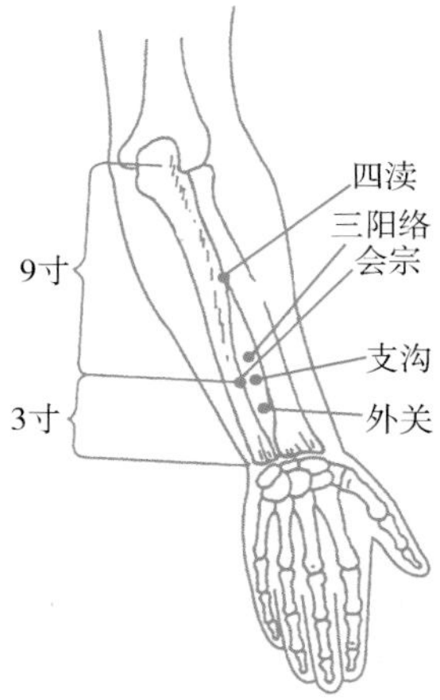

图 2－60　前臂外侧三焦经穴

**【功效】**清三焦，降逆火，通腑气。

**【主治】**暴喑、耳鸣耳聋、咽痛、目痛、目赤等五官科病症；便秘、呕吐、泄泻等消化系统病症；经闭、产后血晕、产后乳汁分泌不足等妇产科病症。

**【操作】**散刺、刺络、叩刺。

⑥三阳络

**【定位】**在前臂背侧，腕背侧远端横纹上 4 寸，尺骨与桡骨之间（图 2－60）。

**【功效】**通络，开窍，镇痛。

**【主治】**暴喑、耳聋、牙痛等五官科病症；挫闪腰痛、手臂疼痛等病症。

**【操作】**散刺、刺络、叩刺。

⑦角孙

**【定位】**在头部，折耳郭向前，当耳尖直上入发际处（图 2－61）。

**【功效】**清热，散风。

**【主治】**目赤肿痛、耳部肿痛、齿痛、偏头痛、项强、眩晕等病症。

**【操作】**点刺、叩刺。

⑧耳门

**【定位】**在面部，当耳屏上切迹的前方，下颌骨髁突后缘，张口有凹陷处（图 2－61）。

**【功效】**聪耳，开窍，泄热，活络。

**【主治】**耳鸣、耳聋、重听、耳部肿痛等耳部病症。此外，该穴亦可治疗面神经麻痹、牙痛等病症。

**【操作】**点刺。

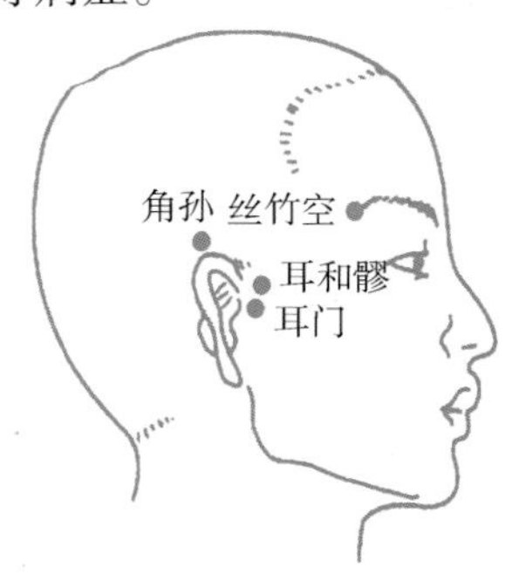


图 2－61　耳部三焦经穴

⑨耳和髎

【定位】在头侧部，当鬓发后缘，平耳郭根之前方，颞浅动脉的后缘（图 2－61）。

【功效】祛风通络。

【主治】耳鸣、耳聋、牙关拘急、鼻周肿痛、头痛颊肿、口眼㖞斜、面肌痉挛等。

【操作】点刺。

⑩丝竹空

【定位】在面部，当眉梢凹陷处（图 2－61）。

【功效】清头明目，散风镇惊。

【主治】偏正头痛、目赤、视物昏花、眼睑▮动等头面五官病症；癫狂痫等神经系统病症。同时该穴还是眼部美容要穴。

【操作】点刺、刺络、叩刺。

（11）足少阳胆经

①瞳子髎

【定位】在面部，目外眦旁 0.5 寸凹陷中，当眶外侧缘处（图 2－62）。

【功效】清热明目。

【主治】头痛、头晕、羞明流泪、目赤、视物昏花等；同时是眼部美容要穴。

【操作】点刺、叩刺。

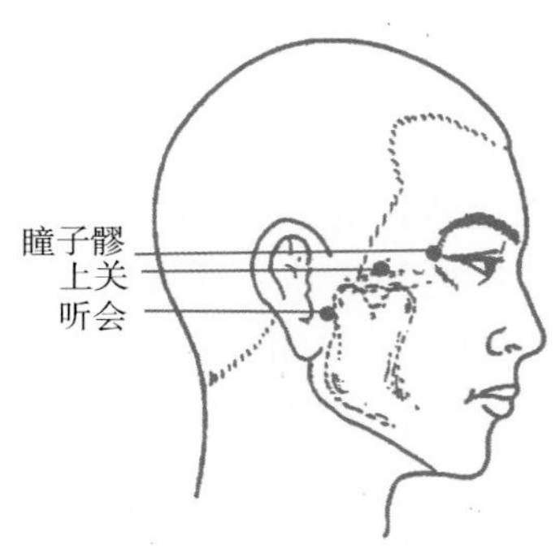


图 2－62　瞳子髎、上关、听会

②听会

【定位】在面部，当耳屏间切迹的前方，下颌骨髁突的后缘，张口有凹陷处（图 2－62）。

【功效】开窍聪耳，通络止痛。

【主治】耳鸣、耳聋、牙痛、面痛、头痛、口眼㖞斜、下颌关节疾病等头面五官病症；中风、狂、眩晕等神经系统病症。

【操作】点刺。

③上关

【定位】在耳前，下关直上，当颧弓的上缘中央凹陷处（图 2－62）。

【功效】聪耳，开窍，利牙关，安神志。

【主治】耳鸣、耳聋、重听、青盲、目眩、面痛、面肌痉挛、牙痛、下颌关节痛等头面五官病症；癫狂痫、瘛疭、痉等神经系统病症。

【操作】点刺、散刺。

④率谷

【定位】在头部，当耳尖直上入发际 1.5 寸，角孙直上方（图 2－63）。

【功效】祛风，和胃化痰，止痛。

【主治】头晕、头痛、耳鸣、耳聋、呕吐、小儿惊风等。

【操作】点刺、散刺、刺络。

⑤阳白

【定位】在前额部，当瞳孔直上，眉上1寸（图2-64）。

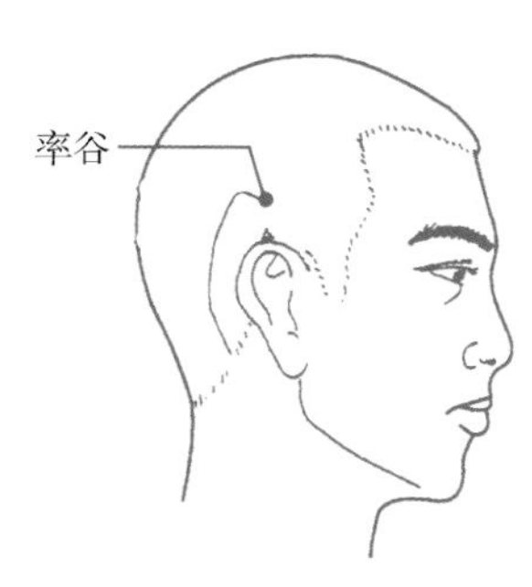


图2-63　率谷

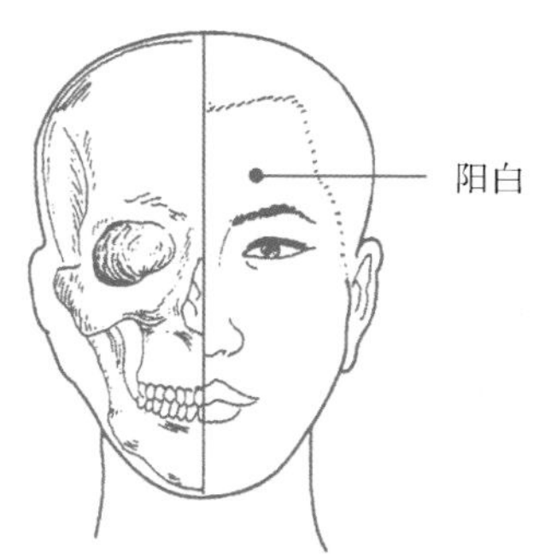


图2-64　阳白

【功效】清热明目，祛风泄热。

【主治】头痛、头晕、目赤肿痛、视物昏花等头面五官病症。

【操作】散刺、刺络、叩刺。

⑥目窗

【定位】在头部，当前发际上1.5寸，头正中线旁开2.25寸（图2-65）。

【功效】清头明目，发散风热。

【主治】头痛、头晕、目赤肿痛、目眩、视物昏花、牙痛、耳聋、鼻塞等头面五官病症；小儿惊痫等神经系统病症。

【操作】点刺、散刺、叩刺。

⑦正营

【定位】在头部，当前发际上2.5寸，头正中线旁开2.25寸（图2-65）。

【功效】清头明目，祛风止痛。

【主治】头痛、头晕、目眩、齿痛等面五官病症。

【操作】点刺、散刺、叩刺。

⑧承灵

【定位】在头部，当前发际上4寸，头正中线旁开2.25寸（图2-65）。

【功效】清头明目，清热散风。

【主治】头晕、头痛、目痛、鼻渊、鼻衄等头面五官病症；咳嗽、喘息、发热、恶风寒等病症。

【操作】点刺、散刺、叩刺。

⑨肩井

【定位】在肩上，前直乳中，当大椎与肩峰最外侧点连线的中点上（图2-66）。

【功效】降逆理气，散结补虚，通经活络。

【主治】眩晕、中风、半身不遂等神经系统病症；肩臂疼痛等运动系统病症；乳痈、胞衣不下、难产、崩漏等妇科病症；头项强痛、瘰疬、疔疮、疖等病症。

【操作】点刺、散刺、叩刺。

⑩日月

【定位】在上腹部，当乳头直下，第7肋间隙，前正中线旁开4寸（图2－67）。

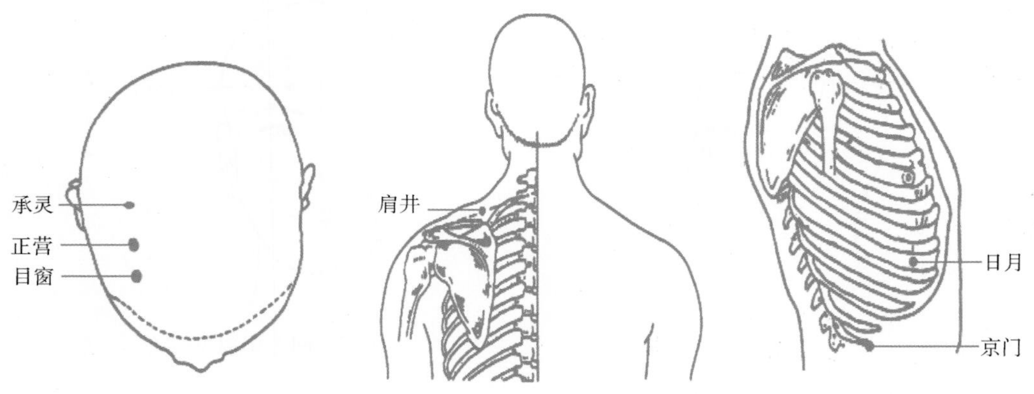


图2－65　承灵、正营、目窗　　图2－66　肩井　　图2－67　日月、京门

【功效】利胆，降逆，调理肠胃。

【主治】胃脘痛、呕吐、吞酸、呃逆、腹胀等消化系统病症；黄疸、胁肋疼痛、胀满、善太息等病症。

【操作】散刺、叩刺、刺络。

⑪京门

【定位】在侧腰部，章门后1.8寸，当第12肋骨游离端的下方（图2－67）。

【功效】益肾利尿，调肠，通经活络，止痛。

【主治】腹胀、肠鸣、泄泻、呕吐等消化系统病症；小便不利、恶寒发热、脊强反折、肩胛内廉痛、腰肋痛等病症。

【操作】散刺、叩刺、刺络。

⑫带脉

【定位】在侧腹部，章门下1.8寸，当第11肋骨游离端下方垂线与脐水平线的交点上（图2－68）。

【功效】调经血，疏肝胆，理下焦。

【主治】月经不调、赤白带下、阴挺、疝气、腰肋疼痛等病症。

【操作】散刺、叩刺、刺络。

⑬居髎

【定位】在髋部，当髂前上棘与股骨大转子最凸点连线的中点处（图2－69）。

【功效】通经活络，强健腰膝。

【主治】腰腿痹痛、瘫痪、足痿、疝气、月经不调、白带过多等。

【操作】散刺、叩刺。

⑭环跳

【定位】在股外侧部，侧卧屈股，当股骨大转子最凸点与骶管裂孔连线的外1/3与内

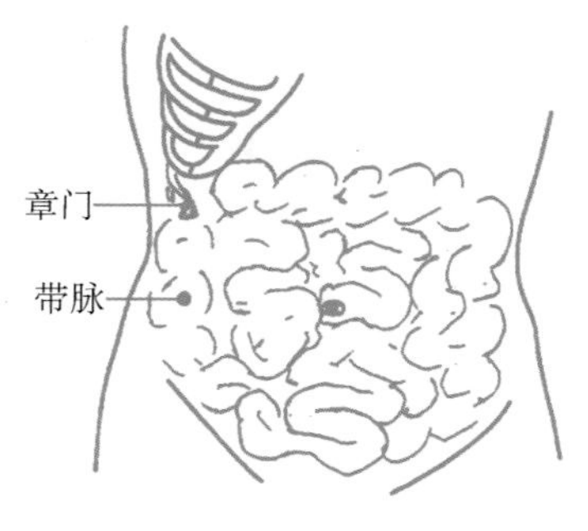


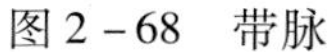

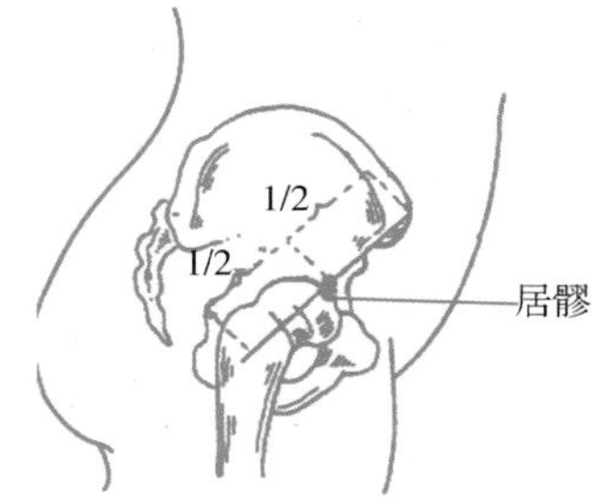


图 2－68　带脉　　　　图 2－69　居髎

2/3 交点处（图 2－70）。

【功效】祛风湿，利腰膝。

【主治】下肢痿痹、半身不遂、腰胯疼痛、风疹瘙痒等病症。

【操作】散刺、叩刺。

⑮风市

【定位】在大腿外侧部的中线上，当腘横纹上 7 寸；或直立垂手时，中指尖处（图2－71）。取穴方法：当直立垂手时，中指止点处取穴。

【功效】祛风湿，调气血，通经络。

【主治】中风、半身不遂、下肢痿痹、腰腿痛等神经、运动系统病症；风疹瘙痒、脚气、头痛、眩晕等病症。

【操作】散刺、叩刺、刺络。

⑯中渎

【定位】在大腿外侧，当风市下 2 寸，或腘横纹上 5 寸，髂胫束后缘（图 2－71）。

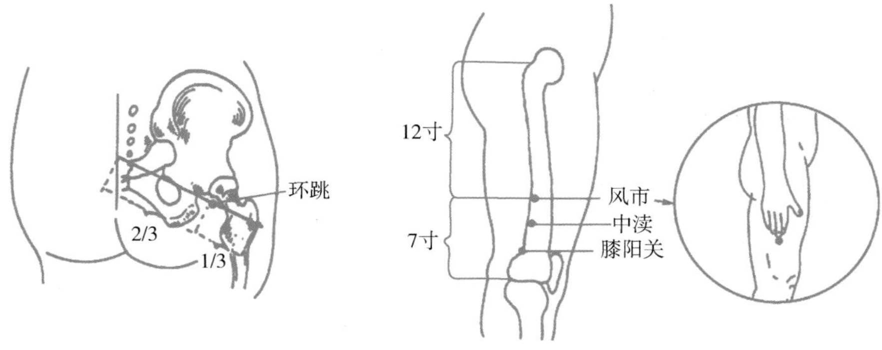


图 2－70　环跳　　　　图 2－71　大腿外侧胆经穴

【功效】通经活络，祛风湿。

【主治】下肢痿痹、麻木、半身不遂、腰腿疼等病症。

【操作】散刺、叩刺、刺络。

⑰膝阳关

【定位】在膝外侧，当阳陵泉上 3 寸，股骨外上髁后上缘，股二头肌腱与髂胫束之间的凹陷中（图 2－71，图 2－72）。

【功效】疏筋脉，利关节，祛风湿。

【主治】膝关节及其周围组织疾患、下肢痿痹等。

【操作】点刺、散刺、刺络。

⑱阳陵泉

【定位】在小腿外侧，当腓骨头前下方凹陷处（图2－72）。

【功效】利肝胆，舒筋络，通关节，泄湿热。

【主治】小儿惊风、癫痫等神经系统病症；胁肋胀满疼痛、呕吐、黄疸、便秘等消化系统病症；半身不遂、下肢痿痹、筋病、腰骶痛、膝肿痛等运动系统病症；水肿、小便不利、善太息等病症。

【操作】点刺、散刺、刺络、叩刺。

⑲阳交

【定位】在小腿外侧，当外踝尖上7寸，腓骨后缘（图2－73）。

【功效】疏肝利胆，镇惊祛风。

【主治】癫狂痫、小儿惊风、瘛疭、下肢痿痹等神经、运动系统病症；寒热喘息、喉痹等呼吸系统病症；胸胁胀满疼痛、面肿等病症。

【操作】点刺、散刺、刺络、叩刺。

⑳外丘

【定位】在小腿外侧，当外踝尖上7寸，腓骨前缘，平阳交（图2－73）。

【功效】清肝解毒，舒筋活络。

【主治】下肢痿痹、惊狂癫痫等神经、运动系统病症；头痛、发热、恶寒、胸胁满痛等病症。

【操作】点刺、散刺、刺络、叩刺。

㉑光明

【定位】在小腿外侧，当外踝尖上5寸，腓骨前缘（图2－73）。

【功效】明目，通络。

【主治】目痛、夜盲、近视、视物昏花等目疾；胸胁胀痛、下肢痿痹等病症。

【操作】点刺、散刺、刺络、叩刺。

㉒阳辅

【定位】在小腿外侧，当外踝尖上4寸，腓骨前缘稍前方（图2－73）。

【功效】清肝胆，通经络。

【主治】半身不遂、下肢痿痹等病症；偏头痛、咽喉肿痛、目外眦痛等头面五官病症；瘰疬、疟疾等疾病。

【操作】点刺、散刺、刺络、叩刺。

㉓悬钟

【定位】在小腿外侧，当外踝尖上3寸，腓骨前缘（图2－73）。

【功效】填精益髓，舒筋活络，清热通便，理气止痛。

【主治】中风、半身不遂、痴呆等神经系统病症；颈项强痛、腰痛、胸胁胀满、下肢痿痹、小便不利、五淋、咳嗽、喉痹等病症。

【操作】点刺、散刺、刺络、叩刺。

㉔丘墟

【定位】在足外踝的前下方，当趾长伸肌腱的外侧凹陷处（图2－74）。

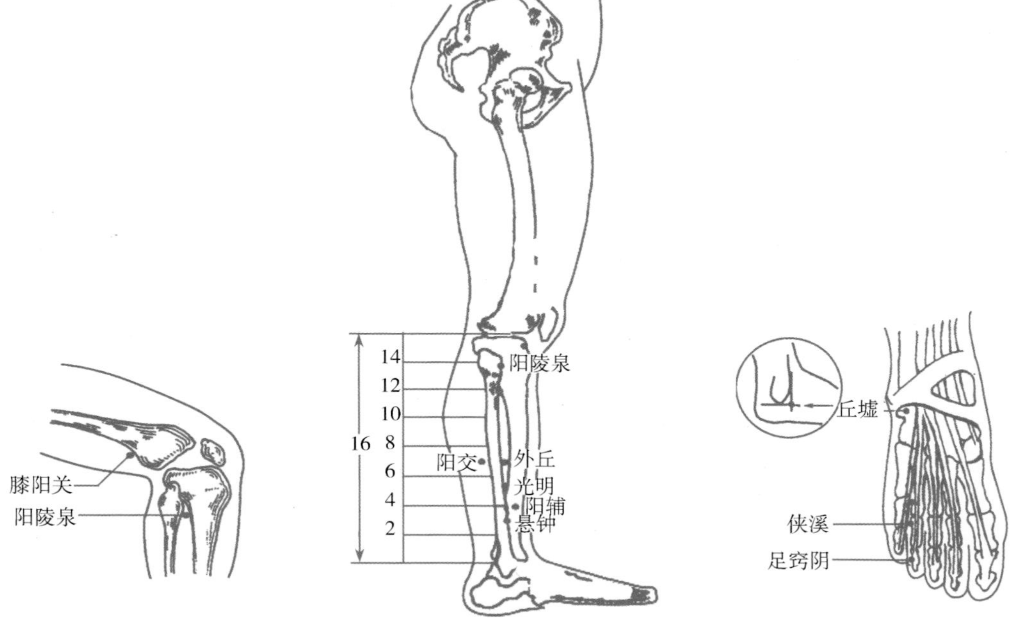


图2－72　膝阳关、阳陵泉　　图2－73　小腿外侧胆经穴　　图2－74　丘墟、侠溪、足窍阴

【功效】疏肝利胆，泄热通经。

【主治】中风偏瘫、下肢痿痹等神经、运动系统病症；颈项强痛、胸胁胀痛等病症；目赤肿痛、视物昏花等目疾。

【操作】点刺、散刺、刺络。

㉕侠溪

【定位】在足背外侧，当第4、5趾间，趾蹼缘后方赤白肉际处（图2－74）。

【功效】利胸胁，祛湿热，通经络。

【主治】惊悸、狂等神经系统病症；头痛、头晕、耳鸣、耳聋、目赤肿痛等头面五官病症；乳痈、热病、胸胁胀痛、下肢肿痛等病症。

【操作】点刺。

㉖足窍阴

【定位】在足第4趾末节外侧，距趾甲根角侧后方0.1寸（指寸）（图2－74）。

【功效】清头明目，泄热利胁。

【主治】头晕、头痛、目赤肿痛、耳鸣、耳聋、咽喉肿痛等实热型头面五官病症；失眠、多梦、梦魇等神经系统病症；胸胁胀痛、足跗肿痛等病症。

【操作】点刺。

（12）足厥阴肝经

①大敦

【定位】在足大趾末节外侧，距趾甲根角侧后方0.1寸（指寸）（图2－75）。

【功效】理气，调经，通淋，苏厥。

【主治】疝气、少腹痛、阴茎痛、月经不调、崩漏、阴缩、子宫脱垂、遗尿、癃闭、五淋等泌尿生殖系统病症；癫狂痫、中风、嗜睡等神经系统病症。

【操作】点刺。

②行间

【定位】在足背侧，当第1、2趾间，趾蹼缘后方赤白肉际处（图2－75）。

【功效】清肝，凉血，利下焦，息风活络。

【主治】中风、癫痫、头痛、目眩、癔症、失眠、类中风等神经系统病症；月经不调、痛经、崩漏、带下、阴中痛、阴茎痛、疝气、遗尿、癃闭等泌尿生殖系统病症；胃脘痛、胸胁胀痛、呃逆等病症。

【操作】点刺、散刺、刺络。

③太冲

【定位】在足背侧，第1、2跖骨间，跖骨底结合部前方凹陷中，或触及动脉搏动处（图2－75）。

【功效】平肝泄热，清头目，理下焦。

【主治】中风、癫痫、小儿惊风、口眼㖞斜、失眠、下肢痿痹等神经、运动系统病症；头晕、头痛、耳鸣、耳聋、目赤肿痛、咽痛等头面五官病症；癃闭、遗尿、淋病、小便不利、月经不调、痛经、经闭、崩漏、带下等生殖泌尿系统病症；腹胀、呕逆、泄泻、便秘、黄疸等消化系统病症。

【操作】点刺、散刺、叩刺、刺络。

④蠡沟

【定位】在小腿内侧，当足内踝尖上5寸，胫骨内侧面的中央（图2－76）。

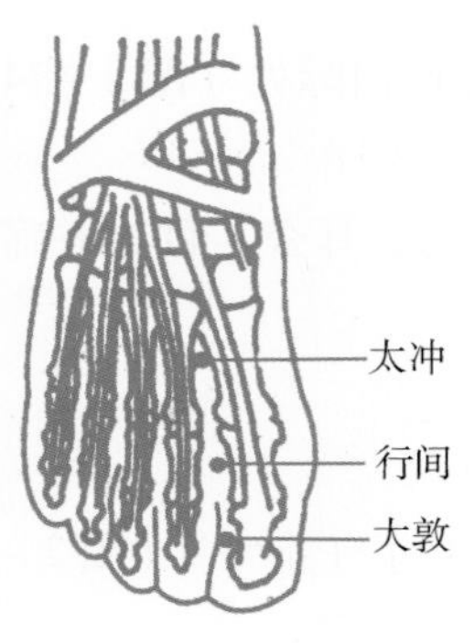


图2－75　大敦、行间、太冲

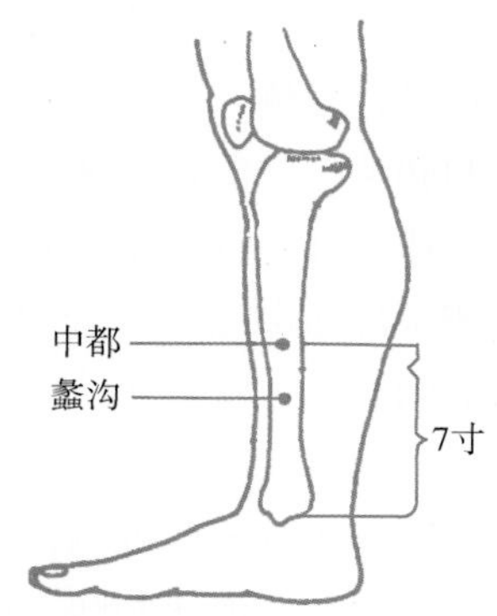


图2－76　蠡沟、中都

【功效】疏肝理气，调经。

【主治】月经不调、带下、阴痒、疝气、睾丸肿痛、小便不利、热淋、砂淋等泌尿生殖系统病症。

【操作】点刺、散刺、刺络、叩刺。

⑤中都

【定位】在小腿内侧，当足内踝尖上 7 寸，胫骨内侧面的中央（图 2－76）。

【功效】疏肝理气，调经。

【主治】疝气、小腹痛、月经不调、崩漏、恶露不尽等生殖系统病症；腹胀、泄泻、痢疾等病症。

【操作】点刺、散刺、刺络、叩刺。

⑥曲泉

【定位】在膝内侧，屈膝，当膝关节内侧面横纹内侧端，股骨内侧髁的后缘，半腱肌、半膜肌止端的前缘凹陷处（图 2－77）。

【功效】清湿热，理下焦。

【主治】月经不调、痛经、带下、阴痒、阴挺、产后腹痛、房劳、阴茎痛、少腹痛及遗精、阳痿、疝气、淋证等泌尿生殖系统病症；下肢痿痹等。

【操作】散刺、刺络、叩刺。

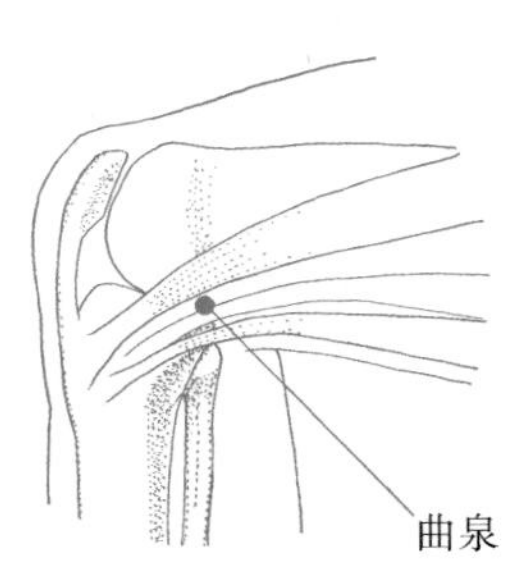


图 2－77 曲泉

⑦期门

【定位】在胸部，当乳头直下，第 6 肋间隙，前正中线旁开 4 寸（图 2－78）。

【功效】疏肝健脾，理气活血。

【主治】呕吐、吞酸、呃逆、腹胀、腹泻、胃脘痛等消化系统病症；奔豚气、胸胁胀痛、胸中热等病症。

【操作】散刺、叩刺。

（13）督脉

①长强

【定位】在尾骨端下，当尾骨端与肛门连线的中点处（图 2－79）。

【功效】调理下焦，清热利湿，宁神通络。

【主治】泄泻、痢疾、便秘、呕血等消化系统病症；痔疮、脱肛等肛肠科病症；癫狂痫、瘛疭、脊强反折等神经系统病症；癃淋、小便不利、阴部湿痒、阳痿、遗精等泌尿生殖系统病症；腰脊、尾骶部疼痛等病症。

【操作】点刺。不可深刺，以免伤及直肠。

②腰阳关

【定位】在腰部，当后正中线上，第 4 腰椎棘突下凹陷中（图 2－79）。

【功效】强腰膝，益下元。

【主治】腰骶冷痛、下肢痿痹、膝痛不可屈伸等病症；月经不调、赤白带下、遗精、阳痿、淋浊等生殖系统病症；便血、痢疾、下腹胀满、呕吐不止等消化系统病症。

【操作】散刺、刺络、叩刺、挑刺。

③至阳

【定位】在背部，当后正中线上，第7胸椎棘突下凹陷中（图2－79）。

【功效】健脾胃，清湿热。

【主治】胃痛、胃寒不能食、腹痛、肠鸣、黄疸等消化系统病症；咳嗽、气喘、胸胁胀满等呼吸系统病症；腰背疼痛、脊强等病症。

【操作】点刺、散刺、刺络、叩刺、挑刺。

④大椎

【定位】在后正中线上，第7颈椎棘突下凹陷中（图2－79）。

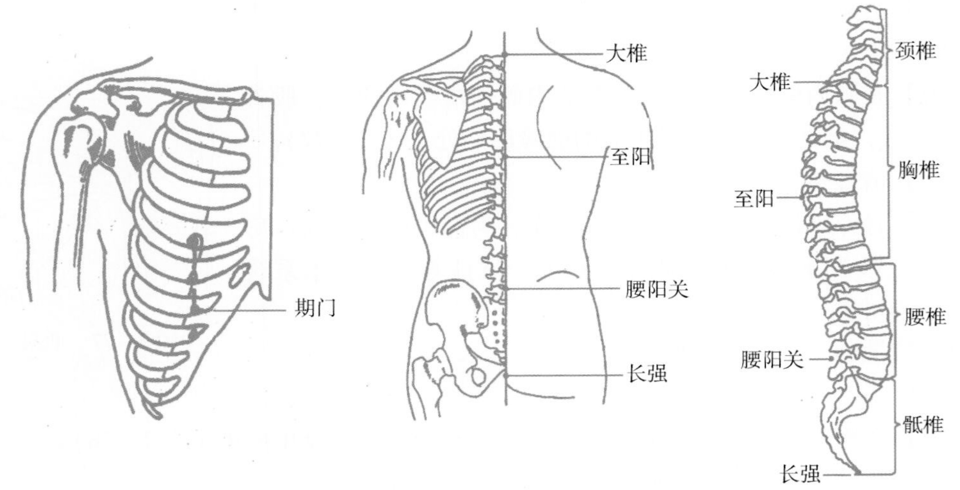


图2－78 期门

图2－79 后正中线督脉穴

【功效】清热解毒，解表通阳，镇静安神，肃肺调气。

【主治】疟疾、恶寒发热、中暑等热病；咳嗽、气喘、喉痹等呼吸系统病症；癫狂痫、小儿惊风等神经系统病症；颈项强直、脊痛、风疹、痤疮、消化不良等病症。

【操作】点刺、散刺、叩刺、刺络、挑刺。

⑤哑门

【定位】在项部，当后发际正中直上0.5寸，第1颈椎下（图2－80，图2－81）。

【功效】醒神清脑，开窍镇静。

【主治】暴喑、舌强不语等舌咽病症；癫狂痫、癔症、脊强反折、中风等神经系统病症；颈项强直、头痛等病症。

【操作】点刺、散刺、叩刺。

⑥风府

【定位】在项部，当后发际正中直上1寸，枕外隆凸直下，两侧斜方肌之间的凹陷中（图2－80，图2－81）。

【功效】醒神清脑，祛风开窍。

【主治】中风、癫狂痫、癔症等神经系统病症；头痛、眩晕、目痛、鼻衄、咽喉肿痛等头面五官病症。

**【操作】** 点刺、散刺、叩刺。

⑦百会

**【定位】** 在头部，当前发际正中直上5寸，或两耳尖连线的中点处（图2-81）。

**【功效】** 醒脑开窍，升阳固脱。

**【主治】** 中风、痴呆、失语、健忘、失眠、惊悸、癫狂痫、癔症等神经系统病症；头痛、眩晕、巅顶痛、耳鸣、耳聋、目不能视、目痛等头面五官病症；脱肛、阴挺、脏器下垂等气失固摄所致下陷性病症。

**【操作】** 点刺、散刺、叩刺。

⑧上星

**【定位】** 在头部，当前发际正中直上1寸（图2-81）。

**【功效】** 清头目，通官窍，安神志。

**【主治】** 头痛、眩晕、目赤肿痛、迎风流泪、鼻渊、鼻衄等头面五官病症；癫狂痫、小儿惊风等神经系统病症；疟疾、热病、呕吐等病症。

**【操作】** 点刺、散刺、叩刺、刺络。

⑨神庭

**【定位】** 在头部，当前发际正中直上0.5寸（图2-81）。

**【功效】** 清头目，安神志。

**【主治】** 头晕、头痛、目赤、目翳、鼻渊、鼻衄等头面五官病症；癫狂痫、失眠、惊悸等神经系统病症。

**【操作】** 点刺、散刺、叩刺、刺络。

⑩素髎

**【定位】** 在面部，当鼻尖的正中央（图2-81）。

**【功效】** 醒脑开窍，宣通鼻窍。

**【主治】** 昏迷、惊厥、小儿急惊风、瘛疭等神经系统病症；鼻塞、鼻疮、鼻渊、鼻衄等鼻疾。

**【操作】** 点刺。

⑪水沟

**【定位】** 在面部，当人中沟的上1/3与中1/3交点处（图2-81）。

**【功效】** 醒脑开窍，苏厥止痛。

**【主治】** 昏迷、晕厥、中风、中暑、癔症、癫狂痫、急慢惊风等神经系统病症；鼻塞、鼻衄、目赤痒痛、牙痛等头面五官病症；急性腰扭伤、黄疸、消渴等病症。

**【操作】** 点刺。

⑫兑端

**【定位】** 在面部，当上唇的尖端，人中沟下端的皮肤与唇的移行部（图2-81）。

**【功效】** 醒脑开窍，清热通络。

**【主治】** 昏迷、晕厥、癫狂痫、癔症等神经系统病症；口歪、口臭、齿痛等口齿病症；

消渴、黄疸等病症。

【操作】点刺。

⑬龈交

【定位】在上唇内，上唇系带与上齿龈的相接处（图 2－82）。

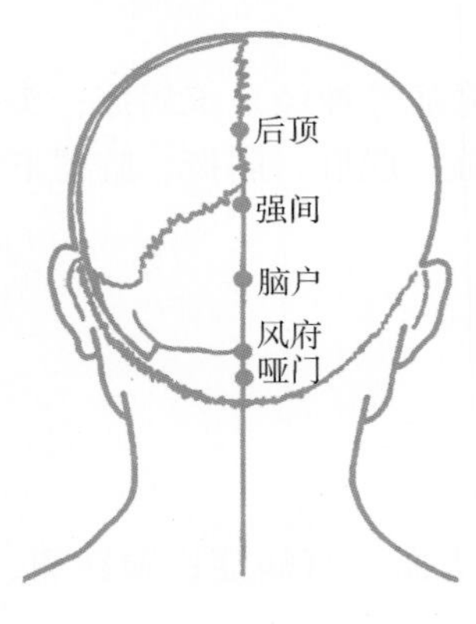


图 2－80 脑后督脉穴

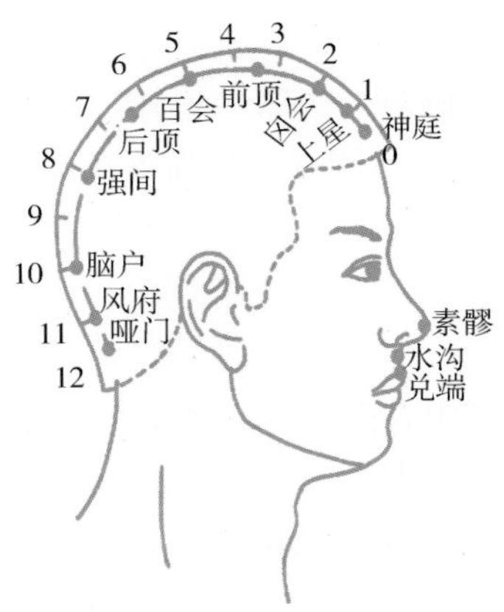


图 2－81 头面部督脉穴

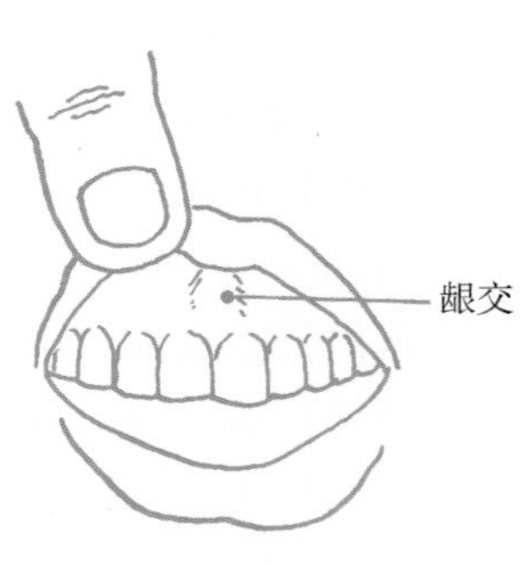


图 2－82 龈交

【功效】开窍，清热，通络，宁神。

【主治】口歪、口噤、口臭、齿痛、齿衄、鼻衄、面赤颊肿等面口病症；癫狂、急性腰痛、痔疮、黄疸等病症。

【操作】刺络、点刺。

⑭印堂

【定位】在额部，两眉毛内侧端中间的凹陷中（图 2－83）。

【功效】祛风热，宁神志。

【主治】头痛、眩晕、鼻渊、鼻衄、目赤肿痛、颜面疔疮等头面五官病症；失眠、产后晕厥、小儿慢惊风、子痫、面神经麻痹等神经系统病症。

【操作】点刺、散刺。

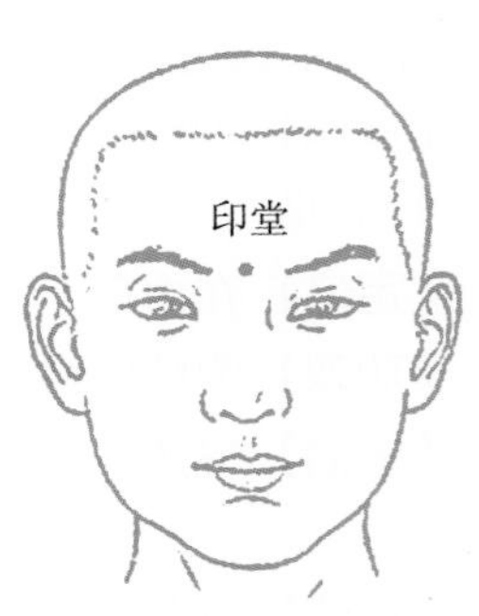


图 2－83 印堂

（14）任脉

①中极

【定位】在下腹部，前正中线上，当脐中下 4 寸（图 2－84）。

【功效】助阳利水，调经止带。

【主治】遗尿、小便不利、癃闭、尿频、水肿等泌尿系统病症；月经不调、崩漏、阴挺、阴痒、不孕、产后恶露不尽、带下、遗精、阳痿、不育等生殖系统病症。

【操作】点刺、散刺、叩刺。

②关元

【定位】在下腹部，前正中线上，当脐中下 3 寸（图 2－84）。

【功效】培元固本，补益下焦。

【主治】中风脱证、眩晕、破伤风等病症；五淋、尿血、癃闭、遗精、阳痿、月经不调、痛经、经闭、崩漏、带下、恶露不尽、不育等泌尿生殖系统病症；虚劳冷惫、羸瘦无力、少腹冷痛、疝气、腹泻、痢疾等病症。

【操作】点刺、散刺、叩刺。

③石门

【定位】在下腹部，前正中线上，当脐中下 2 寸（图 2－84）。

【功效】温肾散寒，调经止带。

【主治】疝气、水肿、小便不利及遗精、阳痿、不育、月经不调、痛经、经闭、崩漏、带下、恶露不尽等泌尿生殖系统病症；腹胀、腹泻、痢疾、奔豚气等病症。

【操作】点刺、散刺、叩刺。

④气海

【定位】在下腹部，前正中线上，当脐中下 1.5 寸（图 2－84）。

【功效】理气，益肾，固精。

【主治】腹胀、腹痛、腹泻、痢疾、便秘等消化系统病症；水肿、小便不利，遗精、阳痿、疝气、月经不调、经闭、崩漏、带下、恶露不尽等泌尿生殖系统病症；中风、类中风、脐风等神经系统病症；虚脱、形体羸瘦、脏器衰惫、乏力等。

【操作】点刺、散刺、叩刺。

⑤阴交

【定位】在下腹部，前正中线上，当脐中下 1 寸（图 2－84）。

【功效】调经理气，温补下焦。

【主治】疝气、水肿、小便不利、月经不调、痛经、崩漏、带下等泌尿生殖系统病症；腹痛、泄泻、肠鸣等消化系统病症；惊悸、失眠等神经系统病症。

【操作】点刺、散刺、叩刺。

⑥水分

【定位】在上腹部，前正中线上，当脐中上 1 寸（图 2－84）。

【功效】健脾利水。

【主治】腹胀、腹痛、腹泻、呕吐等消化系统病症；水肿、小便不利、脱肛、大便不利等病症。

【操作】点刺、散刺、叩刺。

⑦下脘

【定位】在上腹部，前正中线上，当脐中上 2 寸（图 2－84）。

【功效】温胃散寒，理气散结。

【主治】腹胀、腹痛、腹泻、呕吐等消化系统病症。

【操作】点刺、散刺、叩刺。

⑧建里

【定位】在上腹部，前正中线上，当脐中上 3 寸（图 2－84）。

【功效】健脾胃，助运化。

【主治】胃痛、腹痛、腹胀、腹泻、呕吐、消化不良等消化系统病症；真心痛、胸闷等心血管系统病症；水肿、支满等病症。

**【操作】** 点刺、散刺、叩刺。

⑨中脘

**【定位】** 在上腹部，前正中线上，当脐中上4寸（图2－84）。

**【功效】** 健脾胃，助运化，补中气，安神志。

**【主治】** 胃痛、腹痛、腹胀、纳呆、呕吐、吞酸、腹泻、便秘等消化系统病症；哮喘、痰多、虚劳、咳血等呼吸系统病症；头痛、失眠、惊悸、怔忡、脏躁、癫狂痫、中风、急慢惊风等神经系统病症；痿证、心痛、子宫脱垂、荨麻疹、身重、奔豚、中暑等病症。

**【操作】** 点刺、散刺、叩刺。

⑩上脘

**【定位】** 在上腹部，前正中线上，当脐中上5寸（图2－84）。

**【功效】** 健脾胃，补中气，清痰热。

**【主治】** 胃痛、腹痛、腹胀、便秘等消化系统病症；咳嗽、痰多、咳血等呼吸系统病症；癫狂痫、惊悸等神经系统病症；虚劳、黄疸、卒心痛、恶阻等。

**【操作】** 点刺、散刺、叩刺。

⑪巨阙

**【定位】** 在上腹部，前正中线上，当脐中上6寸（图2－84）。

**【功效】** 宁心化痰，理气和胃。

**【主治】** 心悸、心痛、胸痛等心血管系统病症；癫狂痫、惊悸、健忘等神经系统病症；腹胀、呕吐、吞酸、胃中冷、噎膈、痢疾等消化系统病症；胸满气短、咳逆上气等呼吸系统病症；黄疸、脚气等病症。

**【操作】** 点刺、散刺、叩刺。

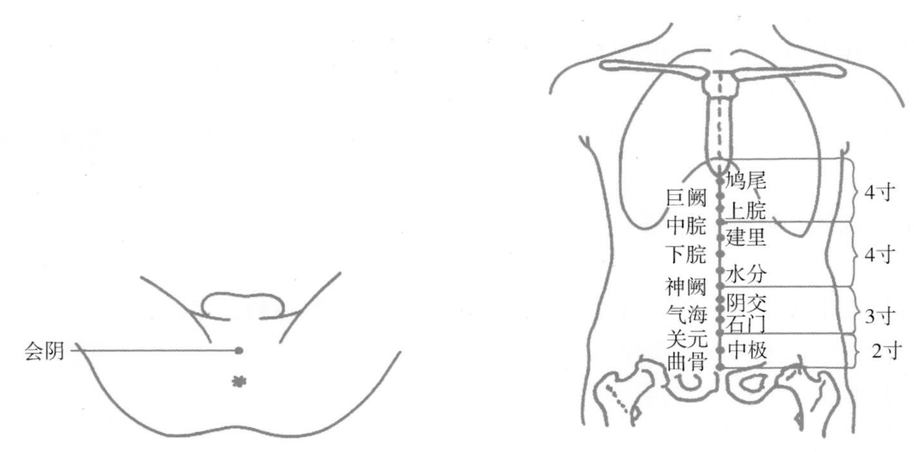


图2－84　腹部任脉穴

⑫鸠尾

**【定位】** 在上腹部，前正中线上，当胸剑结合部下1寸（图2－84）。

**【功效】** 宁心化痰，和胃降逆。

【主治】心痛、心悸等心血管系统病症；头痛、偏头痛、神经衰弱、失眠、癫痫等神经系统病症；胃痛、腹痛、腹胀、便秘等消化系统病症。

【操作】点刺、散刺、叩刺。

⑬膻中

【定位】在胸部，当前正中线上，平第4肋间，两乳头连线的中点（图2-84）。

【功效】理气活血，宽胸利膈。

【主治】咳嗽、气喘、气短、咳唾脓血、肺痈等呼吸系统病症；心悸、胸痹、心痛等心血管系统病症；胃痛、腹痛、腹胀、便秘等消化系统病症；产后乳少、乳痈、乳癖等病症。

【操作】点刺、散刺、叩刺、刺络。

⑭天突

【定位】在颈部，当前正中线上，胸骨上窝中央（图2-85）。

【功效】清肺利咽，理气散结。

【主治】咳嗽、气喘等呼吸系统病症；咽喉肿痛、暴喑、梅核气、瘿气等病症。

【操作】点刺。

⑮廉泉

【定位】在颈部，当前正中线上，喉结上方，舌骨上缘凹陷处（图2-85）。

【功效】利咽喉，增津液，通耳窍。

【主治】咽喉肿痛、口舌生疮、中风失语、舌缓流涎、吞咽困难等咽喉口舌病症。

【操作】点刺。

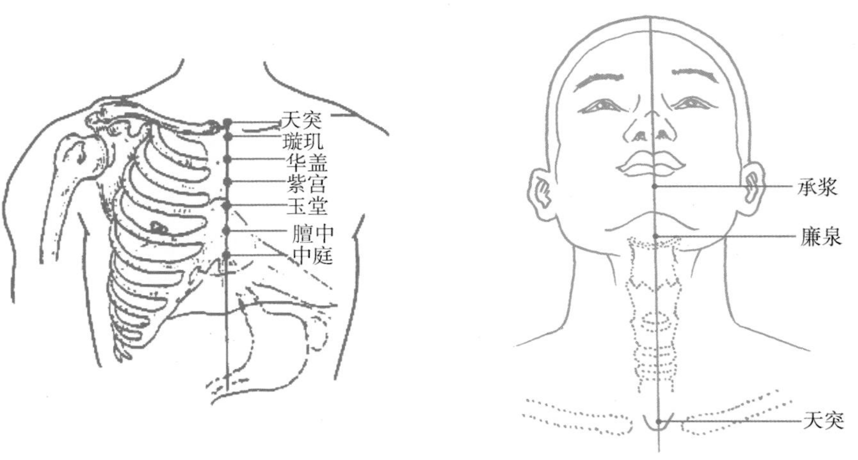


图2-85 胸颈部任脉穴

⑯承浆

【定位】在面部，当颏唇沟的正中凹陷处（图2-85）。

【功效】祛风通络，镇静消渴。

【主治】口眼㖞斜、牙痛、面肿、齿痛、齿衄、口舌生疮、暴喑等头面五官病症；癫痫、半身不遂等神经系统病症；小便不禁、小儿遗尿等病症。

【操作】点刺、散刺。

# 第三章 刺络放血疗法的操作方法

刺络放血的工具很多，常用工具有三棱针、圆利针、采血针、单针刺血器、四针刺血器等，代用工具有皮肤针、火针、毫针、注射针头、小眉刀等。施术前要选择好舒适体位，充分暴露放血部位，对针具、放血部位、施术者手部要严格消毒。放血部位和放血量是决定疗效的关键因素之一，放血部位和放血量的选择要依据患者的病情、体质而定，一般放血量控制在200ml以内。不同的操作方法施术后的处理亦不尽相同。该疗法对皮肤的损伤较大，故预防放血部位感染非常重要。

## 第一节　刺络放血常用工具

刺络放血的工具很多，有专用工具和代用工具。专用工具有三棱针、圆利针、采血针、单针刺血器等，代用工具有皮肤针、火针、毫针、注射针头、小眉刀等。

### 一、三棱针

三棱针一般用不锈钢制成，针柄较粗呈圆柱形，或缠有铜丝，或加有塑料柄；针身呈三棱形，头端三面有刃，针尖锋利，常用规格有大、中 、小3个型号（图3－1）。三棱针为刺络放血疗法的专用工具。

### 二、圆利针

圆利针一般用不锈钢制成，形状似毫针，但针身较粗，直径为8mm。针尖锐利且圆，针身长2～6cm，临床常用针身长4cm的圆利针（图3－2）。圆利针也为刺络放血疗法的常用工具。

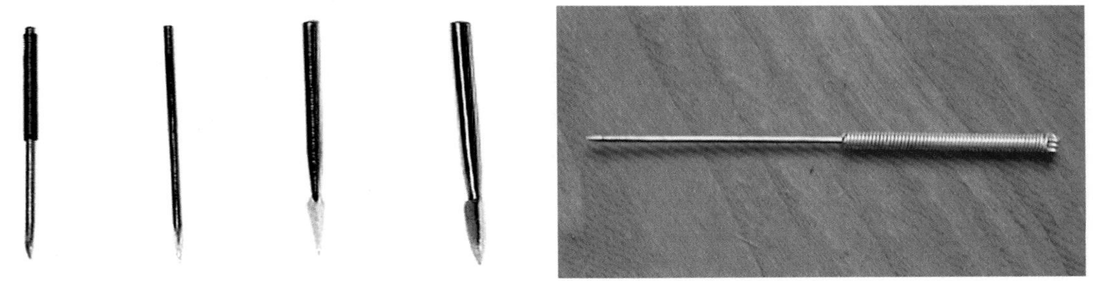

图3－1　不同规格的三棱针　　　　图3－2　圆利针

### 三、皮肤针

皮肤针针头呈小锤型，由多根短针集成一束或均匀附于莲蓬状的针盘上，并固定在针柄上而制成。根据短针支数的不同又分为梅花针（五支短针）、七星针（七支短针）、罗汉针（十八支短针）等。针尖不宜太锐或太钝，呈松针形（图3－3）。全束针尖应平齐，避免出现歪斜、钩曲、锈蚀或缺损等现象。检查针具时，可用干棉球轻触针尖，若针尖有钩曲或缺损，则棉絮易被带动。临床上以七星针和梅花针最为常用。

### 四、毫针

毫针是针灸临床最常用的针具，虽然不是刺络放血的专用工具，但有时也代用之。可用于刺络放血的毫针多为较粗和较短规格的，如26号、28号和0.5寸、1寸的毫针。毫针是用金属制成的，其中以不锈钢为制针材料者最常用，由针尖、针身、针根、针柄、针尾5部分组成（图3－4）。

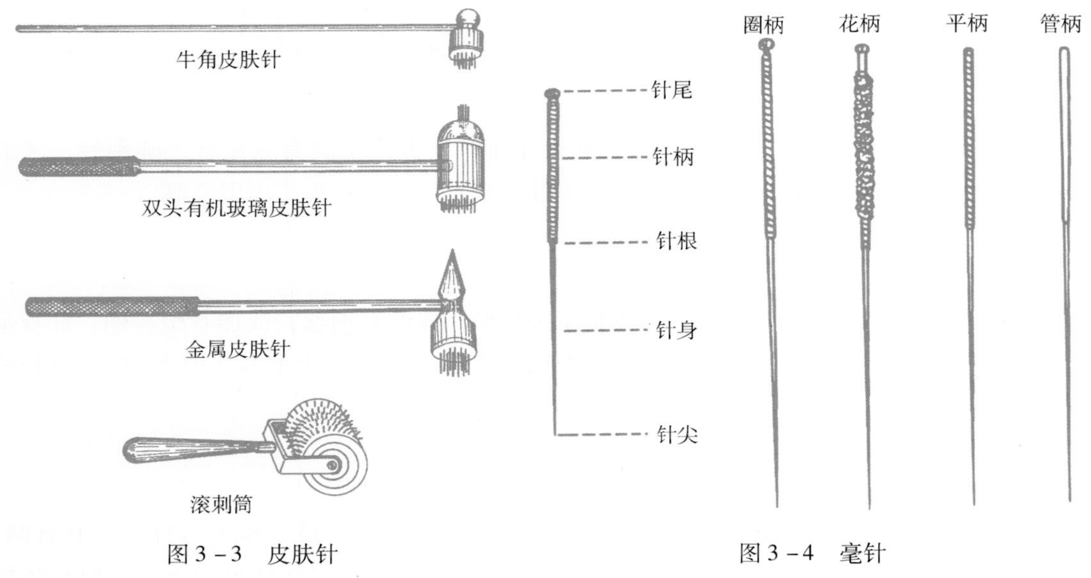


图3-3　皮肤针　　图3-4　毫针

## 五、火针

火针多选用耐高温、不退火、变形少、不易折、高温下硬度强的钨合金或不锈钢丝制作，形似毫针但比毫针要粗，针柄多由铜丝缠绕而成。常用的有单头火针、三头火针、平头火针等。用于刺络放血疗法的多为单头火针（图3-5）。单头火针根据粗细又有细火针（针头直径约0.5mm）、中火针（针头直径约0.8mm）和粗火针（针头直径约1.2mm）三种规格，现在还有三棱火针（图3-6）。

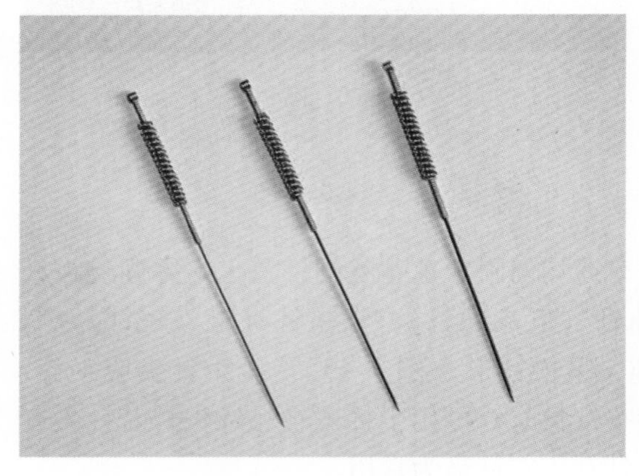

图3-5　单头火针

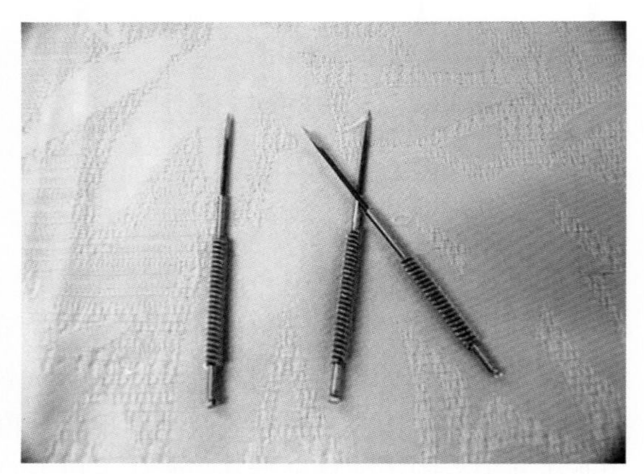

图3-6　三棱火针

## 六、采血针

采血针为临床化验在耳垂采血的工具，也多用于耳穴与四肢末梢的井穴点刺放血。采血针为不锈钢材料制作，形状类似钢笔尖，尖端锐利，针柄长2cm，为半圆弧形（图3-7）。

## 七、单针采血器

单针采血器为现代研制的新型刺络工具。其形状类似圆珠笔，末端可拆卸，以安装一次性采血针，上端有弹簧、扳机装置（图3－8）。按动扳机后靠弹簧的推力迅速将针尖刺入皮肤，针尖旋即又退回。由于刺血时速度快，减轻了痛感，又安全，所以近些年在临床上得到了迅速推广应用。

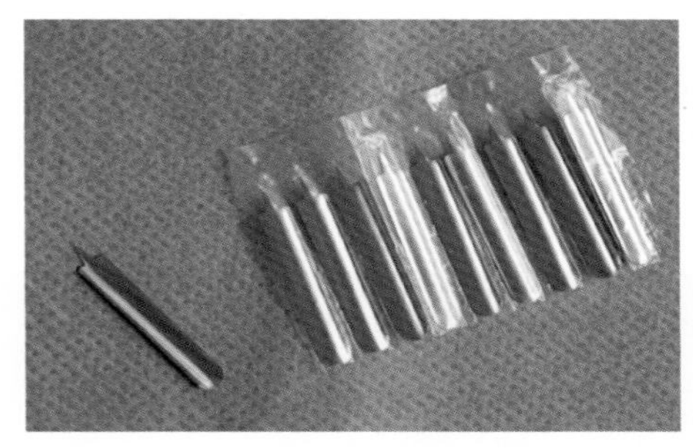

图3－7　采血针

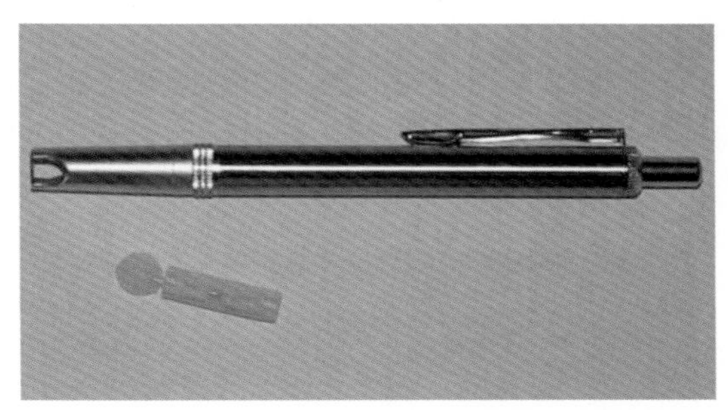

图3－8　单针采血器

## 八、四针采血器

四针采血器为现代研制的新型刺血工具。其形状似笔，但下端较粗，下端可拆卸，可安装带有四孔底座的四枚一次性采血针，上端有弹簧和扳机装置（图3－9）。按动扳机后，四枚采血针靠弹簧的推力迅速将针刺入皮肤，又旋即退回。本采血针一次可四针齐发散刺，多配合拔罐法，常用于较大量的放血。

## 九、小眉刀

小眉刀也称割治刀，为割治疗法的工具。其形状似眉毛，故名之。小眉刀用不锈钢制成，刀锋锐利，刀柄为圆柱形，常用刀尖刺破表浅的络脉以放血，是刺络放血的代用工具（图3－10）。

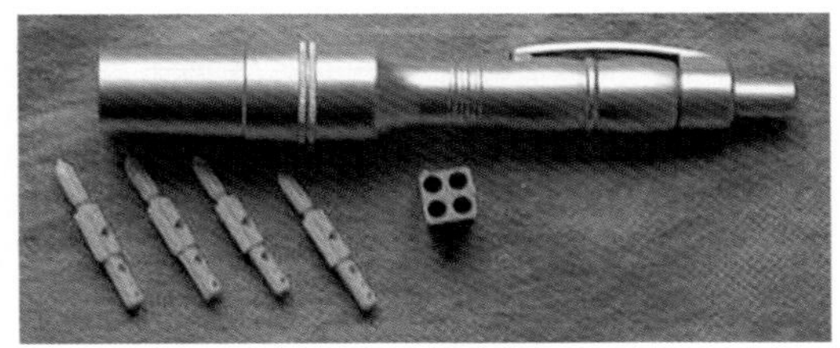

图3－9　四针采血器

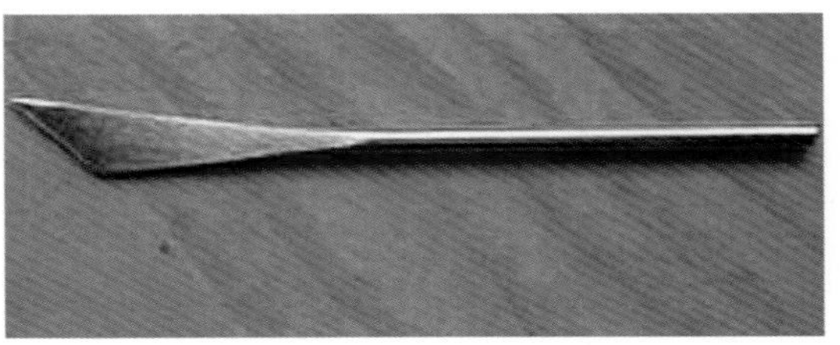

图3－10　小眉刀

## 十、注射针头与注射器

注射针头为注射器所用的针头，有多种型号，临床常代用三棱针、采血针而用于刺络放血，也可像静脉抽血一样进行放血（图3－11）。

## 十一、辅助工具

### （一）罐具

刺络放血为了达到足够的放血量，常常配合拔罐法。因此，各种罐具也是刺络放血疗法常用的必备辅助工具。用于刺络放血的罐具多为透明的玻璃罐和有机玻璃制成的抽气罐，以便能够观察出血量的多少。

玻璃罐是用耐热质硬的透明玻璃烧制成的罐具。形如球或笆斗，口平腔大底圆，口缘稍厚略外翻，内外光滑，大小规格多样（图 3 - 12）。其罐透明、吸附力大，易于清洗消毒，适用于全身多处部位。

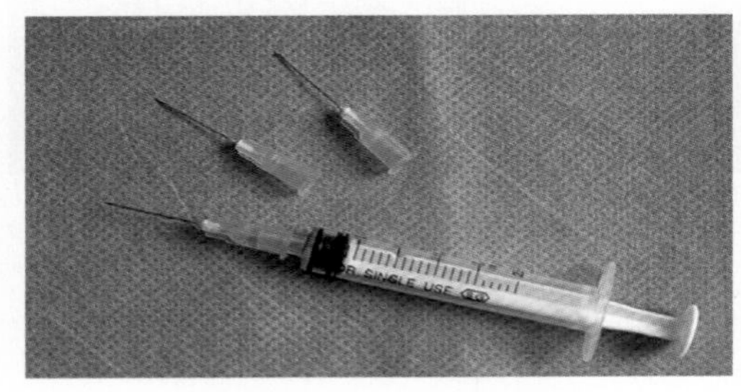

图 3 - 11　注射器与针头

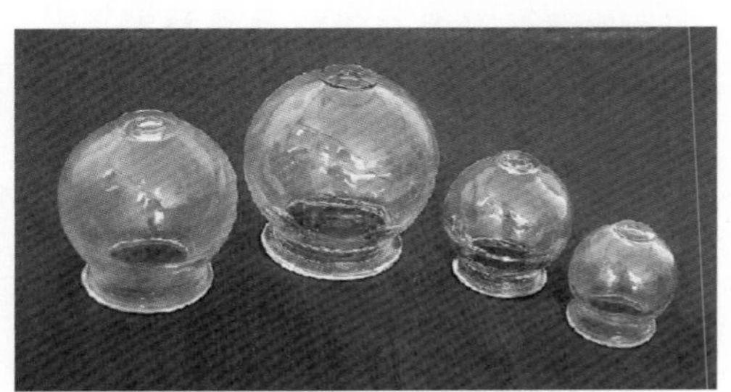

图 3 - 12　玻璃罐

抽气罐现在临床常用的为有机玻璃制成。罐具有球形、圆柱形、立方形等，罐具上端有抽气和密封装置，配有抽气用手柄（图 3 - 13）。罐具大小规格有多种，可适应人体多处部位的应用。

### （二）止血带

为了能够达到足够的放血量，医者常常在被刺络脉的上端用止血带结扎，以阻止静脉的回流，使其静脉内有足够的压力，刺络后使血液顺利流出并达到足够的出血量（图 3 - 14）。

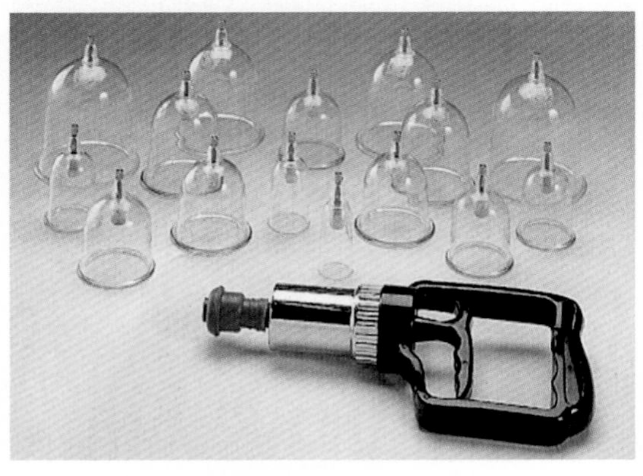

图 3 - 13　抽气罐

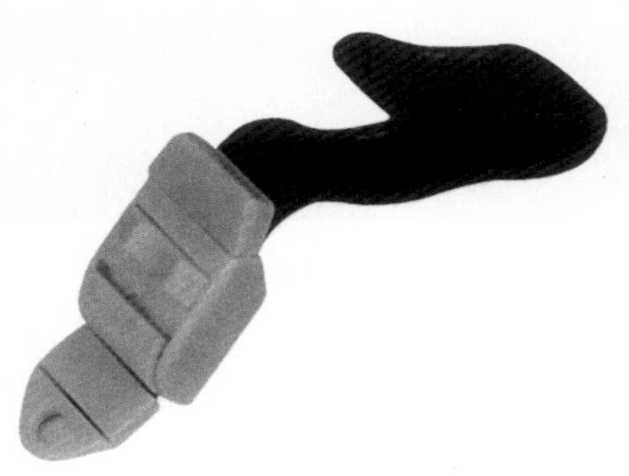

图 3 - 14　止血带

## 第二节　施术前的准备

### 一、针具选择

根据病情需要和操作部位的不同，选择相应型号的针具。注意针身应光滑、无锈蚀，针尖应锐利、无倒钩。

### 二、部位选择

根据病情选取适当的施术部位。

### 三、体位选择

选择患者舒适、医者便于操作的施术体位。

### 四、环境要求

应注意环境清洁卫生，避免污染。

### 五、消毒

**1. 针具消毒**　应选择高压消毒法。宜选择一次性针具，并注意无菌的有效期。

**2. 部位消毒**　一般部位用75%乙醇或碘伏，在表浅静脉上刺入要用碘伏在施术部位消毒。

**3. 医者消毒**　医者双手应用肥皂水清洗干净，再用75%乙醇擦拭。提倡医者戴一次性消毒手套。

## 第三节　刺络放血操作方法

刺络放血的工具不同，在操作方法上也各有差异，但有些工具在操作方法上还是有共同之处的。

### 一、三棱针

三棱针刺络放血的操作方法分为点刺法、刺络法、散刺法和挑治法。圆利针、采血针和毫针可采用三棱针法的点刺法、刺络法、散刺法进行操作。

#### （一）点刺法

**1. 定义**　即用三棱针快速刺入人体特定浅表部位后快速出针的方法。

**2. 操作方法**　点刺前，可在被刺部位或其周围用推、揉、挤、捋等方法，使局部充血。点刺时，用一手固定被刺部位，另一手持针，露出针尖3～5mm，对准所刺部位快速刺入并迅速出针，进出针时针体应保持在同一轴线上，点刺后可放出适量血液或黏液，也可辅以推挤方法增加出血量或出液量（图3－15，图3－16）。

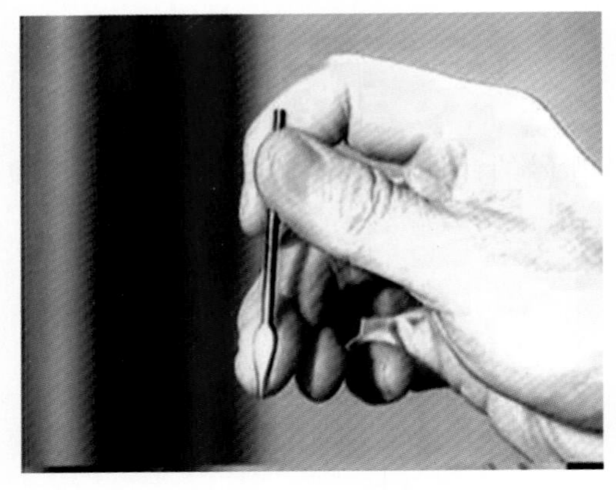
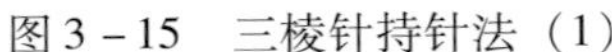

图3－15 三棱针持针法（1）

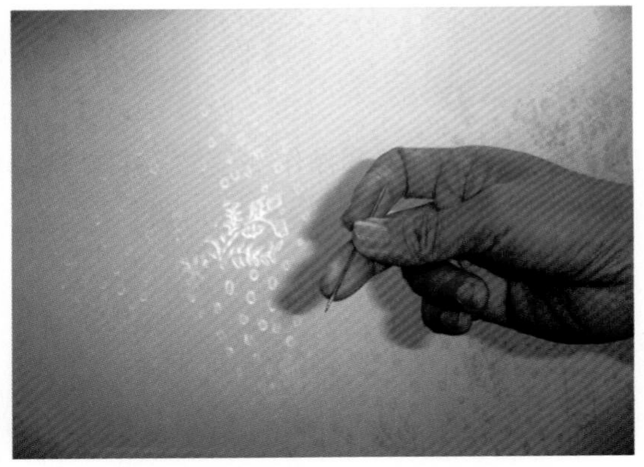

图3－16 三棱针持针法（2）

**3. 适应部位** 多用于指趾末端的十宣、十二井及头面部的攒竹、上星、太阳、耳尖等穴（图3－17）。

## （二）刺络法

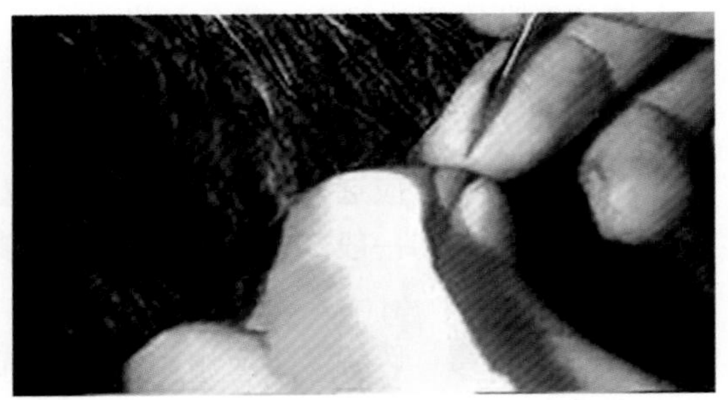

图3－17 点刺耳尖

**1. 定义** 即用三棱针刺破人体特定部位的血络，放出适量血液的方法。

**2. 操作方法** 刺络前，可在被刺部位或其周围用推、揉、挤、捋等方法，四肢部位可在被刺部位的近心端以止血带结扎，使局部充血。刺络时，用一手固定被刺部位，另一手持针，露出针尖3～5mm，对准所刺部位快速刺入后出针，放出适量血液，松开止血带（图3－18）。

**3. 适应部位** 本法多用于额部、颞部、耳部、背部等部位的小静脉，一次可出血5～10ml。若用于肘窝、腘窝部的静脉，可出血数十毫升。

## （三）散刺法

**1. 定义** 即用三棱针在人体特定部位施行多点点刺的方法。

**2. 操作方法** 用一手固定被刺部位，另一手持针在施术部位多点点刺。可围绕患处呈环状散刺，也可在病变部位上散在点刺（图3－19）。

**3. 适应部位** 按疾病的不同有两种刺法：如顽癣、痈肿初起等，可在四周点刺出血；扭伤、挫伤后局部瘀肿者，可在瘀肿局部呈散状点刺出血。

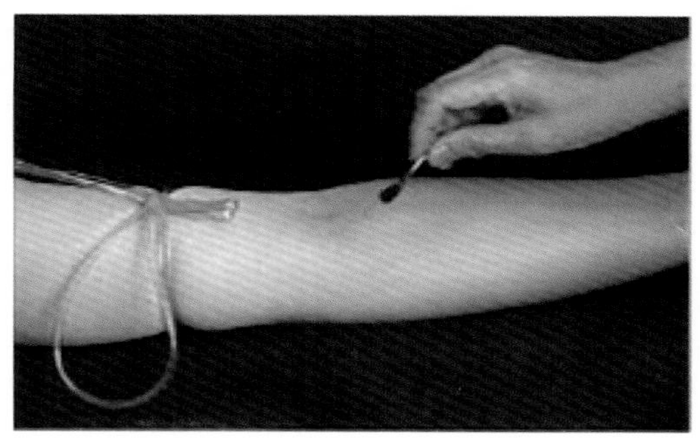

图3-18 三棱针刺络法

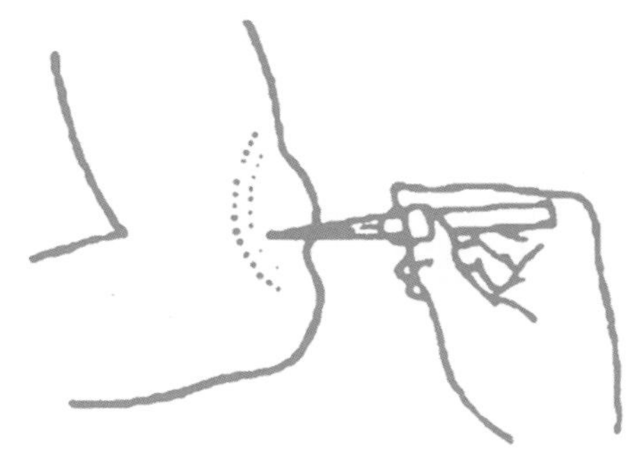

图3-19 三棱针散刺法

## (四) 挑刺法

**1. 定义** 即用三棱针刺入人体特定部位，挑破皮肤或皮下组织的方法。

**2. 操作方法** 用一手固定被刺部位，另一手持针以15°~30°角刺入一定深度后，上挑针尖，挑破皮肤或皮下组织（图3-20）。

**3. 适应部位** 本法适用于背俞穴和疾病的反应点处的挑治。

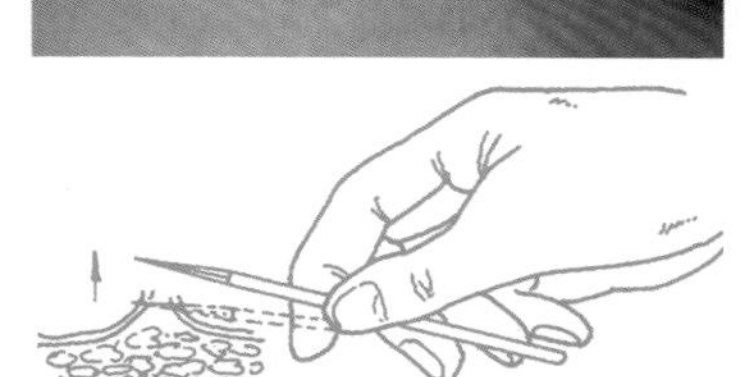

图3-20 三棱针挑治法

# 二、皮肤针

皮肤针用于刺络放血，主要是采用强刺激叩刺方法。

**1. 持针法**（图3-21）

（1）软柄皮肤针 将针柄末端置于掌心，拇指居上，食指在下，余指呈握拳状固定针柄末端。

（2）硬柄皮肤针 用拇指和中指夹持针柄两侧，食指置于针柄中段的上面，无名指和小指将针柄末端固定于大小鱼际之间。

**2. 叩刺方法**（图3-22） 针尖对准叩刺部位，用较重的腕力，均匀而又有节奏、一上一下地叩刺，如此反复叩击。若叩刺时，针体抬高，节奏较慢，冲力大，针尖接触皮肤时间稍长，局部皮肤可见出血，患者会有明显疼痛感。注意针尖与皮肤必须垂直，弹刺要准确，强度要均匀。切忌针尖斜着刺入皮肤或向后拖拉起针。

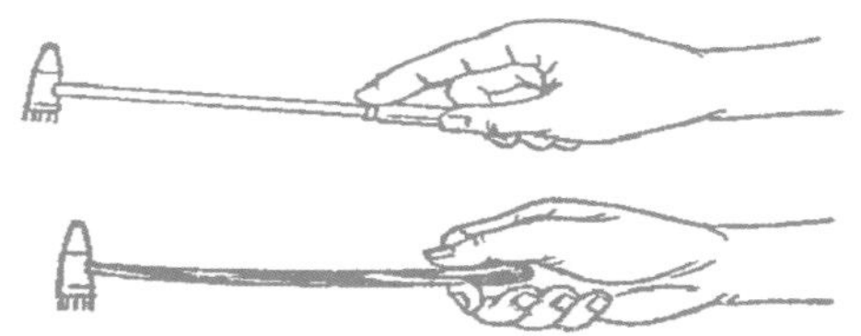

图3-21 皮肤针软、硬柄持针法

**3. 叩刺部位**（图3-23） 可通过以下三种方式选择叩刺部位。

（1）穴位叩刺 也称点状叩刺，指选取与疾病相关的穴位和反应点叩刺。主要根据穴位的主治作用，选择适当的穴位进行叩刺治疗，临床常用于背俞穴、夹脊穴、某些特定穴和阳

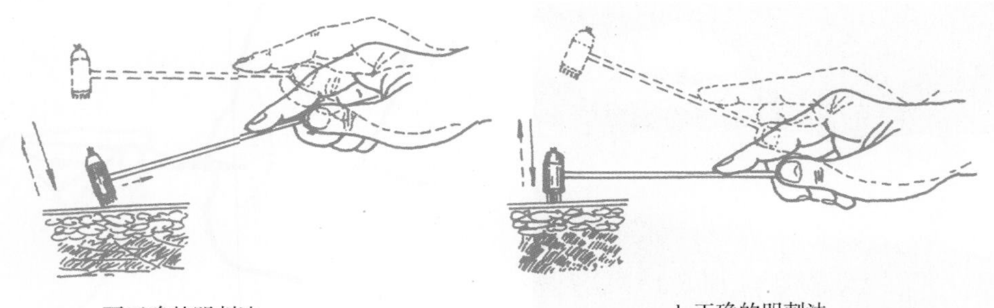


图 3－22　叩刺方法

性反应点。

（2）循经叩刺　也称条状叩刺，指沿着与疾病有关的经脉循行路线叩刺。主要用于项、背、腰、骶部的督脉和膀胱经。督脉为阳脉之海，能调节一身阳气；五脏六腑的背俞穴，皆分布于膀胱经，故其治疗范围广泛。其次是四肢肘、膝以下的三阴、三阳经，可治疗相应脏腑经络病变。

（3）局部叩刺　指在病变局部叩刺，可分为片状叩刺和环状叩刺等。片状叩刺多用于局部皮肤有明显病灶者如局部扭伤、顽癣、带状疱疹等，环状叩刺多用于关节疾病。

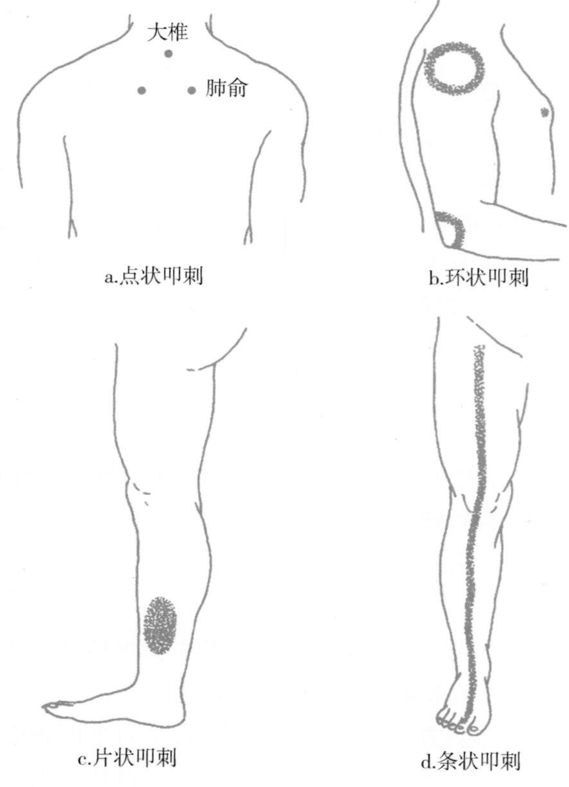


图 3－23　皮肤针叩刺部位

## 三、火针

火针古称“燔针”，火针刺法古称“焠刺”，即将特制的金属针针体烧红，按一定刺法迅速刺入人体一定部位的针刺方法。火针虽非刺络放血的专门工具，但对于擅长用火针者，其用于刺络放血更为便捷。临床上根据病情需要出血量的多少选择不同粗细规格的单头火针，粗火针泻血量大，细火针泻血量小。

**1. 操作方法**（图 3－24～图 3－26）

（1）火针消毒　施术前点燃酒精灯，从针根沿针体到针尖连续移动烧红，对针体消毒。

（2）烧针　烧针是使用火针的关键步骤，火针临刺前必须将针烧红，可根据针刺深度，决定针体烧红长度。火针烧灼的程度有三种：白亮、通红或微红。若针刺较深，需烧至白亮；若针刺较浅，可烧至通红；若针刺表浅，烧至微红便可。

（3）刺法　左手拿点燃的酒精灯，右手持针，尽量靠近施治部位，烧针后对准针刺部位垂直点刺，速进速退，放出适量血液。出血后可用无菌棉球按压针孔或配合拔罐。

（4）刺后针具消毒　为避免由针体产生的交叉感染，出针后应用酒精灯从针根沿针体至针尖连续移动烧红，消毒备用。

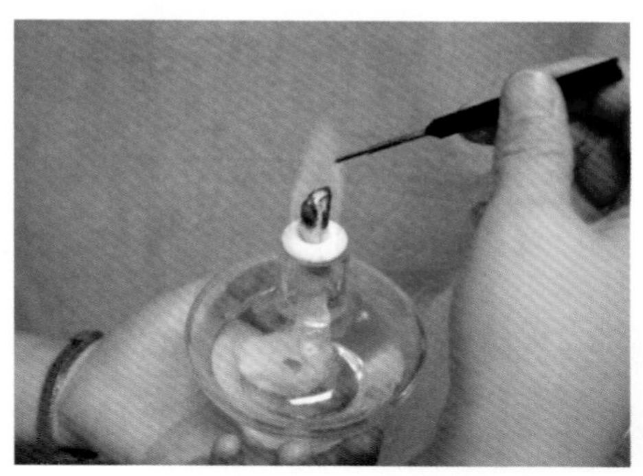

图 3－24　烧针

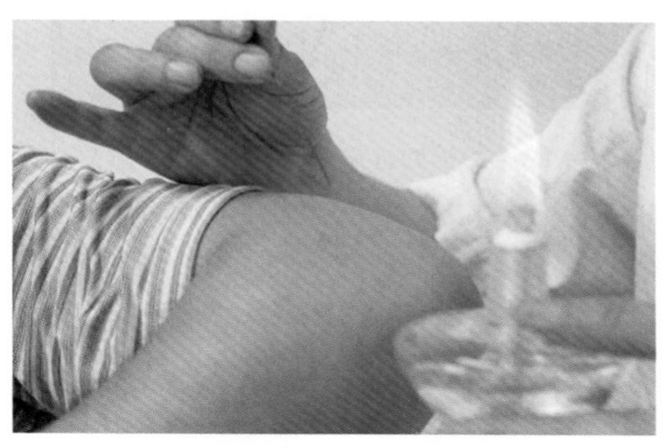

图 3－25　火针刺法（1）

**2. 适宜部位**　火针用于刺络放血部位多在四肢表浅的静脉，或牛皮癣、关节扭挫伤病灶局部，各种原因导致的关节痛局部与周围穴位或表浅静脉等。

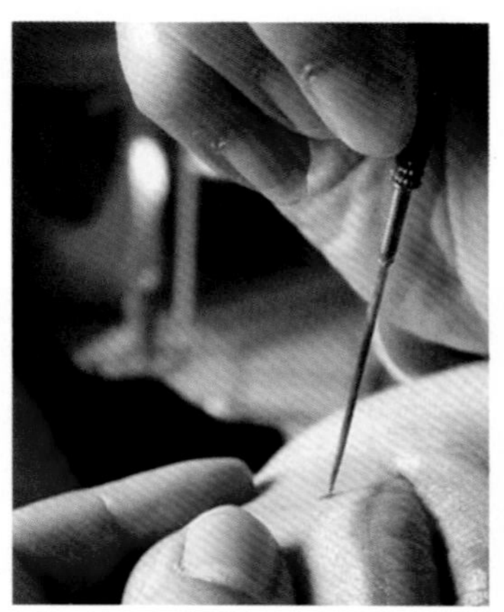

图 3－26　火针刺法（2）

## 四、刺血器

如前所述，目前临床上应用的刺血器有单针和四针之分。不同的刺血器配有相应规格的一次性针头，采用刺血器刺络放血更便捷和卫生，而且仅有微痛，是值得推广的刺络放血工具。

**1. 操作方法**（图 3－27～图 3－34）　将刺血器下端的可活动部分卸下，安装上一次性针头，再将下端部分安装好，右手食指、中指、无名指与小指呈半握拳状握住刺血器的中部，拇指向上并回曲按住刺血器上部的扳机顶端，将刺血器的下端紧按在所刺的穴位或患处的皮肤上，拇指用力下按，此时针头迅速刺入皮肤又快速回到原位，根据出血量的要求可按一次或数次。

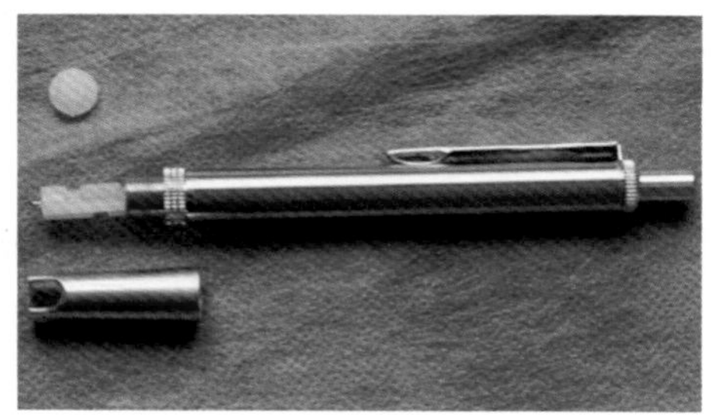

图 3－27　单针刺血器安装针头（1）

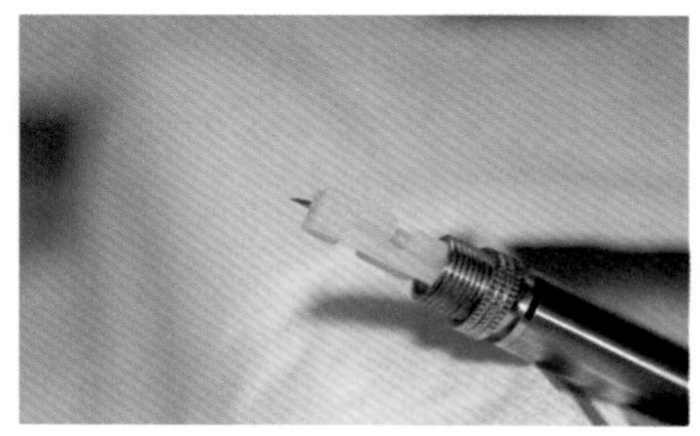

图 3－28　单针刺血器安装针头（2）

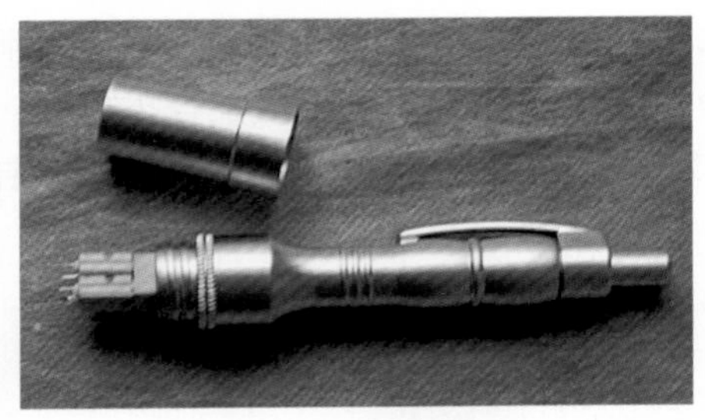

图3－29　四针刺血器安装针头（1）

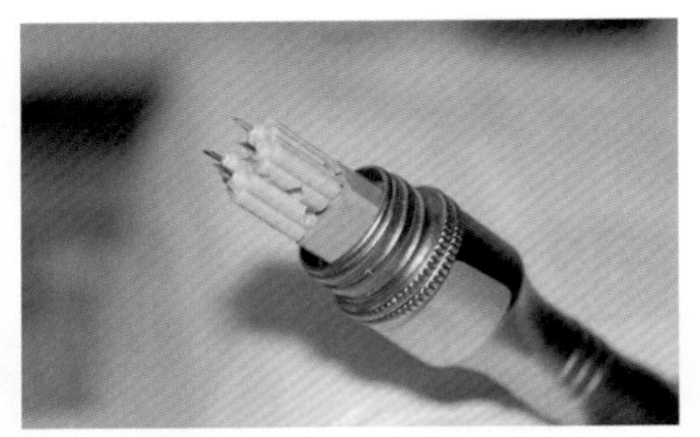

图3－30　四针刺血器安装针头（2）

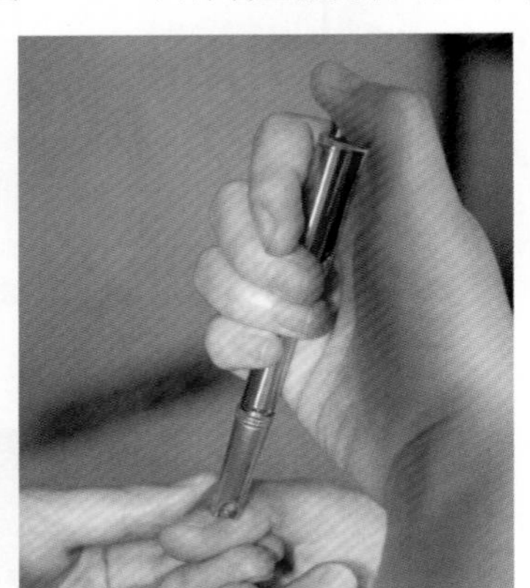

图3－31　少商刺血

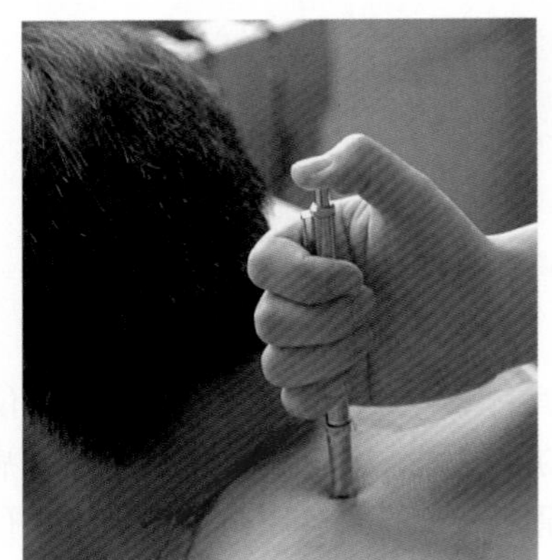

图3－32　大椎刺血

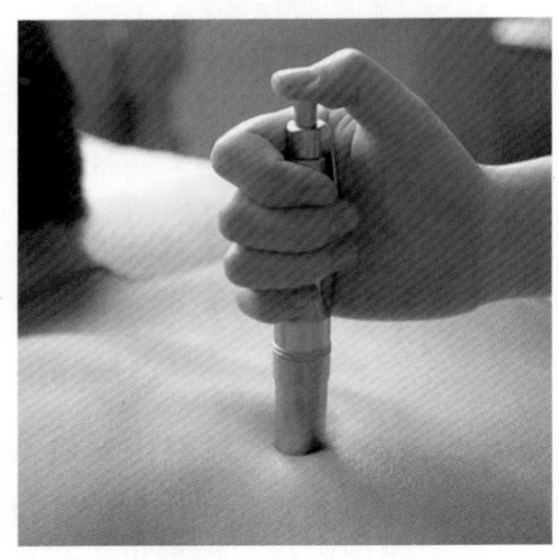

图3－33　背部刺血

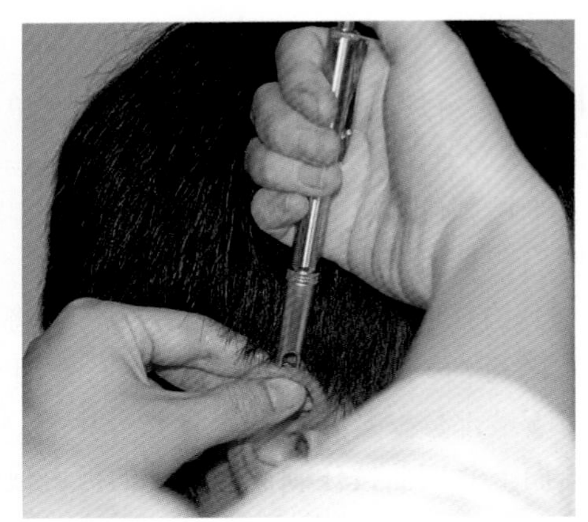

图3－34　耳尖刺血

**2. 适宜部位**　可广泛用于多个刺络部位，单针刺血器多用于耳穴、十二井穴、十宣穴等。由于四针刺血器一次可四针齐发，多用于需要放血量大的部位，如背部、腹部、四肢面积较大部位的穴位等。

## 五、小眉刀

小眉刀刀尖锋利，也是刺络放血的工具。

**1. 操作方法**

（1）速刺法（图3－35）　左手夹持应刺部位的肌肤，右手持刀，将刀尖对准刺血的部位，迅速地刺入0.3～0.6cm，随即迅速退出，直入直出，以血出为度，或出针后挤压局部出血数滴。

（2）割治法（图3－36）　左手固定络脉或切压刺激部位，右手持刀，以右手拇、食二指夹持针柄，中指指端紧靠刀刃背面，使刀刃固定，避免组织损伤过多。切开络脉或皮肤，出血以需要量为度，然后局部消毒，覆盖敷料并用胶布固定。

**2. 适宜部位**　速刺法出血量一般较少，多用于指趾末端、耳部、颜面等部位的放血。缓刺法多用于四肢或躯干浅层络（静）脉中等量出血。割治法多用于耳背、鱼际、脚背等部位，适用于外科痈肿、疖等皮肤病。

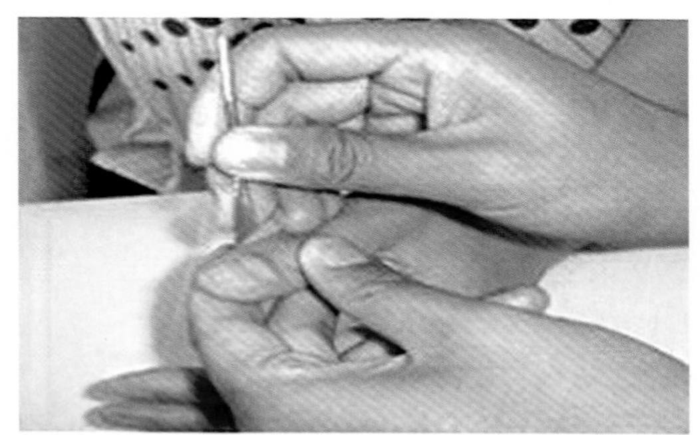

图3－35　小眉刀速刺少商穴

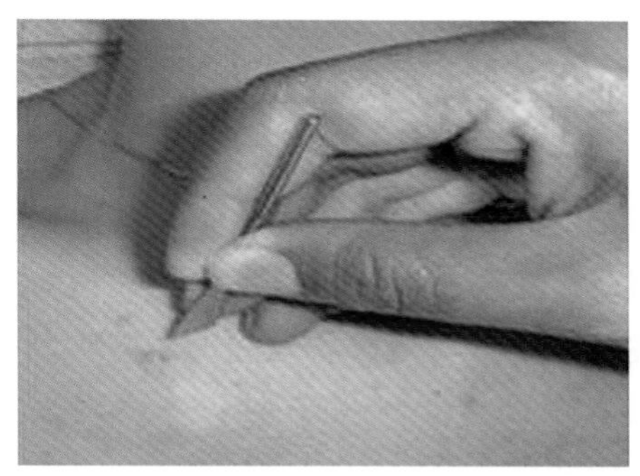

图3－36　小眉刀割治法

## 六、刺络拔罐

将刺络放血法与拔罐法结合的方法为刺络拔罐法。先用刺血工具刺入皮肤后，为了促使血液从针孔中顺利流出，并达到所要求的出血量，再在针孔处吸拔上罐具，靠罐内的负压，将血液从针孔中吸出。

**1. 刺血**　用三棱针、皮肤针、火针、刺血器以及小眉刀等使皮肤渗血或出血。

**2. 拔罐**

（1）火罐法（图3－37）　即借助燃烧火力排出罐内空气形成负压，将罐吸附于体表的方法。火罐拔罐用闪火法吸拔罐具。方法是：在行刺络以后，即用止血钳或镊子等夹95%乙醇棉球，将其点燃，一手握罐体，罐口朝下，将棉球立即伸入罐内摇晃数圈随即退出，再迅速将罐扣于刺络部位。这种方法具有安全、不受体位限制、吸力大等优点。

（2）抽气罐法（图3－38）　即用抽吸排出罐内空气形成负压，将罐吸附于体表的方法。先将罐扣在应拔部位，再用抽气筒将罐内的部分空气抽出，使其吸拔于皮肤上。

**3. 留罐**（图3－39）　将吸拔在皮肤上的罐具留置一定的时间后再将罐具取下。留罐时间根据患者年龄、病情、体质以及出血量的多少决定，一般留罐时间为5～20分钟。如罐内出血量大，或位于肌肤浅薄部位，留罐时间不宜过长。

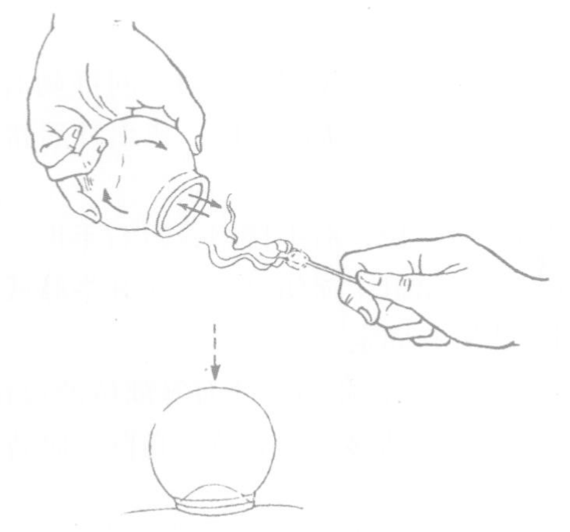

图3-37 火罐闪火法

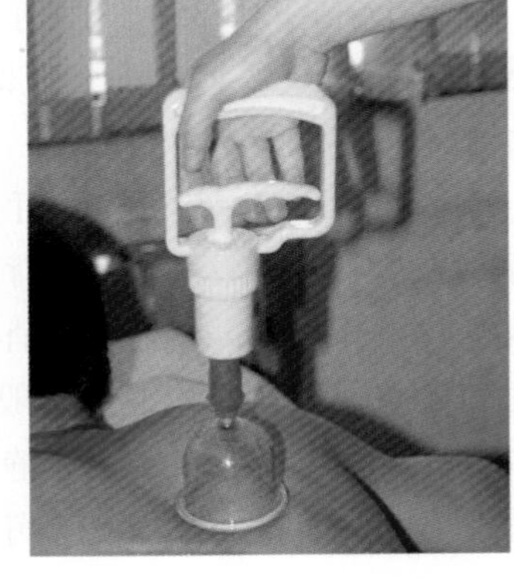

图3-38 抽气罐法

**4. 起罐**

（1）火罐起罐　一手握住罐体腰底部稍倾斜，另一手拇指或食指按压罐口边缘的皮肤，使罐口与皮肤之间产生空隙，空气进入罐内，即可将罐取下，不可硬拉（图3-40）。

（2）抽气罐起罐　提起抽气罐上方的塞帽使空气注入罐内，罐具即可脱落。也可用火罐起罐法起罐。

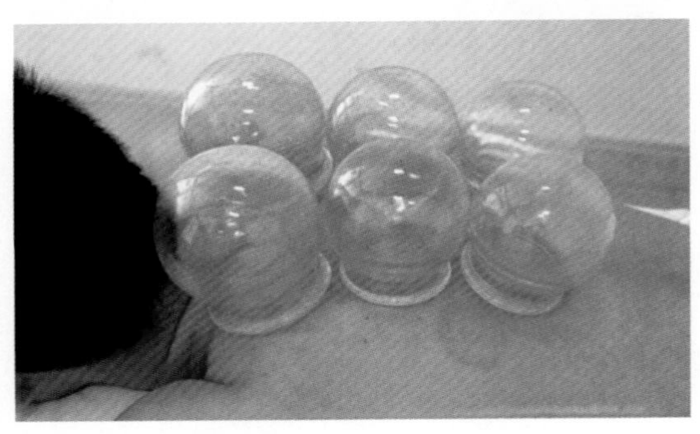

图3-39 玻璃罐留罐

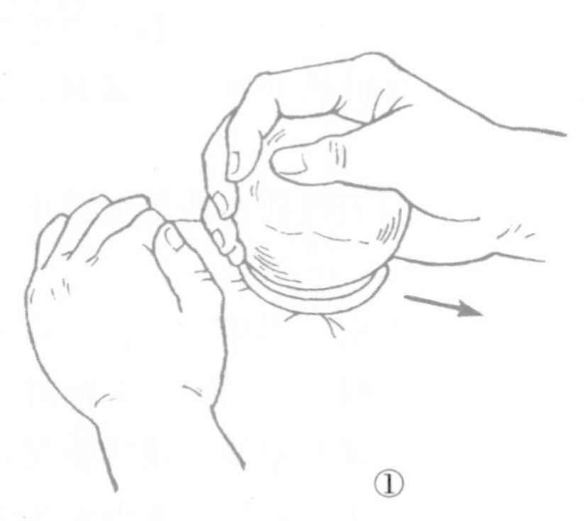



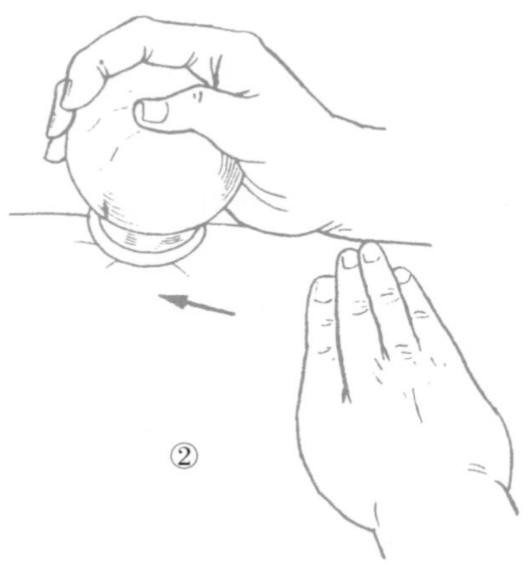



图3-40 火罐起罐法

## 七、注射器抽血

**1. 操作方法**（图3-41，图3-42）　按静脉采血常规进行操作。用橡皮带扎住应刺静脉的上方，使静脉明显暴露，以左手拇指固定静脉穿刺部位下端，右手拇指和中指持注射器针筒，食指固定针头下座，使针头斜面和针筒刻度向上，沿静脉走向使针头与皮肤呈30°角斜行快速刺入皮肤，然后以5°角向前穿破静脉壁进入静脉腔，或由血肿表面皮肤直接刺入肿块内，见回血后，将针头顺势探入少许，以免采血时针头滑出；但不可用力深刺，以免造成血肿，同时立即去掉橡皮带。

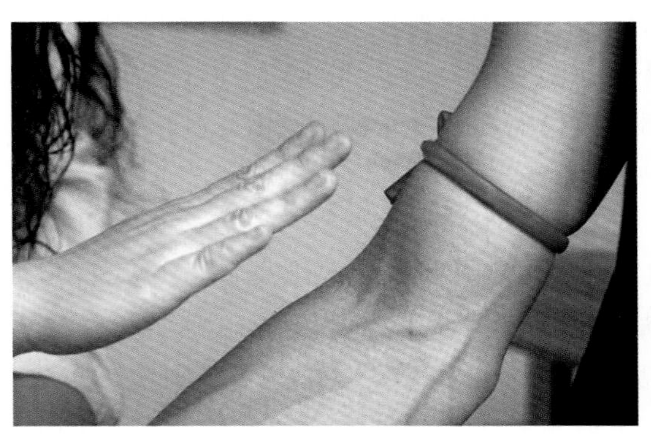

图3－41　注射器抽血法——拍打

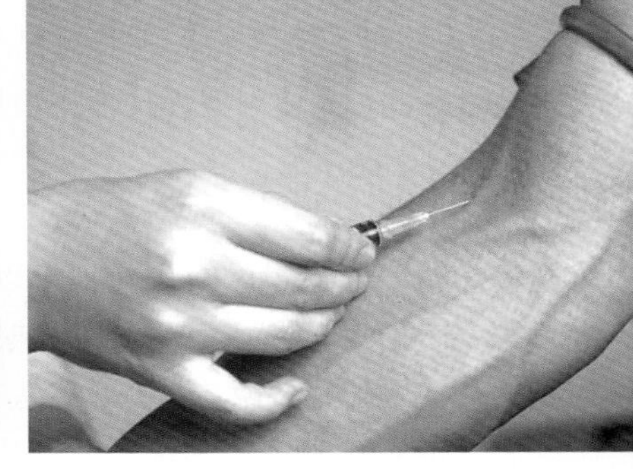

图3－42　注射器抽血法——刺法

**2. 适宜部位**　多选择浅表静脉部位，如肘窝、腘窝等处。

## 第四节　施术后处理与局部护理

刺络放血疗法与毫针等方法相比，一是对皮肤的创伤较大，二是出血，所以保护伤处不被感染和所出血液的无害化处理是非常重要的。刺络放血施术后的处理，不同的操作方法其处理的内容也不尽相同。

1. 一般用细小的针具做点刺法、散刺法，皮肤伤口小，出血量也少，数滴或数十滴，挤净血后，用无菌干棉球或棉签擦拭或按压即可，伤处可不做处理。

2. 用较粗大的针具做刺络法或点刺法、散刺法，由于伤口较大，出血量也多，血止后用无菌干棉球或无菌纱布按压针孔处数分钟，再用无菌敷料覆盖伤处。

3. 凡被血液污染的针具、器皿、棉球、纱布、手套等均应严格按照国家相关标准进行清洗、消毒、集中存放并做无害化处理。大量出血时，可用敞口器皿盛接，所出血液应做无害化处理。

4. 细小针具刺血后，所刺部位数小时内不宜着水；粗大针具或火针泻血后24小时不应着水。

5. 刺血后，特别是火针刺血后，针孔局部微红、灼热、轻度疼痛均属正常，可不做处理。注意保持针孔局部的清洁，忌用手搔抓，不宜用油、膏类药物涂抹。

## 第五节　出血量的要求

在刺络放血疗法中，出血量的多少是决定治疗效果的关键。正常成人体内血液总量相当于体重的7%～8%，即每千克体重有70～80ml血液。如体重60kg的人，血液量为4200～

4800ml。正常情况下，由于神经、体液的调节作用，体内血量保持相对恒定。血量的相对恒定是维持正常血压和各组织器官正常血液供应的必要条件。少量出血不会引起严重后果，但是如果在短时间内快速丢失循环血量的20%～25%，即可发生失血性休克。重要脏器的出血，即使出血量不多也可危及生命，如脑出血，尤其是脑干出血，可因神经中枢受压致死；慢性出血可引起贫血。在对病人进行刺络放血治疗时，只要出血量不超过全血量的10%、约400ml时，一般对人体是无伤害的。一般情况下，出血量应控制在200ml以下，这也是现在献血者一次抽取的血量，人体一般无任何不适反应，并且机体能很快调整恢复。

## 一、决定出血量的因素

刺络放血治疗时，出血量的多少应根据以下几个方面的不同情况综合考虑：

**1. 病情** 《素问·刺热篇》说："肺热病者……刺手太阴、阳明，出血如大豆，立已。"又《灵枢·寿夭刚柔》说："久痹不去身者，视其血络，尽出其血。"阳证、实证、热证、新病刺血量偏多；阴证、虚证、久病则出血量宜少。暴痹、急性病出血量相对多，迁延日久的虚证出血量宜少。

**2. 体质** 《素问·刺疟篇》说："适肥瘦出其血也。"王冰在《黄帝内经素问》中进一步指出："瘦者浅刺少出血，肥者深刺多出血。"可见体质强弱不同，刺法及放血量亦应当有别。一般来说，体质壮实、气血旺盛者出血量可稍多；体质虚弱、体形瘦薄者出血量宜少。

**3. 部位** 《素问·刺腰痛论》记载刺委中静脉放血治疗腰痛证时指出："刺之血射以黑，见赤血而已。"头面、四肢指（趾）部出血量宜少；四肢部出血量可略多。

## 二、出血量类型

在具体操作时，刺络放血的出血量一般分为四种类型：

**1. 微量出血** 出血量在1.0ml以下（含1.0ml），包括局部充血、渗血以及《黄帝内经》所载"出血如大豆"、"见血而止"等情况。《素问·诊要经终论》谓"夏刺络俞，见血而止，尽气闭环，痛病必下"；《素问·刺热篇》则说"肺热病者，先淅然厥起毫毛，恶风寒，舌上黄，身热……刺手太阴、阳明，出血如大豆，立已"。微量放血主要用于虚证以及病情轻浅的病证，如治疗小儿疳积时刺四缝穴，或较大面积的浅表疾患如神经性皮炎、银屑病、白斑风、顽癣以及慢性软组织劳损等，常使用皮肤针散刺，使之微量出血。

**2. 少量出血** 出血量一般在1.1～5.0ml（含5.0ml）。少量出血主要用于治疗急性、热性病如感冒、急性咽炎、急性扁桃体炎、头痛等。

**3. 中等量出血** 出血量在5.1～10.0ml（含10.0ml）。主要用于治疗外科感染性疾患以及部分急症如疔、疖、痈疽、急性软组织扭伤和各种痛证、精神系统疾病等。

**4. 大量出血** 出血量在10.0ml以上，可达几十或者上百毫升，甚至更大量的出血。明代医家陈实功的《外科正宗》中记载其治一妇人腮发疔疮，"毒已经走散，头目唇项俱肿，形色紫赤……用针刺肿甚上约十余处，出血三四碗"。大量出血多用于一些慢性全身性疾患和部分急症、实证，如癫狂、中风后遗症等。

# 第四章　刺络放血疗法的适应证、注意事项及禁忌

刺络放血疗法具有开窍醒神、泄热解毒、活血化瘀、消肿止痛等作用，临床适用范围较广，一般多适用于阳热实证，但并不是对所有的疾病都有效，该疗法有明确的禁忌证，临床运用时必须正确地加以选择运用。本章主要介绍刺络放血疗法的适应范围、注意事项和禁忌。



## 一、适应证

按照世界卫生组织关于疾病和有关健康问题的国际统计分类（ICD－10），统计得出放血疗法共涉及18类系统，261个病种。18类系统中眼及其附属器官疾病、呼吸系统疾病、神经系统疾病、皮肤和皮下组织疾病、传染病和寄生虫病、肌肉骨骼系统和结缔组织疾病等几大系统为高频病症系统。261个病种中麦粒肿、结膜炎、急性结膜炎、急性扁桃体炎、慢性咽炎、颈椎病、面神经麻痹、偏头痛、面神经炎、痤疮、银屑病、腰椎间盘突出症、黄褐斑、带状疱疹、流行性腮腺炎、肩周炎、坐骨神经痛、外感发热、急性腰扭伤、软组织损伤、头痛、高热、高血压、中风后遗症、急性乳腺炎、口腔溃疡为高频病种。为客观反映放血疗法常见病症，对261个病种进行总病例数排序，考虑到各系统病症的均衡性，兼顾临床治疗的频次，总病例数由高至低排列，括号内为该病症系统的病种总数、文献篇数和总病例数。

**1. 眼及其附属器官疾病（11个病种，161/ 17773）**　麦粒肿、结膜炎、急性结膜炎、睑板腺炎、电光性眼炎、翼状胬肉、霰粒肿、急性细菌性结膜炎、麻痹性斜视、卡他性结膜炎、角膜溃疡。

**2. 呼吸系统疾病（17个病种，85/ 11666）**　急性扁桃体炎、慢性咽炎、咽喉肿痛、过敏性鼻炎、感冒、小儿急性支气管炎、急性喉炎、急性咽炎、哮喘、慢性鼻炎、慢性扁桃体炎、慢性鼻窦炎、上呼吸道感染、出血热合并肺水肿、支气管哮喘、扁桃体肥大、血

管运动性鼻炎。

**3. 神经系统疾病（20 个病种，118/ 10365）** 颈椎病、面神经麻痹、偏头痛、面神经炎、假性延髓麻痹、血管神经性头痛、血管性头痛、失眠、神经性头痛、梨状肌综合征、三叉神经痛、紧张性头痛、面肌痉挛、弥漫性脑水肿、不安腿综合征、眶上神经痛、帕金森病、癫痫、多发性神经根炎、枕神经痛。

**4. 皮肤和皮下组织疾病（12 个病种，128/ 10048）** 痤疮、银屑病、荨麻疹、鸡眼、神经性皮炎、急性荨麻疹、甲沟炎、慢性荨麻疹、疖肿、湿疹、脂溢性皮炎、下肢慢性溃疡。

**5. 其他（61 个病种，107/ 9660）** 腰椎间盘突出症、黄褐斑、红眼病、断指再植术后静脉危象、咽异感症、背肌纤维织炎、第 3 腰椎横突综合征、肺源性心脏病、痧证、急性炎症、急性脑肿胀、西南非流感、青少年假性近视、肌纤维织炎、末节断指再植术、发际疮、皮肤瘙痒症、偏瘫性肩痛、甲下积血、小儿厌食症、皮癣、菱形肌损伤综合征、痔疮、足跟痛、痹痛、疮肿、外伤瘀血、小儿疳积、顽固性脑后续、肢端麻木症、蛇串疮、项背肌筋膜炎、外伤性浅筋膜下积液、化脓性炎症、肠道易激综合征、外伤性颅内高压、背部痹痛、手指末节再植术后静脉危象、大隐静脉急性炎症、眼睑关闭不全、外障眼、外伤感染、四肢末端肌肤麻木、抽动 – 秽语综合征、眼球运动障碍、痛症、舌喑、乳汁过多、腰背肌筋膜炎、小儿痫证、咳喘、肌硬结、手足间隙感染、口唇干裂、椎动脉供血不足、咽喉急重症、房事茎痛、疮疡、传染性脓疱疹、血管危象。

**6. 传染病和寄生虫病（16 个病种，121/ 9152）** 带状疱疹、流行性腮腺炎、流行性结膜炎、扁平疣、乙型肝炎、丹毒、带状疱疹后遗神经痛、病毒性结膜炎、类丹毒、百日咳、角化脱屑型足癣、脓毒败血症、眼睑带状疱疹、花斑癣、慢性风疹、发作性睡病。

**7. 肌肉骨骼系统和结缔组织疾病（26 个病种，98/ 6927）** 肩周炎、坐骨神经痛、肱骨外上髁炎、痛风性关节炎、骨性关节炎、痛风、真性红细胞增多症、腰腿痛、神经炎和神经痛、骨质增生、椎动脉型颈椎病、背肌筋膜炎、膝关节痛、腰背痛、腰痛、类风湿性关节炎、关节痛、慢性筋膜炎、强直性脊柱炎、肋软骨炎、胫骨疲劳性骨膜炎、原发性骨质疏松腰背痛、脊髓型颈椎病、跟骨骨刺、腰椎病、卒中后肩手综合征。

**8. 损伤、中毒和外因的某些其他后果（14 个病种，68/ 4347）** 急性腰扭伤、软组织损伤、踝关节扭伤、毒蛇咬伤、腕部扭挫伤、发热、颅脑损伤、毒虫蜇咬伤、胸壁挫伤、冻疮、冻伤、膝关节创伤性滑膜炎、急性有机磷农药中毒。

**9. 症状、体征和临床与实验异常所见、不可类于他处者（13 个病种，54/ 3636）** 头痛、高热、急性呼吸困难、高热惊厥、失语、鼻衄、咳嗽、扁桃体术后咽痛、急性呕吐、急性腹痛、小儿惊厥、运动性失语、口臭。

**10. 循环系统疾病（13 个病种，42/ 2927）** 高血压、中风后遗症、脑梗死、雷诺病、肺心病、慢性心肌炎、红斑性肢痛症、中风初期、慢性肺心病、毛细血管扩张症、肺水肿、脑血栓后遗症。

**11. 泌尿生殖系统疾病（6 个病种，27/ 2324）** 急性乳腺炎、慢性盆腔炎、乳腺增生、肾绞痛、慢性前列腺炎、急性肾炎。

**12. 消化系统疾病（17 个病种，35/ 2253）**　口腔溃疡、小儿腹泻、急性单纯性胃炎、牙痛、肛周脓肿、老年性舌痛、急性舌炎、急性胃肠炎、胆囊炎、口疮、便秘、胆绞痛、溃疡性结肠炎、单纯型阑尾炎、胆结石、急性腮腺炎、肝硬化消化道出血。

**13. 神经和行为障碍（3 个病种，7/ 236）**　慢性疲劳综合征、脑外伤综合征、神经衰弱。

**14. 耳和乳突疾病（3 个病种，4/ 221）**　外耳道疖、梅尼埃病、特发性耳聋。

**15. 内分泌、营养和代谢疾病（2 个病种，2/ 180）**　高脂血症、脚气感染。

**16. 血液及造血器官疾病和某些涉及免疫机制的疾患（1 个病种，1/ 90）**　继发性红细胞增多症。

**17. 妊娠、分娩和产褥期疾病（3 个病种，3/ 84）**　腹部术后切口感染久不愈、妊娠剧吐、产后尿潴留。

**18. 起源于围生期的某些情况（1 个病种，2/ 76）**　新生儿红细胞增多症。

未归属于以上 18 类系统的中医疾病及病症还有 22 个病种，分别是外感发热、乳蛾、红丝疔、乳痈、气厥、落枕、天行赤眼、湿困、小儿急惊风、产后缺乳、小儿惊风、疖疮、急喉痹、腹型隐疹、臁疮、串疮、肝阳上亢证、眩晕病、痿证、梅核气、梦遗、牙痈。

## 二、注意事项（图4－1～图4－6）

1. 针具严格消毒，避免交叉感染。提倡一次性用针。刺血器末端常会被血液污染，应及时清洗消毒。火针用后应立即烧针消毒后备用。

2. 在施行刺络治疗时要做到稳、准、轻、快，防止因手法粗鲁、刺入过深、创口过大造成组织和器官的损害。对初次接受刺络放血治疗的患者，应做好解释工作，消除其恐惧心理，以防晕针。

3. 在进行刺络治疗时若穴位与血络不相吻合，应以血络为主进行治疗，遵循“宁失其穴，勿失其络”的原则。

4. 严格选择适用病症，选择适宜的刺络治疗方法，刺络放血时出血量要适中，防止出血过多。

5. 在采用小眉刀割刺治疗时尽量不取颜面部、关节周围及经常暴露的部位，防止因割刺后形成瘢痕而影响美观和关节活动。在割刺时应沿皮肤纹路割刺，且割刺位置应较浅，以局部出血为度。

6. 在采用梅花针叩刺治疗时，对于皮肤溃疡及肿瘤患者不宜在病变局部采用刺络治疗，以免引起感染和促使肿瘤扩散。

7. 对于各种急腹症在查明原因之前应尽量避免刺络止痛治疗，以免掩盖病情的发展，耽误治疗。

8. 必须以负责任和严谨的态度对待刺络治疗，认真进行针具及皮肤消毒，防止造成皮肤感染及血液传播疾病的交叉感染。

9. 孕妇及新产后产妇慎用，患者精神紧张、大汗、饥饿时不宜刺络放血。糖尿病患者、瘢痕体质者或过敏性体质者慎用火针。血友病和有出血倾向的患者禁用刺络放血疗法。血管瘤部位、不明原因的肿块部位禁刺。

10. 应用火针时要充分了解所刺部位的解剖关系，避开动脉及神经干，勿损伤内脏和重要器官。

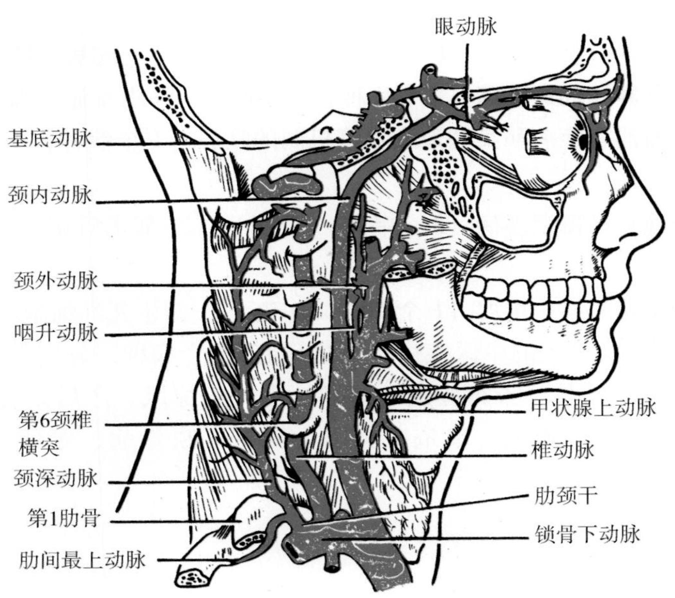


图 4－1 避开头颈部动脉

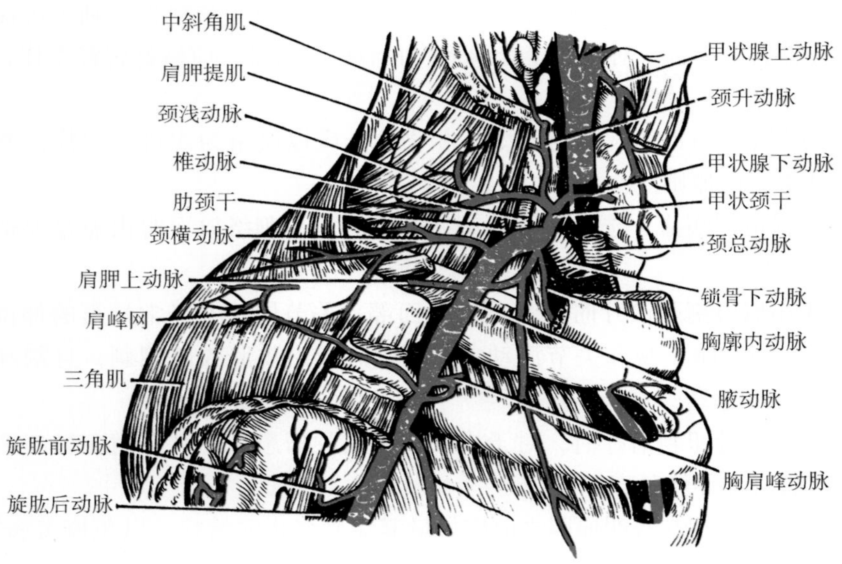


图 4－2 避开腋动脉

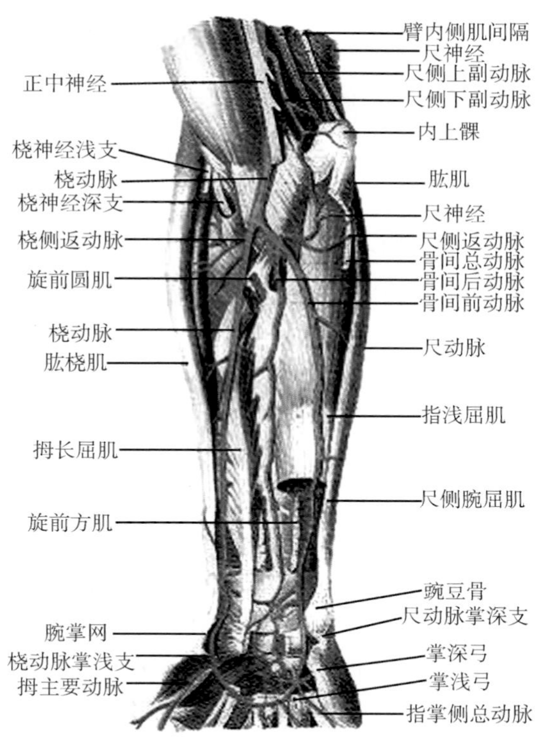


图 4－3　避开尺、桡动脉

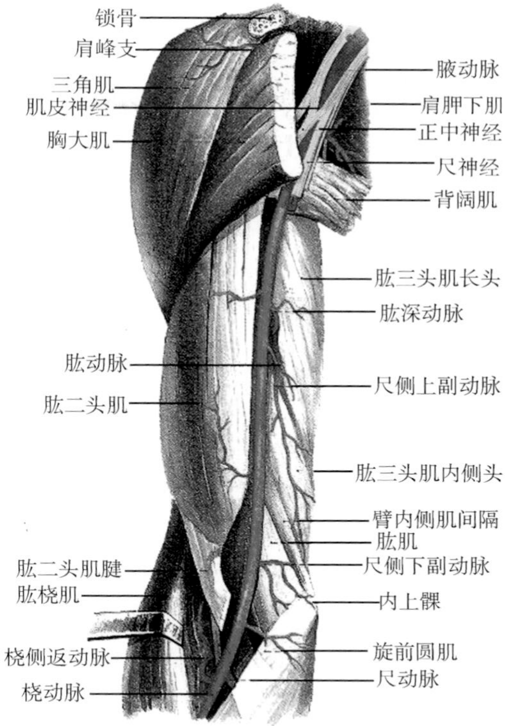

图 4－4　避开肱动脉

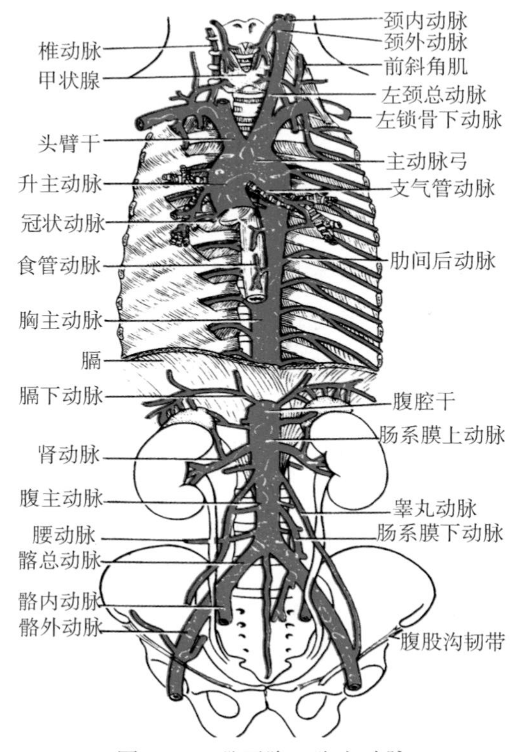


图 4－5　避开胸、腹主动脉

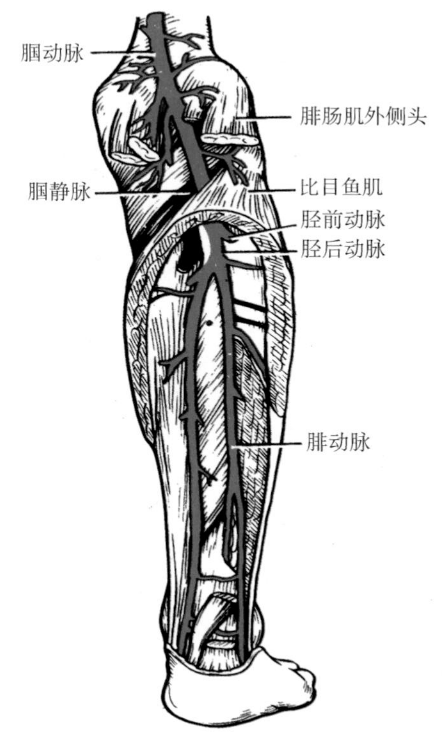


图 4－6　避开腘动脉

## 三、禁忌

刺络疗法主要采用三棱针、皮肤针、小眉刀等针具进行治疗，治疗时创伤面积较大，其刺激量较一般毫针针刺较大，故对治疗病证的选择相对要严格得多，要根据患者的体质、病情、部位确定禁忌病证。

**1. 体质** 凡是体质极度虚弱和大汗、大失血、虚脱病人，癌症晚期出现恶病质患者及对针刺和出血极度敏感的患者不能采用刺络疗法。《灵枢·五禁》曰："形肉已夺，是一夺也；大夺血之后，是二夺也；大汗出之后，是三夺也；大泄之后，是四夺也；新产及大血，是五夺也，此病不可泻。"夺者，伤之甚也。五夺为气血津液大夺伤之证，凡属五夺的患者即使有外邪，亦不可采用泻法治疗。刺络放血疗法可大泻阳热瘀浊，亦可伤其气血，故体质极度虚弱和大汗、大失血、虚脱病人禁用刺络之法治疗。

**2. 病情** 刺络治疗时应根据患者的病情选取恰当的刺络方法，对于病情特殊的患者应采取慎用和禁用刺络治疗的态度给予灵活处理。

（1）某些血液系统疾病、有出血倾向者及严重的下肢静脉曲张者严禁刺络。

（2）孕妇胎前产后，尤其是有习惯性流产史的孕妇在孕期内严禁刺络。

（3）不明原因的肿块处严禁刺络，防止造成疾病转移或扩散。

（4）危重烈性传染病禁止刺络。

（5）严重心、肝、肾功能损害者禁止刺络。

**3. 部位**

（1）各脏器均不可刺络放血。《素问·刺禁论》说："脏有要害，不可不察……刺中心，一日死，其动为噫。刺中肝，五日死，其动为语。刺中肾，六日死，其动为嚏。刺中肺，三日死，其动为咳。刺中脾，十日死，其动为吞。刺中胆，一日半死，其动为呕。"

（2）体内深层的血管，尤其是深层组织中的动脉禁刺，但皮下的畸形小动脉可刺。

## 四、刺络放血疗法的异常反应及其处理

刺络治疗总体上是比较安全的，但是也会因为操作前准备不足、操作方法不规范、没有掌握针刺宜忌等而发生针刺意外情况。常见的刺络意外主要包括晕针、局部血肿、感染等，医者应根据具体情况，针对原因进行有效预防并予以正确处理，以免造成不良后果。

### （一）晕针

**1. 表现** 轻度晕针表现为精神疲倦、头晕目眩、恶心欲吐；重度晕针表现为心慌气短、面色苍白、出冷汗、脉象细弱，甚则神志昏迷、唇甲青紫、血压下降、二便失禁、脉微欲绝等。

**2. 原因** 多见于初次接受刺络治疗的患者，其他可因精神紧张、体质虚弱、劳累过度、饥饿、大汗后、大泻后、大出血后等。也有因患者体位不当，施术者手法过重以及治疗室内空气闷热或寒冷等引起晕针。

**3. 处理** 立即停止刺络出血，扶持患者平卧，头部放低，松解衣带，注意保暖。轻

者静卧片刻，给饮温水，即可恢复。如未能缓解者，可掐按水沟、素髎、合谷、内关、足三里、涌泉、中冲等穴，也可灸气海、关元、神阙等，必要时可配用西医急救措施。晕针缓解后，仍需适当休息，防止感冒。

**4. 预防** 对晕针要重视预防，对于初次接受刺络治疗的患者，要做好耐心的解释工作，解除其恐惧心理，尤其是对针具和出血的恐惧心理。在医生指导下选取正确舒适持久的治疗体位，一般应尽量采用卧位。对耐受性较弱的患者选穴宜少、手法要轻，先进行适应性治疗。患者劳累、饥饿、大渴时，应嘱其休息、进食、饮水后，再予刺络治疗。针刺过程中，应随时注意观察患者的神态，询问针后情况，一旦出现头晕、恶心等晕针先兆，需及早采取处理措施。此外，注意保持治疗室内空气流通，保持适宜温度。

### （二）局部血肿

**1. 表现** 在刺络治疗时或治疗结束后局部出现小块青紫或血性包块，可伴有局部或循神经分布部位疼痛，也可因疼痛而导致功能受限。

**2. 原因** 术者在治疗前未检查针具，针尖带毛刺牵拉刮伤血管壁造成皮下瘀斑；治疗时操作手法不熟练，因刺入深度过深，从而刺穿近皮侧和深层血管壁，血液溢于皮下组织而造成血肿。

**3. 处理** 如皮肤有青紫瘀斑，可在出血停止后用热毛巾外敷，或采用按摩手法治疗，以促进瘀血的吸收。如刺伤小动脉或大静脉血管形成较大血肿，一旦发现立即停止治疗，采用压迫或冷敷的方法进行止血，待出血停止 24 小时后采用热敷或按摩促使血肿吸收。若出血量较大，在不造成新的出血前提下用注射器将血肿内瘀血抽出，以加快瘀血的吸收。一般情况下皮下瘀斑可在 3～5 天内吸收，血肿因出血量不同会在 5～10 天内吸收。

**4. 预防** 在刺络治疗前认真检查针具，防止因针尖毛钩而损伤血管壁。治疗时应正确熟练掌握操作方法，放血时只需刺穿络脉表层血管壁，防止刺伤深部血管壁，造成向内出血而形成瘀斑和血肿。治疗结束后用消毒干棉球按压止血，防止继续出血而造成瘀斑和血肿，对有凝血机制障碍的患者禁用刺络疗法治疗。

### （三）感染

**1. 表现** 因刺络疗法相对毫针刺法创伤面积大、部位较深，故感染在刺络治疗中偶有发生。一般表现为在刺络治疗结束后出现治疗局部皮肤红肿、发热、疼痛，针孔局部渗出明显，皮肤感觉异常等，若处理不及时会出现局部化脓。症状轻微时多无全身反应，严重时可出现发冷、头痛、疲乏及体温升高等全身性表现。

**2. 原因** 刺络后引起感染多见于治疗时皮肤及针具消毒不严格，治疗过程中未按无菌要求进行操作，也可见于免疫力过低或治疗后因患者洗澡等原因造成针孔污染而引起。

**3. 处理** 炎症局部可用清热解毒中药或消炎药膏外敷，如脓肿形成可进行切开引流，全身症状较重者可服用抗生素和中药治疗。

**4. 预防** 在刺络治疗过程中严格按照规范操作，消除感染机会。对治疗后皮肤创面较大的部位要用无菌敷料包扎，嘱咐患者注意休息，48 小时内保持针刺部位清洁。

# 第五章　刺络放血疗法的临床应用

刺络放血疗法治病范围广泛，对许多疑难痼疾、奇病怪症有神奇的疗效。所以古人早就指出了“锋针者，刃三隅，以发痼疾”，“病在五脏固居者，取以锋针，泻于井荥分输”。本章将对刺血疗法所涉及的内科、外科、妇科、儿科、五官科、皮肤科等各种病症进行详细阐述。

## 第一节　内科疾病

### 一、咳嗽

咳嗽是因外感六淫或脏腑功能失调，影响于肺所致的有声有痰之症。咳指肺气上逆作声，即无痰而有声；嗽指咳吐痰液，即无声而有痰；有声有痰为咳嗽。本症有暴咳和久咳之分，暴咳多为新起，为外感、病程短暂者；久咳为咳嗽日久，属内伤或反复发作者。西医学的上呼吸道感染、气管支气管炎、支气管扩张、肺炎引起的以咳嗽为主症者，可参考本节治疗。

【病因病机】

咳嗽的病因有外感、内伤两大类。外感咳嗽为六淫外邪犯肺，内伤咳嗽为脏腑功能失调，二者均可累及肺脏受病，主要病机是肺气不清、失于宣肃。

**1. 外邪袭肺** 是因外感六淫之邪，从口鼻或皮毛而入，伤及肺系，肺失肃降，气机上逆，引起咳嗽。风为六淫之首，其他外邪多随风邪侵袭人体，所以外感咳嗽常以风为先导，或夹寒，或夹热，或夹燥，其中尤以风邪夹寒者居多。

**2. 脏腑功能失调** 多因肝脾肺等脏腑功能失调，引起肺气不清，失于宣肃，迫气上逆而作咳。

无论外感或内伤所致的咳嗽，均可累及肺脏，使其受病，肺失清肃，肺气上逆，发生咳嗽，故《景岳全书·咳嗽》说："咳症虽多，无非肺病。"外感咳嗽与内伤咳嗽还可相互影响为病。

【临床表现】

本病临床均以咳嗽为主症。兼表证者，多为外感；无表证者，多为内伤；痰多清稀色白为寒；干咳无痰为燥热或阴虚。无论何种咳嗽皆易发生互相转化，急性由于迁延失治可转化为慢性；慢性复受诱因所致又可急性发作。通常一年中持续咳嗽 3 个月以上，且反复发作者，多为慢性咳嗽。

【治疗】

三棱针法或三棱针、梅花针刺络拔罐法。

**1. 方法一**

穴位：①太冲　少商　丰隆　②大椎　肺俞　膻中

操作：将上述腧穴消毒，①组用三棱针点刺出血，挤出血液；②组用梅花针叩刺或用三棱针点刺后，拔罐出血。每日 1 次，中病即止。

建议出血量：①组每穴每次出血 5 ~6 滴；②组加拔罐者，每穴每次出血 2 ~5ml。

**2. 方法二**

穴位：大椎　尺泽　鱼际　经渠（后 3 穴均取双侧）

操作：将上述腧穴消毒，用三棱针在所选穴位或穴位附近点刺，或用梅花针叩刺。每日 1 次，中病即止。

建议出血量：用三棱针点刺者，每穴每次出血 5 ~6 滴；用梅花针叩刺者，以皮肤潮红或微出血为度。

**3. 方法三**

穴位：①大椎　肺俞　尺泽　②膏肓　定喘　丰隆

操作：用刺络加拔罐法。将上述腧穴消毒，每周取 1 组穴，交替使用。先用三棱针在所选穴位点刺，见微出血，再拔火罐，留罐 10 ~15 分钟。每日 1 次，5 次为 1 疗程。

建议出血量：每穴每次 2 ~5ml。

**4. 方法四**

穴位：耳背静脉1根

操作：用点刺放血法。将上述部位消毒，用三棱针在所选部位点刺，放血如珠。隔日1次，中病即止。

建议出血量：每次3～5ml。

**5. 方法五**

穴位：鱼际　足内侧及足背络脉青紫处

操作：将穴位及相应部位消毒，用三棱针点刺放血如珠。每日1次，中病即止。

建议出血量：每处每次2～5ml。

**6. 方法六**

穴位：大椎　尺泽　丰隆　鱼际

操作：将上述腧穴消毒，用三棱针在所选穴位或穴位附近脉络点刺放血数滴，针后并在大椎穴拔火罐（闪火法）。每日1次，中病即止。

建议出血量：大椎穴处拔罐每次出血2～5ml；其余穴位三棱针点刺出血每处每次5～6滴。

**【按语】**

1. 治疗期间，应积极预防感冒。
2. 戒烟限酒。
3. 避免接触烟雾粉尘等有害刺激物。

## 二、哮喘

哮喘是一种常见的反复发作性疾患。临床以呼吸急促、喉间哮鸣，甚则张口抬肩、不能平卧为主症。哮与喘同样会有呼吸急促的表现，但症状表现略有不同，“哮”是呼吸急促、喉间有哮鸣音；“喘”是呼吸困难，甚则张口抬肩。临床所见哮必兼喘，喘未必兼哮。两者每同时举发，其病因病机也大致相同，故合并叙述。本病一年四季均可发病，尤以寒冷季节和气候急剧变化时发病较多。男女老幼皆可罹患。

哮喘多见于西医学的支气管哮喘、慢性喘息性支气管炎、肺炎、肺气肿、心源性哮喘等。临床常见的支气管哮喘常分为内源性、外源性。内源性哮喘多由于呼吸道感染、寒冷空气、刺激性气体及其他生物、理化、精神等非抗原性因素刺激引发；外源性哮喘则因接触过敏原而发病。

**【病因病机】**

本病之基本病因为痰饮内伏，主要由于内有宿痰，复因外感时邪、饮食不当、情绪刺激或者劳累而发，导致痰饮阻塞气道，肺气升降失常。病变主要累及肺、脾、肾三脏，性质多为本虚标实。

**【临床表现】**

本病临床表现为发作前常有先兆症状，如常伴有咳嗽、胸闷、喷嚏等。如不及时处理，可迅速出现呼吸困难伴哮鸣，患者端坐、胸廓膨隆、张口抬肩、多汗，严重者可有唇、指发绀。肺部叩诊过清音，两肺布满哮鸣音。每次发作可历时数小时甚至数日才逐渐缓解，缓解后无任何症状。

【治疗】

三棱针点刺法或三棱针刺络拔罐法。

**1. 方法一**

穴位：肺俞　风门

操作：将上述腧穴消毒，用三棱针点刺 3～5 下，再将火罐拔扣在该处。每日或隔日治疗 1 次，10 次为 1 疗程。

建议出血量：每穴每次 2～5ml。

**2. 方法二**

穴位：①第 1 胸椎至第 7 胸椎脊柱两旁膀胱经内侧循行线　②大椎　定喘　肺俞　膈俞　丰隆

操作：先在膀胱经走罐至局部紫红，继在大椎、定喘、肺俞、膈俞、丰隆穴闪罐5～6次，再用三棱针点刺 3～5 下，将火罐拔扣在该处 15 分钟。3 天治疗 1 次，10 次为 1 疗程。

建议出血量：每处每次 2～5ml。

**3. 方法三**

穴位：背部第 6 颈椎至第 4 胸椎间　督脉及太阳经区域之络脉或腧穴　耳背静脉　肘窝静脉　委中

操作：常规消毒，以三棱针直刺耳背静脉使出血，背部第 6 颈椎至第 4 胸椎用散刺或以梅花针叩刺后，并拔以火罐。哮喘发作期刺肘窝及委中穴出血，控制症状效果较佳。

建议出血量：耳背静脉每次 3～5ml；背部刺络拔罐每次每处 2～5ml；肘窝、委中穴每次各 5～10ml。

**4. 方法四**

穴位：第 2 胸椎至第 9 胸椎夹脊穴　肺俞　心俞　膈俞

操作：患者取俯卧位，先在背部施华佗夹脊刺，然后交替点刺肺俞、心俞、膈俞穴，再拔罐 10 分钟，6 次为 1 疗程。

建议出血量：每穴每次 2～5ml。

【按语】

1. 哮喘应积极治疗原发疾病。
2. 发作严重或哮喘持续状态应配合药物治疗。
3. 气候转变时应注意保暖。
4. 过敏体质者，注意避免接触过敏原或进食过敏食物。

## 三、眩晕

眩晕是以自觉头晕眼花、视物旋转动摇为主要表现的一类病症，又称“头眩”、“掉眩”、“冒眩”、“风眩”等。本病在发病时轻者闭目即止，重者可伴有恶心、呕吐、汗出，甚则昏倒等症状。凡梅尼埃综合征、高血压病、低血压、脑动脉硬化、椎－基底动脉供血不足、贫血、神经衰弱等临床表现以眩晕为主者均属本病范畴。

【病因病机】

本病为临床常见疾病。其病因主要有情志、饮食、体虚年高、跌仆外伤等。该病病因虽有多种，但其基本病理变化不外虚实两端。虚者为髓海不足，或气血亏虚，清窍失养；实者为风、火、痰、瘀扰乱清窍。本病的病位在于头窍，其病变脏腑与肝、脾、肾三脏相关。肝乃风木之脏，其性主动主升，若肝肾阴亏，水不涵木，阴不维阳，阳亢于上，或气火暴升，上扰头目，则发为眩晕；脾为后天之本、气血生化之源，若脾胃虚弱，气血亏虚，清窍失养，或脾失健运，痰浊中阻，或风阳夹痰，上扰清窍，均可发生眩晕；肾主骨生髓，脑为髓海，肾精亏虚，髓海失充，亦可发生眩晕。

【临床表现】

肝阳上亢型眩晕临床以血压升高呈波动状为主症，与精神紧张和劳动过度有关，初期有性情易怒、面红目赤、头痛、头胀或眩晕等阳亢证；至中期血压继续升高，常伴有四肢发麻、头晕耳鸣和心烦失眠等阴虚阳亢证；到后期还可以出现五心烦热、心悸失眠、头晕、神疲懒言和腰膝酸软等阴虚或阴阳两虚证。低血压眩晕临床以蹲后直立时出现眩晕、头重脚轻，或晕厥、视力模糊、全身无力、发音含糊，或神疲乏力、面色苍白、气短、出汗、恶心等为主要症状。

【治疗】

三棱针法或三棱针刺络拔罐法。

**1. 方法一**

主穴：头维

配穴：眩晕兼见前额闷胀不适者配攒竹，闷胀痛甚者配印堂、上星；眩晕伴巅顶疼痛者配百会，剧痛者再配四神聪；眩晕兼颈项强痛者配风池；眩晕欲仆、眼花缭乱、耳鸣昏蒙者配太阳。

操作：将上述腧穴消毒，行点刺法。每日或隔日治疗 1 次，10 次为 1 疗程。

建议出血量：每穴每次 5 ~6 滴。

**2. 方法二**

穴位：耳后降压沟

操作：常规消毒，点刺上述部位血管 2 ~3 次，以出血数滴为度。每周治疗 2 次，10 次为 1 疗程。

建议出血量：每次 1 ~3ml。

**3. 方法三**

穴位：耳穴（神门　肾　肝）

操作：点刺放血少许。每周 1 次，10 次为 1 疗程。

建议出血量：每处每次 5 ~6 滴。

**4. 方法四**

穴位：太阳　委中　曲池

操作：点刺或刺络，可配合拔罐。每周 2 ~3 次，10 次为 1 疗程。

建议出血量：点刺时，每穴每次 5 ~6 滴；刺络时，每处每次 2 ~5ml；若加拔罐，每处每次 5 ~10ml。

**5. 方法五**

穴位：印堂　大椎　大陵　太冲　太溪　膈俞　肝俞　肾俞

操作：将上述部位消毒，用三棱针点刺放血。发作期每日 1 次，缓解期 2 ~3 日 1 次。

建议出血量：印堂、大椎见血即止；大陵、太冲、太溪点刺出血，挤出血液 3 ~5 滴；膈俞、肝俞、肾俞点刺出血，挤出血液 2 ~3 滴。

**6. 方法六**

穴位：①大椎　肝俞　承筋　②灵台　胆俞　委中　③脾俞　肾俞　足三里

操作：刺络加拔罐法。重点取背俞穴及下肢穴。每次选 1 组穴，交替使用。先用三棱针在所选穴位上点刺出血，血止后拔罐，留罐 20 分钟。隔日 1 次，10 次为1疗程，多用于虚证。

建议出血量：每穴每次 1 ~3ml。

**7. 方法七**

穴位：素髎　脊柱两侧足太阳膀胱经从大杼至白环俞　百会

操作：素髎用点刺放血法，即用三棱针在该穴脉络点刺放血数滴。再在脊柱两侧（大杼至白环俞）用梅花针反复叩刺 5 ~7 遍，有出血点后再以艾条灸百会等穴。每日 1 次，10 次为 1 疗程，多用于虚证。

建议出血量：素髎穴每次 5 ~6 滴；梅花针叩刺时以皮肤潮红或微出血为度。

**【按语】**

1. 合理膳食。
2. 戒烟限酒。
3. 适量运动。
4. 控制情绪，心态保持平和。
5. 按时就医。

## 附：椎－基底动脉供血不足

椎－基底动脉供血不足是指由于异常因素致使椎动脉或基底动脉及其分支血管的血供发生改变，使其供血区出现不全缺血的可逆性大脑功能障碍。

**【病因病机】**

本病多由颈椎病和（或）动脉粥样硬化引起，多发于 40 岁以上中老年人，也是中老年人眩晕的主要原因。中医学认为是由气血亏虚、肾精不足致脑髓空虚、清窍失养，或肝阳上亢、痰火上逆、瘀血阻窍而扰动清窍发生眩晕，与肝、脾、肾三脏关系密切。

**【临床表现】**

本病多为主观症状重，发作期间意识清楚。可表现为突发头晕、视物旋转，或视物晃动感，伴或不伴面色苍白、恶心、呕吐以及不同程度的耳鸣、心率减慢。伴有脑干一过性缺血症状，如黑蒙、复视、肢体麻木、枕部疼痛、失眠、卒倒等；听力下降、面部麻木、肢体感觉和（或）运动障碍、交叉瘫、摔倒、共济失调、意识障碍；尚有构音不清、吞咽困难、声哑、胸闷、心律失常、血压变化、出汗、排便感等。

【治疗】

**1. 三棱针法**

主穴：百会

配穴：印堂　太阳　头维

操作：将患者上述腧穴消毒，用三棱针点刺，挤出血液。隔日 1 次，5 次为 1 个疗程。

建议出血量：每穴每次 5 ~6 滴。

**2. 皮肤针法**

主穴：大椎

操作：将穴位消毒，用皮肤针叩刺出血，再将火罐拔扣在该处，留罐 10 分钟。隔日或 3 日治疗 1 次，7 次为 1 个疗程。

建议出血量：每次 1 ~3ml。

**3. 注射针头点刺法**

主穴：结节

操作：按摩耳郭至充血，常规消毒所选耳郭放血部位，用一次性皮内注射针头点刺，挤出血液。5 日 1 次，4 次为 1 个疗程。

建议出血量：每次 5 ~6 滴。

【按语】

1. 禁烟及不过量饮酒。
2. 低盐低脂饮食。
3. 适当运动。
4. 严重者需手术治疗。

## 四、面痛

面痛即三叉神经痛，是指面部三叉神经分布区域内反复发作的、短暂的、阵发性剧痛，又称痛性抽搐。多数患者无明显病理损害，疼痛分布严格限于三叉神经感觉支配区域内，多为一侧。轻者可用一般药物治疗，重者需手术治疗。患者以女性多见，常见于 40 岁以后。

【病因病机】

病因尚不清楚，可能为致病因子使三叉神经脱髓鞘而产生异位冲动或伪突触传递所致。因发病机制不同可分为原发性和继发性两类。中医学认为其病因是外感六淫邪气、嗜食肥甘厚味、情志过极；病机为风夹寒、热、痰、瘀、火邪，闭阻清窍，阻滞面部络脉，不通则痛，或气血两虚，络脉失荣。

【临床表现】

面部疼痛突然发作，呈闪电样、刀割样、针刺样、火灼样剧烈疼痛，伴面部潮红、流泪、流涎、流涕，面部肌肉抽搐，持续数秒到数分钟，常因说话、吞咽、刷牙、洗脸、冷刺激、情绪变化等诱发。发作次数不定，间歇期无症状。

【治疗】

三棱针点刺或刺络拔罐法。

**1. 方法一**

主穴：阿是穴

配穴：商阳　厉兑

操作：将患侧上述腧穴消毒，用三棱针点刺，挤出血液。每日 1 次，10 次为 1 个疗程。

建议出血量：每穴每次 5 ~6 滴。

**2. 方法二**

主穴：下关

配穴：鱼腰　阳白　太阳　颧髎　迎香　承浆　颊车

操作：将穴位消毒，用三棱针点刺出血，再将火罐拔扣在该处，留罐 10 分钟，每日 1 次。

建议出血量：每穴每次 1 ~3ml。

【按语】

1. 对继发性三叉神经痛一定要查明原因，针对原发病采取治疗措施。
2. 长期坚持按摩，可减少发作次数并减轻疼痛程度。
3. 不可吃油炸、硬果类食物，不可吃也不可闻刺激性调味品。
4. 洗脸、刷牙、吃饭动作要轻柔，充分休息，不过分劳累，减少冷热刺激。
5. 严重者需手术治疗。

## 五、口眼㖞斜

口眼㖞斜是以口、眼向一侧歪斜为主要表现的病证，又称“面瘫”。西医称周围性面神经麻痹。本病可发生于任何年龄，多见于冬季和夏季。发病急速，以一侧面部发病者为多。经络中手、足阳经均上头面部，当病邪阻滞面部经络，尤其是引起手太阳和足阳明经筋功能失调时，均可导致面瘫的发生。

【病因病机】

西医认为本病是因神经功能障碍引起其所营养的血管痉挛，从而导致毛细血管损伤、组织液渗漏、神经水肿或面神经管受压而发病。中医学认为是机体正气不足，络脉空虚，卫外不固，风寒或风热乘虚侵入面部经络，致气血闭阻，经筋功能失调，筋肉失于约束，出现㖞僻。

【临床表现】

本病以口眼㖞斜为主要特点。患者常在睡眠醒来时发现一侧面部肌肉板滞、麻木、瘫痪，额纹消失，眼裂变大，露睛流泪，鼻唇沟变浅，口角下垂歪向健侧，病侧不能皱眉、蹙额、闭目、露齿、鼓颊；部分患者初起时耳后疼痛，还可出现患侧舌前 2/3 味觉减退或消失、听觉过敏等症。病程迁延日久，可因瘫痪肌肉出现挛缩，口角反牵向患侧，甚则出现面肌痉挛，形成“倒错”现象。

【治疗】

**1. 方法一**

穴位：翳风　地仓　颊车　迎香

操作：将患侧上述腧穴消毒，用三棱针点刺，挤出血液。隔日1次，5次为1疗程。

建议出血量：每穴每次5～6滴。

**2. 方法二**

穴位：阳白　太阳　翳风　牵正

操作：将患侧穴位消毒后用三棱针点刺出血，再将火罐拔扣在该处，留罐5～15分钟。每周2次。

建议出血量：每穴每次1～3ml。

**3. 方法三**

穴位：完骨

操作：将患侧穴位消毒后用梅花针叩刺出血，再将火罐拔扣在该处，留罐5～10分钟。每日1次。

建议出血量：梅花针叩刺以皮肤潮红或微出血为度；加拔罐每次1～3ml。

**4. 耳尖放血法**

穴位：耳尖

操作：先搓揉患侧耳郭使之充血，用碘伏消毒后，点刺放血。每日1次，3次为1疗程。

建议出血量：每次5～20滴。

【按语】

1. 保持心情舒畅。
2. 保护面部，避免受寒。
3. 保护眼睛，每日点眼药水2～3次以预防感染。
4. 自我进行热敷，适当进行脸部运动。

## 附：面肌痉挛

面肌痉挛是指阵发性不规则的面部肌肉不自主抽搐样收缩，多局限于一侧面部，亦称半侧面肌痉挛，又称面肌抽搐或阵发性面肌痉挛。常见于无明确原因的原发性病例，也可以是特发性面神经麻痹的暂时性或永久性后遗症。患者以女性多见，常于40岁以后发病。

【病因病机】

中医学认为本病或因邪阻经脉，或邪郁化热、壅遏经脉，使气血运行不畅，筋脉拘急而抽搐；或因阴虚血少，筋脉失养，导致虚风内动而抽搐。临床证明，面神经压迫性损害（以位于脑桥腹侧面的基底动脉分支扭曲最为常见，这些扭曲的动脉在神经附近形成襻状，偶尔表现为基底动脉瘤、听神经瘤或脑脊膜瘤，对面神经形成压迫）导致了面肌抽搐。

【临床表现】

一侧面部肌肉阵发性抽搐，起初多为眼轮匝肌阵发性痉挛，逐渐扩散到一侧面部、眼睑和口角，痉挛范围不超过面神经支配区。少数患者阵发性痉挛发作时，伴有面部轻微疼痛。后期可出现面部肌无力、肌萎缩和肌瘫痪。

【治疗】

**1. 三棱针法**

主穴：翳风　牵正

配穴：颧髎　巨髎

操作：将患侧上述腧穴消毒，点刺挤出血液。隔日 1 次，3 次为 1 个疗程。

建议出血量：每穴每次 5 ~ 6 滴。

**2. 刺络拔罐法**

穴位：颧髎　太阳　颊车

操作：将患侧上述穴位消毒后，用三棱针或采血针点刺出血，再将火罐拔扣在该处，留罐 2 ~ 3 分钟。隔日 1 次。

建议出血量：每穴每次 1 ~ 3ml。

**3. 耳穴点刺法**

穴位：神门

操作：将穴位消毒，用 7. 5 号输液针头点刺，挤出血液。每 3 日 1 次，10 次为 1 个疗程。

建议出血量：每次 5 ~ 6 滴。

【按语】

1. 患者需保持心情舒畅，防止精神紧张及急躁。
2. 保护眼睛，每日点眼药水 2 ~ 3 次，以预防感染。
3. 自我进行热敷，适当进行脸部运动。
4. 忌食辛辣刺激性食品。

## 六、头痛（血管神经性头痛）

头痛是指由于外感或内伤，致使脉络绌急或失养、清窍不利所引起的以病人自觉头部疼痛为主要症状的疾病。西医学认为头痛的发病机制复杂，涉及多种颅内病变、功能性或精神性疾病、全身性疾病等。在临床上引起头痛的原因众多，一般而言原发性头痛多为良性病变，继发性头痛则为器质性病变所致。

【病因病机】

中医学亦称头痛为“头风”。《素问·五脏生成》中提到“是以头痛巅疾，下虚上实，过在足少阴、巨阳，甚则入肾”，指出了脏腑经络之病可致头痛。盖头为“诸阳之会”、“清阳之府”，又为髓海所在，凡五脏精华之血、六腑清阳之气，皆上注于头，故六淫之邪外袭，上犯巅顶，邪气留滞，阻抑清阳；或内伤诸疾，导致气血逆乱，阻遏经络，脑失所养，均可发生头痛。本节所论之头痛以内伤头痛为主，脑为髓之海，主要依赖肝肾精血濡养及脾胃运化水谷精微，输布气血上充于脑，故头痛与肝、脾、肾三脏密切相关。

西医学认为，血管神经性头痛的发病机制复杂，主要由于颅内外痛敏结构内的痛觉感受器受到刺激，产生异常的神经冲动传达到脑部所致。颅内外各层组织及邻近组织对痛觉均敏感，如头皮、皮下组织、肌肉、帽状腱膜、血管、眼、鼻及鼻窦等，其中以动脉最为敏感。对于大多数血管性头痛而言，多见于颅内血管牵引性、动静脉扩张性、微小血管痉挛性或血管炎症性头痛，而神经性头痛则见于含有痛觉纤维的神经由于本身或邻近组织的病变而发生挤压、狭窄、牵引而引起头痛。

【临床表现】

血管神经性头痛主要以发作性、区域性疼痛为主，患者自觉头部包括前额、额颞、顶枕部出现左右辗转发作性疼痛，或呈全头痛，其疼痛性质多为跳痛、刺痛、胀痛、昏痛、隐痛，或头痛如裂等，患者可描述为搏动感、头重感、戴帽感或勒紧感等。本病常起病隐匿，逐渐加重或反复发作，每次发作可持续数分钟、数小时或数日，也有持续数周者。在临床上，头痛作为一种常见的症状可由多种疾病引发，应根据头痛发生的速度、疼痛的部位、发生及持续时间、疼痛的程度、疼痛的性质及伴随症状等对其加以鉴别。

对于头痛的诊疗，进行全面系统的病史询问及相应的辅助检查是十分必要的。2004 年 1 月国际头痛学会（International Headache Society，IHS）发布了修订的第 2 版《头痛疾病的国际分类》。该标准将头痛分为三大部分 14 类，包括原发性头痛、继发性头痛及颅神经、中枢性和原发性面痛及其他头痛。中医针灸对各类头痛皆有较为显著的疗效，但目前认为刺络疗法主要对血管神经性头痛作用显著。因此，各类感染性头痛、颅内高压或占位性头痛，暂不在本节叙述之列。

【治疗】

**1. 三棱针法**

（1）操作部位

①痛在额前（阳明头痛）

主穴：太阳　足三里

配穴：印堂　上星

若患者伴有心悸、胸闷的症状可选上肢曲泽穴处的肘正中静脉，三棱针浅刺放血。

②痛在颞侧（少阳头痛）

穴位：太阳　阳陵泉

若女性患者偏头痛发作与经期有关，则可选用阴陵泉周围的表浅静脉，三棱针点刺放血。

③痛在枕后（太阳头痛）

主穴：太阳　委中

配穴：大椎

若患者在颈、肩、背部都伴有疼痛，可在一侧下肢委中穴附近寻找可见的迂曲的浅表静脉，用三棱针挑刺放血。

④痛在巅顶（厥阴头痛）

主穴：太阳　大椎

配穴：太冲　百会

⑤全头痛

主穴：太阳

配穴：尺泽　委中

若患者的头痛表现为在某一时间的规律性发作，可根据经脉在子午流注循行的时辰取用该经的“合穴”点刺放血。

（2）操作　将患侧上述腧穴或静脉消毒，用三棱针点刺出血，静脉以刺入血管但不刺穿为度，让血液顺针孔自然流出。隔日 1 次，3 次为 1 个疗程。

（3）建议出血量　点刺腧穴时，每次每穴 5 ~6 滴；点刺静脉时，每处每次 5 ~ 10ml。

**2. 刺络拔罐法**

穴位：太阳　委中　尺泽

操作：将穴位消毒，用三棱针点刺出血，再将火罐拔扣在该处，留罐 5 ~ 15 分钟。隔日 1 次，3 次为 1 个疗程。

建议出血量：每穴每次 2 ~5ml。

**【按语】**

1. 刺络放血治疗头痛，首先必须明确疾病的诊断，方可施治。对于较为严重的颅内感染性头痛（如隐球菌性脑膜炎、结核性脑膜炎等）、蛛网膜下腔出血性头痛（或颅内动脉瘤破裂前的“警告性渗漏”）、颅内肿瘤占位性改变引起的头痛等，应建议其尽快进行相应专科治疗。

2. 无论何种头痛，均可选用太阳穴周围可见的颞浅静脉刺血为主，不必拘泥于穴位的定位。

3. 若有选用四肢远端的穴位，应遵循先刺下肢穴位，刺血后拔火罐，休息观察一会儿，再取上肢穴位，最后取头部穴位的原则。

4. 头痛患者出血量的多少是决定疗效的关键因素之一，治疗时应本着实证宜多、虚证可少的原则，因人因病掌握出血量。

## 七、胁痛

胁痛是以一侧或两侧胁肋部疼痛为主要表现的病证，也是临床上常见的一种自觉症状。古又称胁肋痛、季胁痛或胁下痛。胁指侧胸部，为腋以下至第 12 肋骨部的统称。西医学中急慢性肝炎、急慢性胆囊炎、胆道结石、胆道蛔虫、肋间神经痛、胸膜炎等病，表现以胁痛为主要症状者，皆属于胁痛范畴。

**【病因病机】**

胁痛主要责之于肝胆。因肝位居于胁下，其经脉循经两胁；胆附于肝，与肝呈表里关系，其脉亦循于两胁。情志不舒、饮食不节、久病耗伤、劳倦过度、外感湿热等病因，累及于肝胆，导致气滞血瘀，湿热蕴结，肝胆疏泄不利，或肝阴不足，络脉失养，均可引起胁痛。

胁痛还与脾、胃、肾相关，以气滞、血瘀、湿热所致“不通则痛”属实，以精血不足所致“不荣则痛”属虚。病机转化较为复杂，既可由实转虚，又可由虚转实，甚或虚中夹实；既可气滞及血，又可血瘀阻气，但不外乎病在气，或病在血，或气血同病。

【临床表现】

本病以胁肋部疼痛为主要特征。其痛或发于一侧，或同时发于两胁。疼痛性质可表现为胀痛、窜痛、刺痛、隐痛，多为拒按，间有喜按者。常反复发作，一般初起疼痛较重，久之则胁肋部隐痛时发。具体表现如下：

**1. 肝气郁结型**　主要表现为胁肋胀痛，走窜不定，疼痛每因喜怒而增减，苔薄脉弦。

**2. 瘀血阻络型**　主要表现为胁肋刺痛，痛有定处而拒按，入夜尤甚，舌质紫暗，脉沉弦。

**3. 肝经湿热型**　主要表现为胁痛口苦，脘腹痞闷，胁痛牵及后背，舌质红，苔黄腻，脉弦滑。

**4. 胆腑郁热型**　主要表现为右胁灼热疼痛，或绞痛，或胀痛，或钝痛，或剧痛，疼痛放射至右肩胛，舌质红，苔黄，脉滑。

**5. 肝阴不足型**　主要表现为胁肋隐痛，悠悠不休，遇劳加重，口干咽燥，心中烦热，头晕目眩，舌红，少苔，脉细数。

【治疗】

**1. 三棱针法**

主穴：阳陵泉　支沟　阳交

配穴：曲泽　足三里

操作：将患侧上述腧穴消毒，用三棱针点刺，挤出血液。每日 1 次，3 次为 1 个疗程。

建议出血量：每次每穴 1～3ml。

**2. 刺络拔罐法**

穴位：期门　局部阿是穴

操作：将患侧穴位消毒用三棱针点刺出血，再将火罐拔扣在该处，留罐 5～15 分钟。每日 1 次。

建议出血量：每穴每次 2～5ml。

【按语】

1. 保持身心愉快，避免情志刺激。
2. 清淡饮食，忌刺激性食物。
3. 劳逸结合，注意休息。

## 八、腰痛

腰痛又称“腰脊痛”，是指腰部感受外邪或因肾虚而引起的气血运行失调、脉络绌急、腰府失养所致的以腰部一侧或两侧疼痛为主要症状的一类病证。西医学认为腰痛的致病原因十分复杂，理论上讲，任何接受神经末梢支配的腰椎结构如关节突、椎间盘、神经根、肌肉和韧带等都有可能成为疼痛的起源部位。该病的主要特点为发病时间长、发病率高、容易复发，而且伴随年龄增长，腰痛发生率有增加的趋势，严重影响了患者的生活和工作能力。

【病因病机】

中医学认为腰痛多因感受外邪，或跌仆闪挫，或肾虚引起腰部气血运行不畅或失于濡养，从而表现为腰部疼痛。腰痛一证，最早见于《黄帝内经》，如《素问·脉要精微论》指出“腰者，肾之府，转摇不能，肾将惫矣”，说明了腰痛与肾的关系密切；《素问·刺腰痛篇》指出“足太阳脉令人腰痛，引项脊尻背如重状，刺其郄中，太阳正经出血”，说明腰痛与经脉循行的关系。腰为肾之府，乃肾之精气所溉之域，且经络学说认为，肾与膀胱相表里，腰部为足太阳膀胱经循行所过，此外，任、督、冲、带诸脉，亦布其间，故腰脊疼痛多与所过经脉的气血瘀滞有关。临床上腰痛症状可见于多种疾病，西医学的腰部软组织损伤、腰椎关节退行性病变、坐骨神经受压等疾病均可造成腰痛。在日常生活中常常由于腰背部的运动姿势不正确、负荷量过大或腰背部遭受意外的外力撞击，出现腰椎及周围肌肉、韧带、筋膜、椎间盘等软组织的损伤，从而导致脊柱失稳、神经受压等病理改变，造成腰痛。

【临床表现】

本病好发年龄为30～50岁，患者常有搬重物、举重、弯腰提水、肩负重物等重体力劳动过程或有明显外伤史。急性腰痛多表现为突然出现的一侧或双侧腰肌剧烈疼痛，严重者不能站立和行走，翻身活动时加剧。体格检查表现为髂后上棘的内侧或腰肌的骶骨附着处、棘上韧带等处出现明显压痛，腰椎侧弯、平腰或呈后凸状，脊柱运动受限，伴或不伴沿大腿后侧的放射痛。若为慢性病则多表现为腰肌局部区域的酸胀、沉重感，在活动多或劳累后加重，休息后减轻，但不能久坐久站，经常要变换体位。

【治疗】

**1. 三棱针法**

主穴：委中

配穴：曲泽　阿是穴

若背部疼痛选用曲泽穴处的肘正中静脉处点刺出血；若腰背部有明显压痛点，可在附近寻找迂曲的浅静脉血管点刺出血。

操作：选取穴位周围显现迂曲的静脉血管，局部消毒，用三棱针点刺，深度以刺入血管但不刺穿为度，让血液顺针孔自然流出。隔日1次，3次为1个疗程。

建议出血量：每处每次2～10ml。

**2. 刺络拔罐法**

在上述部位刺血后，待血液自然流尽，可于血止后用闪火法拔罐，留罐5分钟左右，待血液不再增多为止。

【按语】

1. 患者在治疗的同时应注意防寒保暖，并注意工作及学习时腰部的体姿，加强腰背肌的锻炼，以改善局部的血液循环。

2. 患者进行局部的刺络放血治疗后严禁冷水洗浴，尤其一侧患肢更是不可涉水，并忌冷饮。

3. 对于部分患者因放血量较大，若出现轻微头晕和疲乏感，可嘱其适当休息并加以饮食调护，可迅速恢复。

## 九、痹证

痹证是由风、寒、湿、热等引起的以肢体关节及肌肉酸痛、麻木、重着、屈伸不利，甚或关节肿大灼热等为主症的一类病证。古代痹证的概念比较广泛，包括内脏痹和肢体痹，本节主要讨论肢体的痹证，包括西医学的风湿热（风湿性关节炎）、类风湿性关节炎、骨性关节炎等。

**【病因病机】**

本病的发生与外感风寒湿热之邪及人体正气不足有关。风寒湿等邪气，在卫气虚弱时容易侵入人体而致病。汗出当风、坐卧湿地、涉水冒雨等，均可使风寒湿等邪气侵入机体经络，留于关节，导致经脉气血闭阻不通，不通则痛，正如《素问·痹论》所说："风寒湿三气杂至，合而为痹。"根据感受邪气的相对轻重，常分为行痹（风痹）、痛痹（寒痹）、着痹（湿痹）。若素体阳盛或阴虚火旺，复感风寒湿邪，邪从热化，或感受热邪，留注关节，则为热痹。总之，风寒湿热之邪侵入机体，留于关节肌肉经络，导致气血闭阻不通，则产生本病。

**【临床表现】**

本病以肢体关节及肌肉酸痛、麻木、重着、屈伸不利，甚至关节肿大灼热等为主症。若疼痛游走，痛无定处，时见恶风发热，舌淡苔薄白，脉浮，为行痹（风痹）；疼痛较剧，痛有定处，遇寒痛增，得热痛减，局部皮色不红，触之不热，苔薄白，脉弦紧，为痛痹（寒痹）；若肢体关节酸痛重着不移，或有肿胀，肌肤麻木不仁，阴雨天加重或发作，苔白腻，脉濡缓，为着痹（湿痹）；关节疼痛，局部灼热红肿，痛不可触，关节活动不利，可累及多个关节，伴有发热恶风、口渴烦闷，苔黄燥，脉滑数，为热痹。

**【治疗】**

**1. 上肢**

主穴：腕骨　合谷　手三里　尺泽　八邪

配穴：曲池　外关　阳溪

操作：将上述腧穴消毒，点刺使出血。

建议出血量：每穴每次 5～7 滴。

**2. 肩背**

（1）方法一

主穴：大椎　肩贞

操作：将上述腧穴消毒，用三棱针点刺，并配合拔罐，留罐 10～15 分钟。肩部向下走罐，以皮肤潮红为度。

建议出血量：刺络拔罐时，每穴每次 2～5ml。

（1）方法二

主穴：大椎　肩髃

配穴：肩井　水沟

操作：将上述腧穴消毒，用三棱针点刺使出血。也可在脊柱部用梅花针叩刺出血，或沿肩胛呈圆形用梅花针叩刺出血。

建议出血量：点刺时，每穴每次 5 ~6 滴；梅花针叩刺时以皮肤潮红或微出血为度。

**3. 腰股**

主穴：腰俞　委中

配穴：八髎　昆仑

操作：将上述腧穴消毒，用三棱针点刺使出血。也可在脊柱两侧用梅花针叩刺出血。

建议出血量：点刺时，每穴每次 5 ~6 滴；梅花针叩刺时以皮肤潮红或微出血为度。

**4. 下肢**

主穴：厉兑　解溪　八风

配穴：丘墟　阴陵泉　昆仑

操作：将上述腧穴消毒，用三棱针点刺，也可在膝部、踝部用梅花针叩刺。

建议出血量：点刺时，每穴每次 5 ~6 滴；梅花针叩刺时以皮肤潮红或微出血为度。

**【按语】**

1. 无论痛、着、热痹，痛处固定不移者，于痛处用三棱针点刺拔罐出血。
2. 痛处出现血络者刺血络出血。
3. 避免汗出当风、坐卧湿处、涉水冒雨等。
4. 梅花针点刺出血后可用艾叶、姜和水擦洗数次。

## 十、中风

中风是以猝然昏仆、不省人事、半身不遂、口眼㖞斜、语言不利等为主症的病证，可无昏仆而仅见半身不遂及口眼㖞斜等症状。因发病急骤，症见多端，病情变化迅速，与风之善行数变特点相似，故名中风、卒中。如血随气逆，风痰上扰，上冲于脑，以致突然昏迷，为邪中脏腑；如风痰走窜经络，致使气血运行失调，仅见口眼㖞斜、半身不遂者，为邪中经络。本病常留有后遗症，发病年龄也趋向年轻化，因此是威胁人类生命和生活质量的重大疾患。西医学的急性脑血管病等属本病范畴。

西医学将本病主要分为出血性和缺血性两类，高血压、动脉硬化、脑血管畸形、脑动脉瘤常可导致出血性中风；风湿性心脏病、心房颤动、细菌性心内膜炎等常形成缺血性中风。另外高血糖、高血脂、血液流变学异常及情绪的异常波动与本病发生密切相关。

**【病因病机】**

本病多是在内伤积损的基础上，复因劳逸失度、情志不遂、饮酒饱食或外邪侵袭等触发，引起脏腑阴阳失调，血随气逆，肝阳暴涨，内风旋动，夹痰夹火，横窜经脉，蒙蔽神窍所致。其基本病机为阴阳失调、气血逆乱。

**【临床表现】**

**1. 中经络**

（1）肝阳上亢、风火上扰型　半身不遂，口眼㖞斜，舌强语謇或不语，偏身麻木，眩晕头痛，面红目赤，口苦咽干，尿赤便干，舌红苔黄，脉弦有力。

（2）风痰瘀血闭阻经络型　半身不遂，口眼㖞斜，舌强语謇或不语，偏身麻木，头晕目眩，舌淡苔白或白腻，脉弦滑。

**2. 中脏腑**　突然昏仆，神志不清。

**【治疗】**

**1. 中经络**

（1）肝阳上亢，风火上扰

主穴：百会

配穴：合谷　曲池　太冲

操作：将上述腧穴消毒，用三棱针点刺使出血。

建议出血量：百会每次 1 ~2ml，余穴每次 1 ~5ml，以血色由深变浅为度。

（2）风痰瘀血，闭阻经络

主穴：金津　玉液　曲池　委中

配穴：丰隆　太冲

操作：将上述腧穴消毒，用三棱针点刺使出血。

建议出血量：金津、玉液每次 1 ~10 滴，余穴每次 1 ~5ml。

**2. 中脏腑**

穴位：水沟　手十二井　十宣　四神聪

操作：将上述腧穴消毒，用三棱针点刺使出血。

建议出血量：每穴每次 5 ~6 滴。

**【按语】**

1. 刺血疗法多用于中风急性期，气虚血瘀者及久病成虚者慎用。

2. 注意中风的先兆征象。先兆征象表现多种多样，如头晕、头痛、肢体麻木、昏沉嗜睡等，要引起重视，提早预防。

## 十一、癫痫

癫痫为常见的神经系统疾病，是由多种原因导致的脑部神经元高度同步化异常放电的临床综合征。临床上每次发作或每种发作的过程称为痫性发作，一个患者可有一种或数种形式的痫性发作。因此癫痫不是一种独立的疾病，而是一组疾病或综合征。引起癫痫的病因非常复杂，根据不同的病因，其临床表现类型可以包括症状性癫痫、特发性癫痫及隐源性癫痫。

**【病因病机】**

中医学将本病归为“癫证”、“痫证”的范畴，认为其因风、火、痰、瘀而引发。《素问·奇病论》曰：“人生而有病癫疾者……病名为胎病，此得之在母腹中时，其母有所大惊，气上而不下……故令子发为癫疾也。”同时，后世医家亦有认为本病的发生不但与先天因素有关，而且还与其他多种因素导致脏气不和、阴阳失调、神乱有关。《素问·通评虚实论》曰“癫疾厥狂，久逆之所生也”，说明癫痫发作是由于肝气郁而日久，不能疏泄，厥逆而致。《景岳全书·癫狂痴呆》则说：“癫病多由痰气，凡气有所逆，痰有所滞，皆能壅闭经络，格塞心窍。”

西医学认为特发性癫痫的发病与遗传因素关系密切，而很多症状性癫痫多由各种明确的中枢神经系统结构损伤或功能异常所致。各类的脑部疾病，包括颅内感染、脑外伤、脑发育畸形、脑血管病、颅内肿瘤及中毒性脑病等均可造成癫痫。

**【临床表现】**

癫痫的临床表现复杂，根据国际抗癫痫联盟（ILAE）于1981年制定的癫痫发作分类，按患者意识状态的有无及是否存在双侧对称性发作可分为单纯部分发作及复杂部分发作、全面性发作及不能分类的发作等类型。其临床表现具有以下共同特征：①发作性，即症状突然发生，持续一段时间后迅速恢复，间歇期正常。②短暂性，即发作时间非常短，通常为数秒钟或数分钟，除癫痫持续状态外，很少超过半个小时。③重复性，即第一次发作后，经过不同间隔时间会有第二次或更多次的发作。④刻板性，指每次发作时的临床表现几乎一致。

**【治疗】**

**三棱针法**

主穴：太阳　委中　曲泽　大椎

配穴：灵台　鸠尾　上星　风府　心俞　肝俞　腰奇

痰湿中阻取足三里、丰隆穴；肝火上炎取蠡沟、百会穴。

操作：将上述腧穴消毒，三棱针点刺，让血液顺针孔自然流出。许多癫痫患者在腰奇穴（经外奇穴，在尾骨尖端直上2寸处，骶角之间凹陷中，居督脉上）处上下可见浅表迂曲的静脉，刺之能令血出。上述穴位每次选取3~4个刺络放血，隔日1次，3次为1个疗程。

建议出血量：点刺腧穴时，每穴每次5~6滴；刺静脉时，每处每次5~10ml。

**【按语】**

1. 加强休止期治疗，预防再发。

2. 注意调补，饮食宜清淡，少食肥甘之品，切忌过冷过热、辛温刺激的食物，以减少疾病发生。

3. 对于部分患者因放血量较大，会出现轻微头晕和疲乏之感，可嘱其适当休息并加饮食调护，可迅速恢复。

## 十二、血痹（雷诺病）

雷诺病属于中医学“血痹”的范畴，是由于卫气不足，气血虚弱，风、寒、湿之邪侵袭，经络受阻，寒凝血瘀所致。西医学认为雷诺病实际上是一组可见于诸多神经血管的临床综合征，故也称为雷诺（Raynaud）综合征。临床上多见于因血管自主神经功能紊乱所引起的肢端小动脉痉挛性疾病，常于寒冷刺激或情绪激动等因素影响下发病，表现为肢端皮肤颜色间歇性苍白、紫绀和潮红。一般以上肢较重，偶见于下肢。本病多发生于女性，男、女发病比例约为1∶10。发病年龄多在20~30岁之间，绝少超过40岁。在寒冷季节发病症状加重。

【病因病机】

中医学认为血痹的基本病机或为营卫不和，寒湿之邪客于经络；或为肝郁气滞，疏泄失常，气滞血瘀，脉络闭阻，而致肢末失养。故《素问・举痛论》载："寒气入经而稽迟，泣而不行，客于脉外则血少，客于脉中则气不通，故卒然而痛。"同时，肝藏血，调节血液的运行，肝主筋，其华在爪，肢端的白、青、红等表现为肝藏血功能的失调。《素问・举痛论》曰"白为寒"、"黄赤为热"、"青黑为痛"。雷诺病肢端的白、青紫、潮红等变化，呈寒热往来态势，亦为少阳气机不利、肝失疏泄所致。

目前西医学对本病的病因尚未完全明了，但多数学者认为与寒冷刺激、情绪波动、精神紧张、内分泌功能紊乱等因素有关，其他诱因如感染、疲劳等亦可引发。由于病情常在月经期加重，在妊娠期减轻，因此，目前有学者认为本病可能与性激素的水平有关。有研究认为雷诺综合征肢端苍白是由于小动脉和毛细血管前括约肌强烈收缩，导致微循环通路中血流量急剧减少，一段时间后由于缺氧和代谢产物对血管周围神经丛的刺激使毛细血管前括约肌开放，有少量血液流入毛细血管，迅速脱氧后形成大量还原血红蛋白，使血管呈青紫色，当大量血液进入扩张的毛细血管中时就可形成肢端的潮红充血现象。

【临床表现】

患者常在感受寒冷、情绪激动或过度劳累后，肢端皮肤突然变为苍白，继而转为青紫。发作多见于手指，严重者手指和足趾可同时发作，更有甚者其耳郭、鼻尖亦可出现苍白、青紫等皮肤变化。发作常从指尖开始，以后扩展到整个手指甚至掌部，伴有局部发凉、麻木或感觉减退，持续数分钟后皮肤变为潮红充血，并有烧灼样刺痛感，最后变暖，肤色正常。病情较轻时只需温暖局部即可使皮肤颜色正常，严重者必须在温暖环境中待很长时间方能使症状消失。

本病病程一般进展缓慢，少数病人进展较快，发作频繁，症状严重，伴有指（趾）肿胀，每次发作持续 1 小时以上，环境温度稍降低、情绪略激动就可诱发。严重的即使在温暖季节症状也不消失，指（趾）端出现营养性改变，如指甲畸形脆裂、皮肤光薄、皱纹消失、指甲尖溃疡偶或坏疽，但桡动脉始终未见减弱。

【治疗】

**三棱针法**

（1）操作部位

①上肢病变

主穴：曲泽　八邪

配穴：十二井　大椎

②下肢病变

主穴：委中　八风

配穴：腰阳关　解溪

③耳郭及鼻端病变

主穴：太阳

配穴：印堂　耳尖

（2）操作　将上述腧穴消毒，尽量选取穴位附近的浅表迂曲静脉点刺，让血液顺针孔自然流出。隔日 1 次，3 次为 1 个疗程。

（3）出血量　每穴每次 5～10ml。

**【按语】**

1. 在日常生活中应注意防寒保暖，尽量避免暴露于寒冷空气中，或接触冷水及冷的物体。

2. 嘱患者治疗后应尽量不吸烟，以免尼古丁刺激血管收缩，造成疾病复发。

3. 对于容易激动或易冲动的患者，应多劝慰以解除思想顾虑。适量服用黄酒可以促进血液循环。

## 十三、厥证

厥证又称昏厥，以突然昏倒、不省人事、四肢厥冷为主症，是临床常见的危急病证。根据其临床表现，本病相当于西医的“晕厥”。引起晕厥的原因很多，如血管舒缩功能障碍、心脏疾病、脑部疾病以及血液成分异常等。

**【病因病机】**

中医学认为厥证的病机主要是气机逆乱，升降乖戾，气血运行失常。《素问·奇病论》曰：“脑逆故令头痛，齿亦痛，病名厥逆。”可见古人认为脏腑气逆是造成厥证的主要病变机制。《伤寒论·辨厥阴病脉证并治》中说：“厥者，手足逆冷也。”亦指因体质虚弱或情志异常波动、剧烈疼痛，或疾病诱发，导致人体阴阳之气相对失衡，不能相互贯通，阳气不能布达四肢，甚则气血逆乱，或痰蒙清窍而出现厥证。

西医学则认为晕厥是全大脑半球及脑干血液供应减少，导致发作性短暂意识丧失伴姿势性张力丧失的综合征，可因血管迷走神经反射、直立性低血压、心输出量减少引起全脑低灌注，或由于椎－基底动脉缺血引起脑干选择性低灌注所致。

**【临床表现】**

厥证为内科急症，临床上以突发的一时性神志异常为证候特征。患者往往在发病之前常有先兆症状，如头晕、视力模糊、面色苍白、出汗等；或在发病前有明显诱因，如情绪紧张、恐惧、惊吓、疼痛等。发病时多伴有恶心、汗出，或伴有四肢逆冷。醒后感到头晕、疲乏、口干，但无失语、瘫痪等后遗症。缓解时和正常人一样。

**【治疗】**

刺络放血对治疗厥证有很好的醒神效果，《针灸逢源》云：“暴死者……视膝腕内有红筋，刺出紫血，或刺十指头出血。”故治疗当采用刺络放血，驱逐瘀阻，以恢复正常的血液循环，从而恢复神智。

**三棱针法**

主穴：十二井　水沟　涌泉

配穴：太冲　合谷　曲泽　委中　丰隆

操作：选取穴位周围显现迂曲的静脉血管，局部消毒，用三棱针点刺，深度以刺入血管但不刺穿为度，让血液顺针孔自然流出。每日 1 次，3 次为 1 个疗程。

建议出血量：每穴每次 1 ~ 3ml。

【按语】

1. 嘱患者治疗后应加强锻炼，注意营养，增强体质，避免恶性的精神和环境刺激。

2. 对于年龄较大的患者，应密切注意病情的变化，采取相应的预防措施。

3. 对于所有厥证患者应严禁烟酒及辛辣香燥之品，以免助热生痰，加重病情。

## 第二节　外科疾病

### 一、红丝疔

本病西医称之为“急性淋巴管炎”，多发于手足或皮肤破损处，细菌由伤口侵入后沿浅层淋巴管扩散而呈现一条或两条红线（或更为严重），因有红丝迅速向上蔓延走窜，故而得名“红丝疔”。

【病因病机】

急性淋巴管炎的发病原因是由金黄色葡萄球菌或溶血性链球菌通过原发感染病灶的淋巴间隙，侵入淋巴管，引起淋巴管壁水肿、增厚，管内淋巴结凝结瘀塞，淋巴管周围组织充血。中医学认为，本病多为内有火毒凝聚，外有皮肤破损感染邪毒，以致毒流经络，迅速向近心端走窜，甚者内攻脏腑。

【临床表现】

该病好发于前臂及小腿的内侧。先在原发病灶处有红肿热痛，继则有红丝一条，由前臂或小腿迅速向躯干方向走窜，上肢导向肘部而及腋窝，下肢导向膝部而及腹股沟，使腋窝及腹股沟淋巴结肿大压痛，并伴有轻重不同的全身症状，如恶心、发热、头痛、食欲不振、周身无力、苔黄、脉数等。红丝较细者，1 ~ 2 天可愈；红丝较粗者可结块，一处未愈，他处又起，有的 2 ~ 3 处相互串连。病变在浅部的，结块多而皮肤色红；病变在深部，皮色暗红，或不见红丝，但可见条索状肿胀和压痛。如不消退则化脓，化脓为 7 ~ 10 天，溃后收口较易。如果 2 ~ 3 处串连贯通，则收口较慢，严重者可见壮热烦躁、眩晕呕吐、神识昏愦等“疔疮走黄”的危候。

【治疗】

**1. 三棱针法**

（1）方法一

操作部位：红丝疔的红线末端　双侧耳尖

操作：局部常规消毒后，用三棱针在红丝疔的红线末端点刺 3 ~ 5 针，然后从末端向始端方向，每隔 1 寸（同身寸）点刺 1 针。同时用三棱针点刺双侧耳尖后挤出血液。每 3 日 1 次，中病即止。

建议出血量：红丝疔的红丝上以点刺部位微出血为度；耳尖每次 5 ~ 6 滴。

（2）方法二

操作部位：红丝线的顶端、中间、起端

操作：用三棱针在红丝线之顶端刺破出血，然后再沿红丝疗之起端和中间点刺出血，俗称“截头、断尾、斩中腰”，以泻血中毒热。每日 1 次，中病即止。

建议出血量：每处每次 5 ~ 10ml。

**2. 刺络拔罐法**

穴位：厥阴俞

操作：取患侧厥阴俞消毒后，用三棱针向背脊方向点刺，挤出血后再拔火罐，留罐 15 分钟，起罐擦拭干净，外涂龙胆紫。

建议出血量：每次 2 ~ 5ml。

**【按语】**

1. 需卧床休息，患肢抬高，局部外敷 50% 硫酸镁或中药如意金黄散。
2. 注意个人清洁卫生，积极治疗潜在病灶如足癣、龋齿、慢性扁桃体炎等。
3. 已有脓肿形成的淋巴结要及时到医院切开引流。

## 二、乳痈

乳痈是发生于乳房部的急性化脓性疾病，相当于西医的急性乳腺炎。其临床特点为：乳房部结块、肿胀疼痛，伴有全身发热，溃后脓出稠厚。根据发病时期的不同，又分为外吹乳痈（哺乳期）、内吹乳痈（怀孕期）、不乳儿乳痈（非哺乳期和非妊娠期）三种。临床常发生于哺乳期妇女，尤以产后尚未满月的哺乳妇女多见。俗称之为“奶疖”、“奶疮”。

**【病因病机】**

西医学认为，本病主要因排乳不畅、乳汁积聚，以致局部乳腺组织出现细菌性感染，致病菌主要为金黄色葡萄球菌。最初由于淤积的乳汁对组织的刺激作用，可引起乳腺的单纯性卡他性炎症，细菌侵入则形成严重的乳房蜂窝织炎，以致最后形成乳房脓肿，往往有组织坏死和组织分解，形成几个小脓肿和几个大脓肿。

中医学认为其发病主要是由情志不舒、乳头破裂、外邪入侵、断乳不当等原因引起的乳汁蓄积。蓄积的乳汁使气血乖违，乳络失宣，乳汁郁久化热，进而腐肉成脓。

**【临床表现】**

本病以乳房红肿热痛为主要表现，发病部位多在乳房的外上方。初起乳房结块、肿胀疼痛，排乳不畅或困难，恶寒头痛，全身不适。如不及时治疗，2 ~ 3 天后肿势扩大，焮赤剧痛，压痛明显，拒按，跳痛，全身高热。若病灶浅，在 5 ~ 6 天内成脓，肿块变软，按之应指，此为脓成；若病灶深，肿胀尤为明显，而肤色不红，全身不适加重，肿块继续发展，可在 8 ~ 10 天成脓。此时若及时手术切开排脓，可迅速止痛消肿，并改善全身中毒症状。若不及时治疗，易引发菌血症和败血症。

本病后期溃脓之后，肿消痛减，全身毒血症状亦可改善，疮口逐渐愈合。若疮口久不收口，反见乳汁流出或有清稀脓液流出，形成漏管和窦道，则病情更加复杂。

【治疗】

**1. 三棱针及刺络拔罐法**

（1）方法一

操作部位：至阳　乳房局部硬结处

操作：令患者取俯卧位或端坐位，暴露背部，至阳穴处常规消毒，用三棱针点刺至阳穴（后正中线上，第7胸椎棘突下凹陷中），用手挤压被点刺处，令其出血；乳房局部硬结处常规消毒后，用梅花针叩刺，使皮肤微出血后拔罐，留罐10～15分钟。每日1次，5次为1个疗程。

建议出血量：至阳穴每次5～6滴，局部硬结处刺络拔罐每次2～5ml。

（2）方法二

主穴：至阳

配穴：乳根　肩井　内关　太冲

操作：令患者取俯卧位或端坐位，暴露背部，至阳穴处常规消毒，用三棱针点刺2～3针，用手挤压被点刺处，令其出血。若出血不畅，可于点刺处闪火拔罐，强迫出血。用毫针针刺配穴中的2～3穴，用泻法，每日1次，3次为1个疗程。适用于乳腺炎初期。

建议出血量：至阳穴每次5～6滴；若出血不畅，加拔罐者每次出血2～5ml。

（3）方法三

主穴：膏肓（患侧）

配穴：乳上型配魄户、附分；乳中型配魄户、神堂；乳下型配神堂、▮▮。

操作：常规消毒后用三棱针点刺使出血，每日1次。穴位放血后，令患者侧身卧床，患侧上肢肘关节屈曲，将前臂压于身下以手麻为度。乳房硬结局部湿热敷，每日3次，每次30分钟。

建议出血量：每穴每次5～6滴。

**2. 刺脓拔罐法**

操作部位：乳房脓腔中央

操作：局部常规消毒，行针处做局部麻醉，以消毒之三棱针直刺脓腔中央，见脓液随针眼流出，继之以闪罐法拔罐于针眼处，约10分钟后取下火罐，以手按压脓腔，使腔液向针眼处集中，再次拔罐，当日可重复3次，必要时可在一个脓腔的不同部位行2～3次该治疗术。整个操作完毕后，针口再次消毒，并敷以无菌纱块。隔1～2日再行此术。适用于乳腺炎成脓期。

【按语】

1. 妊娠5个月后，经常用温热水或75%乙醇擦洗乳头；孕妇有乳头内陷者，应经常挤捏提拉矫正。

2. 产妇应合理哺乳，定时哺乳，保持乳汁排出通畅；必要时可用吸乳器将乳汁吸尽排空，以防乳汁淤积。

3. 保持乳头清洁，如有乳头皲裂、擦伤应及时治疗。

4. 注意婴儿口腔清洁，不可让婴儿口含乳头睡觉。

5. 乳母应保持精神舒畅，避免情绪过度激动；断乳时应逐渐减少哺乳次数，然后再行断乳。

## 三、痔

痔是临床上的常见疾病，是肛门直肠底部及肛门的静脉丛发生曲张而形成一个或多个柔软静脉团的一种慢性疾病，好发于20~45岁的成人，发病率约占肛肠疾病的60%。其临床表现以便血、疼痛和痔核脱出等为主要症状，并随着年龄的增长而逐渐加重，严重影响人们的正常生活和工作。根据发病部位的不同分为内痔、外痔和混合痔三种：在肛门与直肠的分界线（医学上叫齿状线）以上，表面覆以黏膜者为内痔；分界线以下，表面覆以皮肤者为外痔；两者兼有者为混合痔。

本病中医统称“痔漏”，又有“牝痔”、“血痔”之名。

【病因病机】

西医学认为，由于人体解剖结构的特点，直立时使局部血液易于瘀积而使静脉曲张，在肛门齿状线上下形成扩张、充血和屈曲的静脉团，这是痔发生的内因。而习惯性便秘、腹腔静脉压增高、直肠下端和肛管慢性感染以及老年人久病体弱、静脉壁薄、组织松弛、静脉易于扩张是痔疮发生的外因。目前痔疮的发病机制主要有血管相关学说、肛垫相关学说、盆底动力相关学说等。

中医认为本病或因久坐、久负重物，或因饮食失调、嗜食辛辣，或因泻痢日久、体质亏耗，或因妊娠多产，或因七情郁结、气机失宜，或因长期便秘等，导致肛肠气血不调，络脉阻滞，燥热内生，下达大肠，湿热与血瘀结滞肛门而发病。

【临床表现】

由于痔的发生部位不同，可分为内痔、外痔、混合痔。

**1. 内痔** 按其病程及症状严重程度分为三期。第一期，无明显自觉症状，仅排便时带血，无内痔脱出肛外，肛镜可见齿状线上充血和结节性突起；第二期，排便时内痔脱出肛外，便后自行恢复，有肛内坠胀不适感，或间歇性便血；第三期，排便或增加腹内压时内痔脱出，不能自行回复，必须用手托回，或需卧床休息，才能将内痔复位。此外，还有嵌顿性内痔，内痔突然脱出后不能回复，瘀血水肿，呈紫暗色，常伴有肛管部分或全部外翻。

**2. 外痔** 根据形态和症状不同，可分为以下四种：①结缔组织外痔：无痛，不出血，肛门口有异物感，经常有少量分泌物，因而引起肛门和皮肤湿疹，检查见肛门皮肤肿胀突起，底宽尖长，色褐质软。②静脉曲张外痔：本病发生缓慢，初觉坠胀不适，便时尤甚，肛门有异物感，继则肛门边缘发生圆形或椭圆形肿物。便后、久蹲、深吸气时肛门部可见曲张的静脉团，表面色紫、光滑，便后不能立即消失。③血栓性外痔：本病起病急骤，肛门一侧或两侧突然出现一个或数个小卵圆形肿物，皮色紫暗，小如黄豆，大若指头，位于皮下，与周围皮肤有明显界限。初生自觉有异物感，继之则发生剧烈疼痛，触之较硬，疼痛难忍，坐卧不安，排便、行走、咳嗽均可使疼痛加重。一般经2~3周血块可自行吸收自愈，亦可经久不消，形成无痛性小血栓。④炎性外痔：肛门红肿灼痛，皮肤检查可见局部充血水肿，有光滑稍透明的圆形或长圆形水肿块，质软触痛。

**3. 混合痔** 主要表现为便后下血、痔核脱出、肛门肿痛等，既有内痔的症状，又有外痔的症状。一般好发于截石位 3、7、11 点处。

**【治疗】**

**三棱针法**

（1）方法一

操作部位：大肠俞 于第 7 胸椎两侧至腰骶部范围内寻找红色丘疹，即为痔点

操作：挑刺。根据痔点个数及其部位，用三棱针逐一挑破，并挤出血珠或黏液，每 6 ~7 日施治 1 次。或用三棱针挑破穴位表面皮肤，向内深刺挑出白色纤维样物，挑后消毒贴上胶布，每次 1 处，3 ~5 天再挑另一处。

（2）方法二

操作部位：龈交穴及其附近“痔阳性反应点”（滤泡）

操作：暴露上唇系带，局部消毒，用三棱针点刺放血。或在唇系带中部有米粒状突起处或系带颜色变红处，用手术刀迅速做 0. 3 ~0. 5cm 之半月形切除，随即以消毒棉球压迫止血。

建议出血量：每次 5 ~6 滴。

**【按语】**

1. 多吃富含纤维素的食物，多饮水，避免辛辣刺激性食物；养成定时排便的习惯，纠正排便时间过长的不良习惯，以保持大便通畅，预防便秘发生。

2. 平时注意保持肛门清洁干燥，勤换内裤，便后清洁坐浴，积极预防和治疗肛门周围疾病。

3. 避免长时间站立或坐位，避免感冒、咳嗽、超重等增加腹压的因素。

4. 出血期间尽量卧床休息，减少活动，以免劳气内伤，加重出血。

5. 若出现痔核脱出不能自行回纳时，需用手回纳。一旦发生嵌顿，应及时就医。

### 附：肛裂

肛裂是临床常见病，其发病率仅次于痔，居肛门直肠疾病的第二位。肛裂是一种独特的肛门疾病，有独特的好发部位和独特的临床表现；它既非特异性也不是非特异性炎性溃疡，更不是外伤引起的创口。其病因研究已从皮肤撕裂学说、栅门说、栉膜带学说等发展到现代的解剖缺陷学说、内括约肌痉挛学说等。

肛裂可有一个或几个裂口存在，但多数肛裂发生在正中线上，正前或正后，即截石位 6 点、12 点处。典型症状是疼痛、便秘、出血。其痛很有特点，即先于排便时突发刀割样疼痛（由于粪便划破肛管皮肤所致），然后短暂缓解，继而出现长时间肛痛（由于肛门括约肌受刺激后产生痉挛所致）。临床常见患者因怕痛畏惧排便，出现“怕痛 – 忍便 – 便干 – 更痛”的恶性循环现象。肛裂早期如果得不到及时治疗，会出现肛管溃疡、肛乳头肥大、哨兵痔等三种病症，继续发展还可出现肛窦炎和肛瘘，与前三症合称“肛裂五特征”。也有因长期慢性炎性刺激成肛管癌的可能。

中医认为肛裂的发生多由燥火、湿热蕴结肛门以及血虚肠燥所致，治宜清实火、化湿

热、凉血养血、润燥通便。其治疗与护理可参见痔疮。

## 四、脱肛

脱肛也称直肠脱垂，指肛管直肠外翻而脱垂于肛门外。病位在肛门和直肠，任何年龄均可发生，小儿多为直肠黏膜脱出，青壮年多为直肠全层脱出，50 岁以上女性多为直肠与部分乙状结肠脱垂。一般小儿与老年人多见，男性多于女性。随着医疗技术的提高和生活水平的改善，其发病率有所下降。

**【病因病机】**

该病多因长期腹泻、习惯性便秘，排尿困难等因素，使腹内压增高，促使直肠向外脱出。年老衰弱、幼儿发育不全者，盆底组织软弱，不能支持直肠于正常位置而脱出。中医认为或因小儿气血未旺、发育未全，或因老年气血衰退，或因产育气血双亏，或因久泻久痢、长期咳嗽等，以致中气不足，气虚下陷，不能摄纳升提，肛门松弛，直肠移位而脱出肛外而成。若因手术或外伤损及肛门，肛门失于禁锢，也会导致本病。本病病位在大肠，病因较为复杂，但其根本原因是中气不足。

**【临床表现】**

脱出为本病的主要症状。轻者排便时直肠脱出，便后可自行还纳；日久逐步发展为直肠全层脱出，不能自行回复，需用手上托方能复位，常有少许黏液自肛门流出，排便后有下坠感和排便不尽感，排便次数增多。脱肛后期除大便时直肠脱出外，甚至咳嗽、喷嚏、行走、下蹲也会脱出，需用手推回或卧床休息后方能回纳。如脱出未即时还纳，直肠常受刺激可发生充血水肿、出血或糜烂，可伴有肛周皮肤潮湿瘙痒、腰骶及腹部坠胀酸痛。若脱出时间长或没有及时复位，肛门括约肌松弛可造成嵌顿，由粉红色变为暗紫色，甚至糜烂坏死，肿胀疼痛，体温升高，排尿不畅，里急后重，肛门坠胀疼痛，甚者可发生绞窄和坏死。

**【治疗】**

**三棱针法**

穴位：委中　长强　腰俞　关元俞

操作：局部常规消毒，用三棱针在各穴点刺放血。间隔 10 天刺血 1 次。对于中气不足者，可灸关元穴和命门穴。

建议出血量：每穴每次 1 ~ 5ml。

**【按语】**

1. 多食蔬菜防止便秘。
2. 养成良好的如厕习惯，忌久蹲茅厕用力排便。
3. 注意适当休息。经常做提肛运动以增加肛门括约肌的功能。
4. 积极预防和治疗百日咳、慢性气管炎、肺气肿等能增加腹压的疾病。
5. 及时治疗腹泻以及感染性肠炎、慢性痢疾等疾病，对儿童腹泻及痢疾要尤其重视。

## 五、炸筋腿（静脉曲张）

炸筋腿又称青筋腿，是指发生于下肢腿部的筋脉扩张疾患，其特征是下肢小腿部出现累累青筋，盘曲甚者，结若蚯蚓。本病相当于西医中的“下肢静脉曲张”。好发于经久站立工作者及怀孕妇女，多发生在两小腿。

**【病因病机】**

下肢静脉曲张是静脉系统最常见的疾病，形成的主要原因是由于先天性血管壁比较薄弱或长时间维持相同姿势，血液蓄积下肢，在日积月累的情况下破坏静脉瓣膜而产生静脉压过高，使血管突出皮肤表面。中医认为本病乃因先天禀赋不足，筋脉薄弱，加之久行久立，过度劳累，进一步损伤筋脉，以致经脉不合，气血运行不畅，血壅于下，瘀血阻滞，脉络扩张充盈，日久交错盘曲而成。

**【临床表现】**

本病初起可无明显症状，有些患者常感患肢沉重、胀痛、易疲劳，休息后可缓解。日久患肢小腿浅静脉渐现隆起、扩张、变曲，有时可卷曲成团或囊状，尤以站立后明显，抬高腿后消失。病程长者，小腿下端、踝部皮肤有色素沉着、瘙痒、湿疹。部分患者可并发血栓静脉炎，局部呈红肿硬块、压痛。曲张静脉易损伤发生出血，或感染形成溃疡。

**【治疗】**

**三棱针法**

操作部位：双下肢瘀滞之静脉

操作：三棱针点刺双下肢瘀滞之静脉六七处，令之出血，甚至射血，以自止为度，而后用干棉球按压止血。1 周 1 次，3 次为 1 个疗程。

建议出血量：每处每次 5～20ml。

**【按语】**

1. 避免长时间站或坐，应经常抬高双腿，高于心脏水平，并维持膝盖弯曲，以促进腿部血液循环。
2. 避免经常提超过 10kg 的重物。
3. 戒烟。
4. 保持正常体重，以免因超重使腿部静脉负担增加。
5. 保持脚及腿部清洁，避免受伤。

## 六、臁疮

臁疮是发生于小腿内、外侧的慢性溃疡性疾病，因多发于小腿下 1/3 臁骨（胫骨）部位而得名，亦名裤口毒、裙边疮、老烂腿等。其特点是破溃处难以收口，经久不愈。西医学中本病属下肢静脉性溃疡，多由下肢静脉功能不全或下肢外伤后感染未能及时控制，迁延日久而形成的慢性非特异性溃疡。

**【病因病机】**

该病是周围血管病中的常见病，主要由于下肢静脉血液及淋巴回流障碍，而使下肢严重瘀血、静脉高压、皮肤营养障碍、色素沉着、纤维硬化，而致皮肤溃疡，久治不愈。中医学认为本病多因经久站立或担负重物，耗伤正气，气滞血瘀，致下肢脉络瘀滞不畅，瘀不去则新难生，故见下肢青筋显露、疮周灰暗，加之湿热之邪下迫，酝酿成疮。局部皮肤搔抓、碰伤、虫咬、烫伤、湿疹均可为诱发因素。

【临床表现】

本病好发于小腿下1/3，踝骨上9cm的内、外臁部位。初起时小腿内臁或外臁瘙痒，继而焮红漫肿，后则溃烂，滋水淋漓，日久不愈。疮口边缘增厚，形如缸口，疮面肉色灰白或晦暗，流出污浊臭秽脓水，疮口周围皮肤暗红或紫黑发亮。常并发湿疹，极少数有癌变。临床多见于身体肥胖者、外感湿邪与素体湿盛者，症状重，易复发。

【治疗】

**三棱针法**

操作部位：溃疡周缘小血络

操作：疮面周围皮肤常规消毒，用镊子酌量去掉疮口边缘形似橡皮圈灰白色的厚坚皮。取三棱针沿疮周围瘀斑处快速垂直点刺。刺法由密至疏，由深至浅，针距2～3mm。每周2次，连续数周，待疮周暗紫色瘀血转至红色为止。

建议出血量：以拔针见血如珠为度。

【按语】

1. 注意卫生，不可用手触摸、搔抓患处。
2. 患足宜抬高，不宜久立久行。
3. 宜经常用弹力绷带或弹力护套保护，避免损伤，以防复发。

## 七、脱疽

脱疽是由于先天不足、正气虚弱、寒邪侵袭等导致肢体脉络闭塞、气血不畅，甚或痹阻不通，发生以肢体末端紫黑溃烂，甚至坏死、趾（指）关节脱落为主要特征的一类慢性疾病。本病相当于西医的血栓闭塞性脉管炎、闭塞性动脉硬化症及糖尿病坏疽等疾病。本教材中所讨论者为脉管炎，又称“Buerger病”，是我国常见的周围血管病之一。本病绝大多数发生于男性，女性少见；年龄多在20～40岁之间；多发生在冬季。

【病因病机】

西医对本病的病因及病机目前尚不明确。初步认为其发病可能与性激素、肾上腺皮质功能、神经调节功能紊乱以及免疫等因素有关，这是发病的内因。在寒冷、潮湿、吸烟、外伤等外因的刺激下，更易于发病。病变常犯及下肢，晚期可影响上肢、脑及肠、心、肾等内脏血管。中医学认为本病的主要病因为肾阴亏损，相火旺盛；情志抑郁，忧思过度；饮食不节，脾胃失调；寒湿侵袭，邪毒蕴结。其主要病机为气血凝滞、血脉阻塞。

【临床表现】

早期症状为患趾（指）怕冷、发亮、麻木、苍白，间歇性跛行，足背动脉或胫后动脉搏动减弱或消失；皮色逐渐转为暗紫，疼痛剧烈，夜间尤甚，常抱膝而坐，不能入睡。病情加重，或呈周期性反复发作，终致肢端发黑、干瘪、坏疽、溃疡、骨节脱落。坏疽范围可侵犯其余趾（指），乃至足胫部，顽固不愈。

【治疗】

**刺络拔罐法**

操作部位：委中　委阳　足临泣　患肢局部静脉较明显处

操作：每次选取3~5穴，刺入穴位部小静脉内，使其自然出血，能拔火罐部位（如委中）待自然出血停止后再拔罐。每1~2周治疗1次，3~5次为1疗程。

建议出血量：每处每次2~10ml。

【按语】

1. 禁止吸烟，少食辛辣。
2. 冬季宜注意保暖，鞋袜宜宽大舒适，每天用温水泡洗双足。
3. 避免外伤。
4. 患侧肢体常活动锻炼，促进患肢侧支循环。
5. 坏疽感染时禁止用刺络拔罐法。

## 八、失枕

失枕是指颈部一侧的肌肉因睡眠姿势不良或感受风寒后引起痉挛而产生的颈部疼痛、功能活动受限的一种疾患，也称“落枕”、“失颈”，以青壮年人多见。中老年患者频繁发作，往往是颈椎病变的反应。症状轻者数日内可自愈，重者病程可延续数周。春、冬两季发病率较高。

西医学的颈肌劳损、颈肌风湿病、颈部扭挫伤、颈椎退行性变、肌肉筋膜炎症及颈椎小关节滑膜嵌顿、半脱位等疾病引起的颈项强痛、活动障碍可按本病治疗。

【病因病机】

本病属于手三阳和足少阳经筋病，多因平素体弱、风寒侵袭、气血瘀滞、睡眠姿势不正，或枕头高低不适，或负重过度扭转，使颈部脉络受损，气血阻滞，筋脉拘急而致颈部功能障碍。

【临床表现】

1. 患者平素喜卧高枕，或有风湿疾患及过度疲劳的病史。
2. 多数患者在晨起时突然感觉颈项部疼痛不适，常以颈项部一侧的斜方肌或胸锁乳突肌痉挛疼痛和僵直为主，头部被迫采取强迫体位，不能自由转动，俯仰困难，头部常偏向患侧，下颌偏向健侧。由外感风寒所致者，则有恶风怕冷感，再遇风寒刺激则症状加重。疼痛或呈牵掣状，甚则可牵及肩背和上臂。
3. 颈部肌肉紧张，胸锁乳突肌或斜方肌痉挛，可触及条索样肌束。
4. 有明显压痛，压痛点常分布在肩中俞、肩外俞、曲垣、厥阴俞、心俞、肩井、秉风、天宗等穴处。颈部试验无神经根受压症状。
5. X线检查一般无特殊发现，有轻度颈椎生理曲度变直的改变。

【治疗】

**1. 刺络拔罐法**

穴位：风池　肩井　患侧阿是穴

操作：常规消毒后，以三棱针点刺穴位出血，再拔火罐 10 ~ 15 分钟即可。

建议出血量：每穴每次 1 ~ 3ml。

**2. 梅花针刺血法**

穴位：患侧阿是穴

操作：局部消毒后，以梅花针叩打至皮肤渗血即可。亦可加拔罐 10 ~ 15 分钟。

建议出血量：梅花针叩刺者，微微出血为度；若加拔罐，每次 2 ~ 5ml。

**【按语】**

1. 睡眠时枕头要适中，不能过高、过低、过硬。
2. 避免颈部再感风寒。
3. 可配合推拿和热敷。

## 九、颈痹

本病是由于颈椎间盘退行性改变、颈椎骨质增生及其周围纤维结构的损害致使颈椎间隙变窄、关节囊松弛、内平衡失调而发病。患者常有多发性颈神经根、脊髓、椎动脉等软组织受累症状。本病也称颈椎病、颈椎综合征，是中老年人的常见病、多发病。本病属中医学“项肩痛”、“眩晕”等范畴。

**【病因病机】**

颈椎病是一种颈椎退行性疾病，肝肾亏虚等原因导致颈椎间盘及颈椎附件退变是本病的内因，各种急、慢性颈部外伤和感受风寒是导致本病的外因。

**1. 内因** 在一般情况下颈椎椎间盘从 30 岁以后开始退变，软骨板开始并逐渐骨化，通透性随之降低，髓核中的水分逐渐减少，最终形成纤维化，缩小变硬成为一个纤维软骨性实体，进而导致椎间盘变薄、椎间隙变窄。由于椎间隙变窄，使前、后纵韧带松弛，椎体失稳，后关节囊松弛，关节腔变小，关节面易发生磨损而导致增生。由于以上因素使颈段的脊柱稳定性下降、椎体失稳，故椎体前后形成代偿性骨质增生。总之，椎体后关节、钩椎关节等部位的骨质增生以及椎间孔变窄或椎管前后径变窄是造成脊髓、颈神经根、椎动脉及交感神经受压的主要病理基础。

**2. 外因** 由于跌、扭、闪或长期低头伏案工作均可使颈椎间盘、后关节、钩椎关节、颈椎周围各韧带及其附近软组织出现不同程度的损伤，从而破坏了颈椎的稳定性，促使颈椎椎体及附件发生代偿性骨质增生。若增生物刺激或压迫邻近神经、血管和软组织就会出现各种症状。此外，颈项部感受风寒，肌肉痉挛使局部缺血缺氧，也可引起临床症状或诱发各型颈椎病。

**【临床表现】**

**1. 神经根型颈椎病** 肩背或颈枕部呈阵发性或持续性的隐痛或剧痛。受刺激或压迫的颈脊神经其走行方向有烧灼样或刀割样疼痛，伴针刺样或过电样麻感。当颈部活动、腹压增高时，上述症状会加重。颈部活动有不同程度受限或发硬、发僵，或呈痛性斜颈畸形。患侧上肢发沉、无力，握力减弱或持物坠落。

**2. 脊髓型颈椎病** 四肢麻木、酸胀、烧灼感、僵硬无力，头痛、头昏、大小便改变（如排尿、排便障碍，排便无力或便秘等）。重者活动不便、走路不稳，甚至出现瘫痪。

**3. 椎动脉型颈椎病** 每当头部取过伸位或转向某一方位时，即出现位置性眩晕、恶心等，体位改变后清醒。突然摔倒，而此时神志大多清楚。

**4. 交感神经型颈椎病** 头痛或偏头痛，头沉或头晕，枕部痛。心跳加快或缓慢，或有心前区疼痛。肢体发凉、局部皮温降低，肢体遇冷时刺痒感，继而出现红肿、疼痛加重，也有指端发红、发热、疼痛或痛觉过敏。伴有耳鸣、耳聋等。

**5. 混合型颈椎病** 指出现两型或两型以上症状者。

X线、CT、MRI可显示椎体增生、椎管狭窄等情况。

**【治疗】**

**刺络拔罐法**

穴位：大椎　风门　天宗　肩井　颈椎棘突压痛点

操作：常规消毒后，以三棱针点刺所选穴位出血，或以梅花针叩刺，然后拔罐5～10分钟即可。

建议出血量：每穴每次1～3ml。

**【按语】**

1. 低头位工作不宜太久，需坚持做颈保健操。
2. 注意颈肩部保暖，预防感冒。
3. 睡眠时枕头高低和软硬要适宜。
4. 神经根型颈椎病炎性反应重者，可配合静脉滴注消炎脱水药物治疗。
5. 对脊髓型颈椎病，如治疗效果不佳或有进行性加重趋势者，应考虑外科手术治疗。

## 十、肩痹

肩痹是以肩部酸重疼痛、肩关节活动不利为主要表现的病证，又名冻结肩、漏肩风、五十肩、肩凝证。西医学称本病为“肩关节周围炎”，简称“肩周炎”。本病多见于中老年人，女性多于男性。

**【病因病机】**

一般认为本病的发生与外感风寒湿邪、外伤劳损、气血不足有关。西医学认为本病是肩关节周围软组织关节囊、肩袖韧带等的退行性、炎症性病变。有渗出或细胞浸润，继而纤维化和粘连，造成肩关节疼痛及功能障碍。急性期疼痛剧烈，后期因炎症粘连而致肩关节活动受限。

**【临床表现】**

1. 肩部有外伤、劳损或感受风寒湿邪的病史。
2. 肩部疼痛可因劳累或气候变化而诱发加重。疾病初起时常觉肩部酸楚疼痛，日后逐渐呈持续性酸痛或刺痛，昼轻夜重，睡眠时常被痛醒。疼痛的性质多为钝痛，活动时疼痛加剧，且可向上臂及肘部放射。压痛较广泛，常见于喙突、肩峰下、结节间沟、肩后部、肩胛骨内侧缘等。

3. 肩关节活动受限：本病开始仅有肩关节僵直感，但很快进展为肩关节各方向活动受限，尤以上臂外展、上举、外旋、内收、后伸功能受限为甚（此特征为本病区别于其他肩部疾病的要点），以致患者脱穿衣服、洗脸、梳头、叉腰等活动均出现障碍，而形成“冻结肩”。

4. 肌肉萎缩：病程较长者，由于疼痛常使肩部保持固定位置、长期废用而引起肌力降低，肩部肌肉发生失用性萎缩，常见于三角肌、冈上肌等，腋窝的前后壁胸大肌筋膜、背阔肌筋膜均呈挛缩僵硬状态。

5. X线检查一般无异常改变，后期可出现骨质疏松、关节间隙变窄或增宽以及骨质增生、软组织钙化等。

【治疗】

**1. 刺络拔罐法**

穴位：肩髃　肩髎　肩贞　臂臑　尺泽　曲池　曲泽　患肩附近压痛点

操作：每次取3~5穴，常规消毒后，以三棱针对准所选穴位或其周围的小静脉快速刺入，深度为0.1~0.3cm，出针后即拔火罐，留罐10~15分钟。

建议出血量：每处每次1~5ml。

**2. 正中静脉抽血法**

操作部位：正中静脉

操作：常规消毒后用注射器于正中静脉抽血，隔周1次。

建议出血量：每次5~10ml。

【按语】

1. 注意肩关节的保暖，避免风寒侵袭。

2. 本病治疗时应排除肩关节结核、肿瘤等疾患。

3. 治疗期间肩部避免受外伤，以防新的损伤造成出血粘连而不利于恢复。

4. 坚持功能锻炼、自主锻炼和被动锻炼，以利于肩功能的恢复，如配合推拿疗法则效果更佳。

## 十一、肘劳

肘劳是因急慢性损伤造成肱骨外上髁周围软组织的无菌性炎症，以肘部疼痛、关节活动障碍为主症的疾病，其中慢性损伤引起者较常见，也叫肱骨外上髁炎。本病属中医学“伤筋”、“痹证”的范畴，好发于劳动强度较大的中老年人，多见于从事旋转前臂、屈伸肘关节和肘部长期受震荡的劳动者，如木工、钳工、泥瓦工、打字员、网球运动员，尤其是网球运动员更易罹患本病，故又有“网球肘”之称。男女比例为3∶1，右侧多于左侧。

西医学的肱骨外上髁综合征、肱桡关节外侧滑液囊炎、肘外侧疼痛综合征、前臂伸肌腱炎、桡侧伸腕短肌与环状韧带纤维组织炎等疾病均可按本病治疗。

【病因病机】

本病主要与气血虚弱、劳伤过度及风寒湿邪侵袭导致瘀阻经筋、留于关节有关。肱骨外上髁是肱骨外上缘的骨性突起，为前臂伸肌腱的起点，有桡侧腕长短伸肌、指总伸肌、小指固有伸肌和尺侧腕伸肌的肌腱，在环状韧带平面形成腱板样的总腱，此处有微细的血管神经穿出，总腱起始部与肱桡关节、桡骨颈和环状韧带等组织紧密接触。当做伸腕、屈肘、前臂旋转及肘内翻动作时，均有牵拉应力作用于肱骨外上髁，若外伤或反复劳损，可引起肱骨外上髁骨膜炎，出现撕裂、出血，继而机化、钙化、骨化形成肱骨外上髁部增生并有纤维组织形成。

**【临床表现】**

1. 本病多见于劳动强度较大的青壮年人，有肘部急性损伤或腕关节反复屈伸劳损病史。起病缓慢，肘关节肱骨外上髁部局限性疼痛、持续性酸痛，有的病人疼痛可放射到前臂、腕部或上臂，患者握力减弱，前臂有无力感觉，甚至持物坠落；肘关节不肿，屈伸范围不受限。

2. 前臂旋转功能受限，握拳旋转时疼痛，如做提热水瓶、拧毛巾，甚至扫地等动作时均感疼痛乏力，严重者夜间痛甚。

3. 肱骨外上髁压痛明显，有些患者在肱桡关节间隙和环状韧带，甚至伸腕肌方向均有压痛。

4. 患者做伸腕抗阻时疼痛，严重者做主动伸腕时也感疼痛。

5. 患者患肢屈肘屈腕半握拳，医生将其前臂旋前，并被动地将肘伸直，如出现肘外侧疼痛者为密耳征阳性。

6. X 线检查多数为阴性，偶见肱骨外上髁处骨质密度增高的钙化阴影。

**【治疗】**

**皮肤针刺血法**

穴位：阿是穴

操作：常规消毒后，以皮肤针叩刺局部，亦可配合艾灸。

建议出血量：以局部皮肤潮红或微出血为度。

**【按语】**

1. 注意局部保暖，避免寒冷刺激。

2. 治疗期间尽量减少腕部背伸活动，避免肘部过度用力。急性发作者应绝对避免肘关节运动。

3. 功能锻炼。常用有甩鞭法，即前臂在内旋的同时屈肘，然后伸直肘关节。

## 十二、筋结

筋结是以腕、踝关节附近或其他部位出现圆滑、坚硬囊肿为主要表现的一种关节囊周围结缔组织退变所致的病证，相当于西医的“腱鞘囊肿”。好发于腕关节背侧或掌侧，囊肿的外膜为纤维结缔组织，内膜光滑，囊内为白色胶状液体，有时可与腱鞘和关节腔相通。患者多为青壮年，女性多见。

**【病因病机】**

本病多因过度劳累或外伤引起腱鞘内的滑液增多，进而发生囊性疝以及结缔组织的黏液性变所致，这种囊肿可为单发性的，也可为多发性的。腱鞘囊肿壁的外层由致密纤维结缔组织构成，内层由光滑的滑膜覆盖。其大部分由腱鞘起源，一部分由关节囊起源。从好发部位及女性多见的临床现象来看，似乎与长期的过度劳损有关。中医学认为，本病系因患部关节过度活动、反复持重、经久站立等，劳伤经筋，加之邪气所居，以致气津运行不畅，凝滞筋脉，水液积聚于骨节经络而成。

【临床表现】

在腕背手舟骨月骨间关节，或小多角骨头状骨间关节，或拇长伸肌腱与指总伸肌腱间隙部位露出包块，呈半球形或梭形，直径 1～1.5cm 大小，表面光滑，不与皮肤相连，基底固定，质地为橡皮样或有囊性感，关节位置变换或囊内压降低时，可出现波动感，反之坚硬如石，一般疼痛或压痛较轻。

【治疗】

三棱针法

操作部位：囊肿最高点

操作：局部常规消毒，用三棱针从囊肿最高点迅速点刺，刺破皮肤后，按压使囊肿内容物外溢或向四周流散。术后按常规护理，加压包扎 2～3 天。

【按语】

1. 避免局部过度活动和外伤，尽量减少劳损筋膜间的摩擦。

2. 局部针刺治疗后，宜保持局部清洁，预防感染。

3. 注意休息，勤做室内运动，做柔软操或局部按摩。

## 十三、肌纤维织炎

肌纤维织炎主要为肌肉、筋膜和脂肪组织内的纤维组织病变，无特殊病理改变。寒冷、潮湿、过度疲劳、姿势不正或精神创伤均可诱发。本病不分男女，任何年龄均可发生。好发部位为腰背、颈、肩和胸部。

【病因病机】

由于背腰部肌肉的急性扭挫伤未能及时适当治疗，或由于长期进行单一姿势弯腰负重的体力劳动等，使得背部肌肉及筋膜反复长期受外力的牵拉，多次的外伤引起慢性累积性损伤而导致本病；亦有因先天变异在负重时不平衡所造成。以上原因均可使肌肉及筋膜产生无菌性炎症、渗出、水肿，如日久不愈则致粘连及纤维病变。在原有基础上复感风、寒、湿邪，可出现背部疼痛加重，以夜间及阴雨天疼痛明显。

【临床表现】

1. 本病起病可缓可急，主要症状为局部疼痛、肌肉痉挛和运动障碍，患部肌肉有局限性压痛，有时可扪及纤维织炎的痛性或无痛性结节。

2. 背部呈现疼痛，这种疼痛一般都与天气变化有关，如阴雨天、潮湿、风寒等因素可使症状加重。

3. 早晨疼痛较甚，但稍微活动后、热敷或服止痛药后，疼痛减轻，如再疲劳后症状又加重。

4. 背部肌肉多呈现僵硬发板且有沉重感，功能活动稍受限或接近正常。

5. X 线检查无骨质破坏，有的可见脊柱有先天性异常或椎体轻度增生。

【治疗】

**皮肤针刺络拔罐法**

主穴：阿是穴

配穴：局部循经配取 1～2 穴

操作方法：以梅花叩刺至局部皮肤微出血后，拔罐 5～10 分钟，亦可加灸治疗。

建议出血量：每穴每次 1～3ml。

【按语】

1. 加强腰背肌肉锻炼。
2. 在工作、劳动中尽可能变换姿势，注意纠正习惯性不良姿势。
3. 平时常睡板床或系宽皮带束腰等。
4. 避免感受风寒。

## 附：腰肌筋膜炎

腰肌筋膜炎又称腰部纤维组织炎、肌肉风湿症，是腰部肌肉、筋膜、韧带及皮下组织中容易发生的疾病，是腰部的慢性损伤性疾病。

【病因病机】

绝大多数患者是因腰部外伤后，治疗不当或不及时，以及劳损、外感风寒邪气等因素所造成，临床中以青壮年为多见。

【临床表现】

本病根据临床症状不同，分为急、慢性两种。急性表现为患部疼痛剧烈，有烧灼感，腰部活动时症状加重，局部压痛明显，可伴有体温升高，血液检查可见白细胞增高；慢性者表现为腰部酸痛、肌肉僵硬发板，有沉重感，常在天气变化如阴雨天气及夜间或处潮湿地域时疼痛明显加重，并且每于晨起腰部酸痛加重，但在稍加活动后疼痛有所缓解，劳累后又可加重。腰部压痛广泛，多无局限性压痛，腰部功能活动正常，但在活动时，腰部发板、酸痛明显。

检查时发现腰部肌肉僵硬，骶棘肌所在部位呈条索状改变。

【治疗】

治疗方法同肌纤维织炎。

【按语】

1. 避免感受风寒。
2. 对腰部的急性损伤应积极进行治疗，力争早日康复，以免延误疾病而转为慢性。

## 十四、闪腰

本病也称急性腰扭伤，是指腰部肌肉、筋膜、韧带、椎间小关节、腰骶关节的急性损伤，多由突然遭受外力所致。中医学也称之为“岔气”，古代文献称“瘀血腰痛”，是最常见的腰痛疾病。多见于青壮年和体力劳动者以及长期从事弯腰工作的人和平时缺乏锻炼、肌肉不发达者，也可见于偶然劳作不慎损伤者。男性较女性为多。

【病因病机】

本病是由于腰部跌仆闪挫，气滞阻络、血瘀气阻以致腰部肿胀、疼痛、活动受限。腰部是脊柱运动中负重最大、活动较多的部位，支持人体上半身的重量，能做前屈、后伸、侧屈、旋转等多方向的活动，为身体活动的枢纽。腰部周围只有一些肌肉、筋膜、韧带等软组织，无骨性结构保护，故腰部运动时过度负重、不良的弯腰姿势等所产生的强大拉力和压力以及外来的冲击力，很容易引起腰部肌肉、筋膜、韧带、椎间小关节、腰骶关节的损伤。急性腰扭伤若处理不当或治疗不及时，亦可使症状长期延续，变成慢性腰痛。

【临床表现】

**1. 腰部有明显外伤史** 常于扭伤后出现腰痛、腰部僵硬，有断折感，呈持续性，部位局限固定，患者多能准确指出疼痛部位，多数患者经数小时或一夜的休息后，症状加重，腰部屈伸、旋转及下床、翻身均感困难，咳嗽、深呼吸时疼痛加剧。腰椎的生理曲线有不同程度的改变，前凸减少或左右侧弯。下肢出现牵涉性疼痛，疼痛的分布一般牵涉臀部及大腿后侧，而不涉及小腿后外侧及足背等部位。但有个别患者有时会出现沿坐骨神经分布区域疼痛，亦多为反射性。肌纤维或胸腰筋膜撕裂严重时，局部皮下可见到瘀斑、肿胀。

**2. 压痛** 多数患者有明显的局部压痛，少数患者压痛范围较大，或痛点深在而不易触及。压痛点多见于腰骶部，腰椎第3横突尖，第4、5腰椎及第1骶椎的棘间、棘上韧带，骶棘肌和髂肌等。压痛部位与受伤部位一致。

**3. 肌肉痉挛** 主要发生于骶棘肌和臀部肌肉，是因疼痛刺激引起的一种保护性反应。多数为单侧，也有双侧。肌肉隆起，触之紧张度增加且疼痛。

**4. 不同部位表现不同** 如为棘间或棘上韧带损伤，以第3、4、5腰椎多见，痛点局限且表浅，弯腰时疼痛加重，活动受限；如为肌肉损伤，因屈曲、伸展、侧弯均受牵扯，发生收缩运动，引起疼痛加剧，故脊柱各方向活动均受限；若为后关节损伤，则疼痛部位较深在，不易触及，但叩击时可引起剧烈震痛，旋转功能活动明显受限；若为后关节滑膜嵌顿或绞锁，疼痛剧烈难忍，腰肌处于紧张状态，腰部的任何活动均严重受限，身体处于紧张的强迫体位。

**5. 腰骶扭转试验阳性** 卧位，屈髋屈膝，做下肢扭转活动，如腰骶疼痛即为阳性，表明病变在腰骶部。

**6. X线检查** 一般单纯性腰扭伤患者X线检查无任何病理改变，对严重腰扭伤患者需拍腰骶部正、侧、斜三种方位的X线，以除外关节突、峡部、横突骨折及结核、肿瘤等病变。

【治疗】

**1. 三棱针法**

穴位：委中 患部阿是穴

操作：常规消毒后，以三棱针刺入委中或阿是穴周周小静脉血管。

建议出血量：委中每次10～20ml，其余穴位每次2～5ml即可。

**2. 刺络拔罐法**

穴位：委中 腰俞 腰阳关 患部阿是穴

操作：常规消毒后，以三棱针点刺上述穴位出血，或以梅花针叩刺局部压痛点，然后拔罐，留 5 ~ 10 分钟即可。

建议出血量：每穴每次 2 ~ 5ml。

【按语】

1. 治疗期间，患者卧硬板床休息，腰部制动 3 ~ 4 天。

2. 在治疗时患者应根据情况选择肢体最放松的位置，不必强调某一体位。

3. 在患者能忍受情况下可适当进行功能锻炼，如旋转、屈伸及腰背肌锻炼，运动要适度，避免再度扭伤。

4. 局部要注意保暖，避免风寒湿邪的侵袭。

## 十五、历节风

本病是指椎间盘退变引起椎间隙狭窄、椎体边缘增生及小关节因退变而形成的脊椎骨关节病变，又称增生性脊椎炎、肥大性脊柱炎、退行性脊柱炎、老年性脊柱炎、脊椎骨关节炎等，以椎体边缘增生和小关节肥大性变化为其主要特征。本病好发于中年以后，男性多于女性，长期从事体力劳动者易患此病。

【病因病机】

退行性变是发生本病的主要内因。椎体边缘增生与椎间盘退变有着密切的联系，也与年龄、压力及创伤有关。腰椎间盘在人体直立时是负重最大、活动最多的地方，在日常生活和劳动中受到损伤的机会较其他组织为多，加之椎间盘缺乏直接的血液供应，故损伤、退变后修复较慢。椎间盘退变后，失去其固有的弹性，厚度变薄，椎间隙变窄，从而减弱了椎体对压力的抵抗，椎体和小关节不断受到震荡、冲击和磨损，椎体边缘及小关节退变增生，因而导致本病的发生。

损伤和劳损是导致本病的外部因素。由于腰部长期负重和过度活动，损伤和劳损机会增多，腰椎的损伤又进一步加速椎间盘退变，弹性减弱，同时引起周围韧带松弛；关节不稳定，使椎体不断受到创伤刺激，日久形成骨刺。骨刺的产生一般与年龄增长成正比，年龄愈大，增生愈严重。骨刺发生的部位，由于杠杆力学的作用，多发生在脊柱生理曲度的凹侧，所以压力和重力与骨刺的产生有密切关系，压力可能是引起骨刺的主要因素，骨刺则是椎体对于压力的反应，是骨组织对压力所产生的代偿性产物。

【临床表现】

1. 患者多为 40 岁以上的中老年人，有长期从事弯腰劳动和负重的工作史或有外伤史，起病缓慢。

2. 每遇阴雨天气及夜间疼痛加重，患者常感腰背酸痛不适、僵硬板紧，不能久坐久站。晨起或久坐起立时症状较重，稍加活动后减轻，但过度活动或劳累后加重。

3. 腰部俯仰活动不利，但被动运动基本达到正常。背部略呈圆背畸形，可出现棘突增大排列不整齐，局部有深在性叩击痛。

4. 急性发作时，腰痛较剧，且可牵掣臀部及大腿。若骨刺压迫或刺激马尾神经时，可出现下肢麻木无力、感觉障碍等症状。

5. 腰椎生理曲度减小或消失，甚或出现反弓。

6. 局部肌肉痉挛，有轻度压痛，一般无放射痛。

7. 下肢后伸试验常呈阳性，而直腿抬高试验阴性。

8. X 线检查可见椎体边缘有不同程度增生，或有椎间隙变窄、生理弧度改变。

【治疗】

**梅花针刺络拔罐法**

穴位：患椎夹脊穴及邻近腧穴

操作：局部消毒后，以梅花针叩刺患处，再拔罐 15 分钟。

建议出血量：每穴每次 2～5ml。

【按语】

1. 避风寒，卧硬板床，适当进行腰部功能锻炼。

2. 劳动时腰部宜用腰围固定，以增加腰椎的稳定性。

## 十六、梨状肌综合征

梨状肌综合征是由于间接外力使梨状肌受到牵拉而造成撕裂，引起局部充血、水肿、痉挛，从而刺激或压迫坐骨神经，产生局部疼痛并向下肢后外侧放射和功能障碍等一系列表现的综合征。本病又称梨状肌损伤、梨状肌孔狭窄综合征，为临床常见疾病之一。

【病因病机】

梨状肌损伤多由间接外力所致，如闪扭、跨越、下蹲等，尤其在负重时，髋关节过度外展、外旋或下蹲猛然直立用力，梨状肌突然过度收缩或牵拉而致撕裂损伤，局部渗血、水肿，引起无菌性炎症，肌肉产生保护性痉挛，从而刺激或压迫周围的神经、血管而产生症状。风寒湿邪侵袭、骶髂关节的病损或妇女的慢性盆腔炎也会导致本病。

坐骨神经紧贴梨状肌下缘穿出为正常型。梨状肌变异是指坐骨神经和梨状肌的解剖位置发生改变。梨状肌变异有两种类型：一是坐骨神经从梨状肌肌腹中穿出；另一类是指坐骨神经高位分支，即坐骨神经在梨状肌处就分为腓总神经和胫神经，腓总神经从梨状肌肌腹中穿出，胫神经在梨状肌下穿出。在临床上梨状肌综合征好发于上述变异，显然和这一解剖结构上的异常情况有密切关系。一旦梨状肌因损伤或受风寒湿邪侵袭，即可使梨状肌痉挛收缩，导致其营养障碍，出现弥漫性水肿、炎症而使梨状肌肌腹钝厚、松软、弹性下降等，使梨状肌上、下孔变狭窄，从而刺激或压迫坐骨神经、血管等出现一系列临床症状。

【临床表现】

**1. 病史** 大部分患者有外伤史，如闪扭、跨越、负重下蹲，部分患者有感受风寒病史。

**2. 臀部深层疼痛** 疼痛可呈“烧灼样”、“刀割样”或“跳脓样”疼痛，且有紧缩感，疼痛逐渐沿坐骨神经分布区域出现下肢放射痛；偶有小腿外侧麻木及会阴部下坠不适。

**3. 活动受限** 患侧下肢不能伸直，自觉下肢短缩，步履跛行，或呈鸭步移行。髋关节内收、内旋活动受限。

**4. 压痛**　沿梨状肌体表投影区有明显压痛。

**5. 肌痉挛**　在梨状肌处可触及条索样改变或弥漫性肿胀的肌束隆起，日久可出现臀部肌肉萎缩、松软。

**6. 患侧下肢直腿抬高试验**　在60°以前疼痛明显；当超过60°时，疼痛反而减轻。

**7. 梨状肌紧张试验**　阳性。

**8. X 线检查**　可排除髋关节的骨性疾病。

**【治疗】**

**刺络拔罐法**

穴位：环跳　承扶　压痛点

操作：常规消毒，以三棱针对准已选穴位刺出血，再拔罐10~20分钟即可。

建议出血量：每穴每次2~5ml。

**【按语】**

1. 梨状肌位置较深，治疗时不可因位置深而用暴力，避免造成新的损伤。
2. 急性损伤期应卧床休息1~2周，以利于损伤组织的修复。
3. 注意局部保暖，免受风寒刺激。
4. 嘱患者反复做患肢的外展运动、下蹲活动。

## 十七、坐骨神经痛

坐骨神经痛是指多种原因所致的沿坐骨神经通路（腰、臀、大腿后侧、小腿后外侧及足外侧）以疼痛为主要症状的综合征，是各种原因引起坐骨神经受压而出现的炎性病变，通常分为根性坐骨神经痛和干性坐骨神经痛两种。中医学称之为“坐臀风”、“腿股风”、“腰腿痛”等。

**【病因病机】**

引起根性坐骨神经痛最常见的原因，主要有脊髓、脊膜、脊柱等部位的炎症，如腰骶脊膜神经根炎等。引起干性坐骨神经痛的原因有骶髂关节炎、子宫附件炎、髋关节炎等。中医学认为，该病的发生或因风寒湿邪，乘虚侵入人体，引起气血运行不畅，经络阻滞；或因外伤跌仆，致气血瘀滞、经络不通而致病。其发病部位主要在足太阳、足少阳经脉的循行部位。具体病因病机分述如下：

**1. 瘀血阻络型**　瘀血留着，阻滞经脉，经络气血运行不畅，不通则痛。

**2. 寒邪凝滞型**　寒为阴邪，其性收敛凝闭，侵袭局部经络，郁遏卫阳，凝滞营阴，以致气血不通，不通则痛。

**3. 湿热浸淫型**　湿邪侵袭，其性重着、黏滞，留着筋骨肌肉，闭阻气血，可使腰府经气不运；热邪常与湿合，或湿蕴生热而滞于腰府，造成经脉不畅。

**4. 正气不足型**　素体虚弱，或劳欲久病，气血亏损，不能濡养筋脉，筋脉不养，不荣则痛。

**【临床表现】**

坐骨神经痛以单侧为多，中年男性多见，起病常急骤，但也有缓起的。急性者常先有下背部酸痛和腰部僵直感，数日后即出现沿坐骨神经通路的剧烈疼痛，亦有在起病前数周已在步行或运动中牵拉神经而引起的短暂性疼痛，逐步加重而发展为剧烈疼痛。疼痛由臀部或髋部向下扩散至足部，在髂后坐骨孔、股骨大转子内侧、大腿后面中部、腘窝、小腿外侧和足背外侧最为严重。疼痛呈持续性钝痛并有发作性加剧。发作性疼痛可呈烧灼样或刀刺样，常在夜间加剧。为了减轻疼痛，病人常采取各种特殊的减轻疼痛的姿势，例如在睡眠时喜向健侧侧卧，病侧髋、膝关节微屈。如果要求仰卧的病人坐起时，其病侧膝关节弯曲，此为保护性的反射性症状，称为起坐症。坐下时首先是健侧臀部着力，站立时身体略向健侧倾斜，病侧下肢髋、膝关节处微屈，造成脊柱侧凸，多数凸向病侧，即躯干向健侧倾斜以减轻椎间孔处神经根的压力；少数可凸向健侧，以减轻神经干的张力。俯拾物件时，病人常先屈曲患侧膝关节，以免牵拉坐骨神经。根性坐骨神经痛在咳嗽、打喷嚏及排便时疼痛加剧，并呈放射性，腰椎棘突和横突的压痛最为明显，而沿坐骨神经通路各点的压痛轻微或无压痛，直腿抬高试验、屈颈试验和压颈试验阳性为其特点。《灵枢·经脉》中“脊痛，腰似折，髀不可以曲，腘如结，踹如裂”，形象地描述了本病的临床表现。具体表现如下：

**1. 瘀血阻络型** 主要表现为有腰部挫伤史，腰腿刺痛，痛处拒按，按之刺痛放散，夜间痛甚，不能俯仰，转侧不利，舌紫暗或有瘀斑，脉滞涩。

**2. 风寒湿型** 主要表现为腰腿冷痛，上下走窜，屈伸不便，遇阴雨寒冷气候加重，或伴下肢肿胀，苔薄白或白腻，脉浮紧或沉。

**3. 正气不足型** 主要表现为腰腿隐痛，反复发作，遇劳则甚，下肢痿软，恶风，畏寒，喜揉喜按，神疲乏力，面色无华，舌淡苔少，脉沉细。

【治疗】

**1. 三棱针法**

（1）足太阳经型

主穴：委中 腰俞

配穴：委阳 昆仑

操作：将患侧上述腧穴消毒，用三棱针点刺出血，挤出血液。每日 1 次，3 次为 1 个疗程。

建议出血量：每穴每次 1～5ml。

（2）足少阳经型

主穴：阳陵泉 悬钟

配穴：阳交 环跳

操作：将患侧上述腧穴消毒，用三棱针点刺出血，挤出血液。每日 1 次，3 次为 1 个疗程。

建议出血量：每处每穴每次 1～3ml。

**2. 刺络拔罐法**

穴位：阿是穴

操作：将穴位消毒，用三棱针点刺出血，再将火罐拔扣在该处，留罐 5～15 分钟。每日 1 次。

建议出血量：每处每次 2～5ml。

【按语】

1. 急性期卧床休息，椎间盘突出症者应睡硬板床。

2. 平时注意保暖，劳动时注意正确姿势。

## 十八、皮痹（股外侧皮神经炎）

股外侧皮神经炎是皮神经炎中最常见的一种，又称“感觉异常性股痛”，是由于股外侧皮神经受损而产生的大腿前外侧皮肤感觉异常及疼痛的综合征。本病可归属中医学的“皮痹”范畴。

【病因病机】

股外侧皮神经的任何一段受到损伤均可引起本病，如脊椎增生性骨关节病、强直性脊柱炎、腰椎间盘病变等可压迫刺激该神经引起本病。此外全身性疾病如痛风、糖尿病、肥胖、风湿热、梅毒、乙醇中毒，甚至流感都可导致股外侧皮神经发生炎症而致本病的发生。有些多发性硬化、神经根炎等神经系统病变及腹部盆腔的炎症、肿瘤、结石等也可导致本病的发生。中医学认为，本病的病机为外感风寒湿邪，致营卫不和，或外伤、受压等因素导致经络阻滞，不通则痛；或肌肤失养而麻木不仁。具体病因病机分述如下：

**1. 外邪侵袭**　平素体虚，阳气不足，卫外不固，腠理空虚，易为风、寒、湿、热之邪乘虚侵袭，痹阻肌肉，而致营卫行涩，经络不通，发生疼痛、麻木。

**2. 瘀血痹阻**　瘀血停留，阻塞经络，局部经络气血运行不畅，气血阻滞不通，不通则痛；或瘀血内停，新血不生，肌肤失养而麻木。

【临床表现】

该病以中年男性为多见，发病过程缓慢渐进，病人自觉大腿前外侧皮肤呈针刺样疼痛，同时伴有异常感觉，如蚁走感、烧灼感、寒凉感、麻木感等。开始发病时疼痛呈间断性，逐渐变为持续性，有时疼痛可十分剧烈。衣服摩擦、动作用力、站立或行走时间过长都可使感觉异常加重。查体时大腿前外侧皮肤的感觉、痛觉和温度觉减退甚至消失，有的伴有皮肤萎缩，但肌肉无萎缩，腱反射正常存在，也无运动障碍。《针灸甲乙经》中有“髀痹引膝股外廉痛，不仁”的记载，与股外侧皮神经炎临床表现类似。

**1. 外邪侵袭型**　主要表现为大腿冷痛、麻木，得温痛减，遇寒加重，伴恶寒发热等表证，苔薄白或白腻，脉浮紧或沉。

**2. 瘀血痹阻型**　主要表现为大腿刺痛及麻木，痛处固定，拒按，入夜尤甚，舌有瘀斑，脉涩。

【治疗】

**1. 三棱针法**

主穴：局部阿是穴

配穴：阳陵泉　风市

操作：将患侧上述腧穴消毒，用三棱针点刺，挤出血液。每日 1 次，3 次为 1 个疗程。

建议出血量：每穴每次 1 ~ 3ml。

**2. 刺络拔罐法**

穴位：局部阿是穴

操作：将穴位消毒用三棱针点刺出血，再将火罐拔扣在该处，留罐 5 ~ 15 分钟。每日 1 次。

建议出血量：每穴每次 2 ~ 5ml。

**【按语】**

1. 针灸治疗本病有较好的效果。对于有明显的致病因素者，应积极治疗原发病。

2. 患者应注意病变局部的保暖，避免受凉。

## 十九、踝关节扭伤

踝关节扭伤是由于行走时不慎踏在凸凹不平物上或腾空后足跖屈落地，足部受力不均而致踝关节突然内翻或外翻造成踝部软组织损伤，是临床上常见的损伤之一。中医称为“踝缝伤筋”。本病包括踝部韧带、肌腱、关节囊等软组织的损伤，但主要是指韧带的损伤。任何年龄均可发生本病，尤以青壮年更多见。

**【病因病机】**

踝关节扭伤多由从高处坠下、下楼梯落空、在凸凹不平道路上行走或奔跑等原因所致，尤其是当踝关节处于跖屈位时，更容易发生扭伤。该病可分为内翻位扭伤和外翻位扭伤两类，以跖屈内翻位扭伤最多见。内翻位扭伤时，多造成踝部外侧的距腓前韧带和跟腓韧带损伤，距腓后韧带损伤则少见；外翻位扭伤多损伤踝部内侧的三角韧带，但由于三角韧带较坚韧，一般不易造成韧带的损伤而常常发生内踝的撕脱骨折。

当踝关节的内、外翻及旋转活动超过了踝关节的正常活动范围及韧带的维系能力时，则首先造成韧带的撕裂伤或韧带附着部位的撕脱骨折。如果关节附近的脂肪组织及断裂的韧带嵌入关节间隙中，则使关节腔内及皮下发生瘀血，韧带全部断裂时可合并踝关节的脱位。

**【临床表现】**

1. 患者多有急性扭伤史。损伤后局部疼痛，尤以内、外翻活动及行走时疼痛明显。轻者可见局部肿胀，重者则整个踝关节均肿胀。踝部的软组织较少，损伤后常可引起局部血管破裂，见皮下瘀血明显，尤其是在伤后 2 ~ 3 天，皮下瘀血青紫更为明显。

2. 主要表现为跛行，走路时患足不敢用力着地，因踝关节活动的损伤部位疼痛而致关节活动受限。

3. 踝关节被动内、外翻并跖屈时，局部疼痛剧烈。如足内翻跖屈时，外踝前下方发生疼痛，且有明显局部压痛。

4. X 线检查可除外撕脱骨折、脱位等。被动强力使足内翻或外翻位，在此应力下拍摄 X 线片，若见踝关节间隙明显不等宽或距骨脱位的征象，则提示韧带完全断裂。

**【治疗】**

**三棱针法**

穴位：申脉　照海　局部显张之静脉

操作：消毒后，以三棱针刺出血，每日 1 次。亦可加拔罐治疗。

建议出血量：每穴每次 5 ~6 滴；静脉每次 5 ~10ml；若加拔罐，每处每次 2 ~5ml。

【按语】

1. 如果踝关节韧带损伤轻者可用绷带或胶布将踝关节固定于韧带松弛位。即外侧副韧带损伤将足外翻位固定，内侧副韧带损伤将足内翻位固定。韧带撕裂严重者，也可采用石膏托按上述方法固定之，3 周左右拆除外固定即可。

2. 外固定期间，应练习足趾的屈伸活动和小腿肌肉收缩活动。拆除外固定后，要逐渐练习踝关节的内、外翻及跖屈、背伸活动，以预防粘连，恢复踝关节的功能。

3. 注意踝部保暖，避免重复扭伤。

### 二十、骨折后功能障碍

骨折后功能障碍即骨折后伴随软组织损伤导致的疼痛肿胀、瘢痕粘连和关节肌肉挛缩、肌肉萎缩、关节僵硬、创伤性关节炎等一系列症状。

【病因病机】

由于外力导致骨断筋伤，瘀血阻滞，络脉不通，出现局部肿胀疼痛、肌肉反射性痉挛、肌肉失去附着或原有的杠杆作用以及组织破坏（神经、血管、肌肉、肌腱等），从而导致功能障碍。这些原因可同时存在，亦可部分存在。

【临床表现】

伤肢功能障碍，有血肿、皮肤青紫等症状；肌肉、肌腱、韧带和关节囊等软组织损伤，导致瘢痕粘连和关节肌肉挛缩、失用性肌肉萎缩、关节僵硬和骨质疏松；卧床可引起心肺功能水平下降；关节内骨折可继发创伤性关节炎；不完全骨折或嵌插骨折，功能障碍较轻。

【治疗】

**刺络拔罐法**

穴位：根据不同伤情，辨证取穴或局部取穴。

操作：选取局部穴位及其周围显露的血管，常规消毒，以三棱针刺破使少量血液流出，并加拔火罐。

建议出血量：每处每次 2 ~5ml。

【按语】

1. 注意功能锻炼，不要造成新的损伤。

2. 可配合中药熏洗。

## 第三节　妇产科疾病

### 一、月经不调

月经不调是指月经周期、经量、经色、经质发生异常，非生理性的月经停闭以及伴随月经失调出现的全身性相关症状，是妇科常见病之一，主要包括月经先期、月经后期、月经先后无定期等。西医学中的功能性子宫出血、生殖器官炎症、肿瘤等也可出现类似症状。

【病因病机】

月经不调的发生与经期的生理状态、患者的素体情况、致病因素、生活环境、年龄阶段有密切关系。妇女在月经期及经期前后有病邪侵入，或七情过度，或感受六淫，或饮食不当，或劳损过度，加之素体虚弱，以致脏腑功能失常，气血失调，损伤冲任，导致冲任、胞宫失调，肾气、天癸异常，而致月经不调。月经先期多由血热和气虚所致，月经后期多因血虚、血寒和气滞引起，月经先后无定期多由肝郁、肾虚而致。泻血疗法多用于偏实的证候。

**1. 月经先期** 阴虚或阳盛，或肝郁化热，热伤冲任，迫血妄行，遂致月经提前而至。气虚冲任不固，经血失于制约，月经亦可提前而至。

**2. 月经后期** 血虚、虚寒、精血不足，血海不能按时满溢而致月经后期。寒凝或气滞，导致胞脉不畅，血行迟滞，遂致经行错后。

**3. 月经先后无定期** 肾气不充，开阖不利，冲任气血不调，血海蓄溢失常而月经紊乱。或肝郁，素性抑郁，或忿怒过度，肝气逆乱，气乱血乱，冲任失司，血海蓄溢失常，遂致月经先后无定期。

【临床表现】

**1. 月经先期** 月经周期提前 7 天以上，甚至一月两行。若兼有月经量多、色深红或紫红、经质黏稠，并伴有心胸烦闷、面赤口干、大便干、小便黄、舌红苔黄、脉滑数者，为实热。若兼有月经量少、色红、经质黏稠，且伴潮热盗汗、手足心热、腰膝酸软、舌红少苔、脉细数者，则为虚热。若兼见量或多或少、经色紫红、质黏并夹有血块，经行不畅，并伴有胸胁乳房胀痛、心烦易怒、舌苔薄黄、脉弦数者，则为郁热。若兼见月经量多色淡、质清稀，伴面色白、神疲肢倦、心悸气短、自觉小腹空坠、舌淡苔薄、脉弱无力者，为气虚。

**2. 月经后期** 月经周期延迟 7 天以上，甚至四五十天一潮。如兼月经量少、色暗、小腹冷痛但得热痛减、畏寒肢冷、脘腹冷痛剧烈、舌苔薄白、脉沉紧者，则为实寒。若兼有月经量少色淡、经质清稀、小腹隐隐作痛而喜热喜按、腰酸无力、大便溏薄、舌淡苔白、脉沉迟者，为虚寒。若兼见月经后期、量少色淡、小腹空痛、身体消瘦、面色萎黄、头目眩晕、心悸少寐、舌淡红少苔、脉虚细者，为血虚。若月经量少色暗、小腹胀满而痛、精神抑郁、胸痞不舒嗳气稍减、胸胁乳房胀满、苔白、脉弦者，为气滞证。

**3. 月经先后无定期** 月经不能按周期来潮，或提前，或错后。若兼见月经量或多或少、色紫红、质黏稠、经行不畅、胸胁乳房胀痛、嗳气不舒、善太息、舌苔白、脉弦者，为肝郁。如月经量少、质稀，伴有腰膝酸软、头晕耳鸣、舌淡苔白、脉沉弱者，则为肾虚所致。

【治疗】

**1. 三棱针法**

主穴：次髎　曲骨　三阴交　然谷

配穴：肝俞　肾俞　脾俞　膈俞　足三里　隐白　大敦

操作：将上述腧穴消毒，用三棱针点刺，挤出血液。每日 1 次，3 次为 1 个疗程。虚证患者可使用梅花针叩刺，注意掌握刺激量与出血量。

建议出血量：点刺时每穴每次 5 ~6 滴。梅花针叩刺时以皮肤潮红或微微渗血为度。

**2. 刺络拔罐法**

穴位：骶部暴露的络脉及敏感点 3 ~4 个　次髎

操作：将穴位消毒，用三棱针点刺出血，再将火罐拔扣在该处，留罐 5 ~15 分钟。隔日 1 次，10 次为 1 疗程。主要用于实证。

建议出血量：每处每次 1 ~3ml。

**3. 梅花针法**

穴位：骶部暴露的络脉及敏感点　腰骶部脊柱两侧　曲骨　三阴交　然谷　太冲

操作：依疾病的虚实决定刺激量与出血量。虚证患者弱刺激，轻微出血即可。隔日 1 次，10 次为 1 疗程。

建议出血量：皮肤潮红或微出血为度。

**【按语】**

1. 根据虚实寒热，决定放血的量与次数。
2. 平素依据虚实，适当调养。
3. 应结合西医学妇科检查，明确诊断。

## 二、痛经

凡在经期或经行前后，出现周期性小腹疼痛，或痛引腰骶，甚至剧痛晕厥者，称为“痛经”，亦称“经行腹痛”。西医学把痛经分为原发性痛经和继发性痛经，前者又称功能性痛经，系指生殖器官无明显器质性病变者；后者多继发于生殖器官某些器质性病变，如盆腔子宫内膜异位症、子宫腺肌病、慢性盆腔炎等。功能性痛经容易痊愈；器质性病变导致的痛经病程较长，缠绵难愈。

**【病因病机】**

本病的发生与冲任、胞宫的周期性生理变化密切相关。

平素贪凉，或经期前后感受寒邪，或过食寒凉生冷，寒客冲任，与血搏结，以致气血凝滞不畅。

素性抑郁，或忿怒伤肝、肝郁气滞、气滞血瘀，或经期前后余血内留，蓄而成瘀，瘀滞冲任，血行不畅。

素有湿热内蕴，或经期前后感受湿热之邪，湿热与血搏结，稽留于冲任、胞宫，以致气血凝滞不畅，经行之际，气血下注冲任，胞脉气血壅滞。

先天肾气不足，或房劳多产，或久病虚损，伤及肾气。肾虚则精亏血少，冲任不足，经行血泄，胞脉愈虚，失于濡养。

素体虚弱，气血不足，或大病久病耗伤气血，或脾胃虚弱化源不足。气虚血少，经行血泄，冲任气血更虚，胞脉失于濡养。

总之，本病的主要病机在于邪气内伏或精血素亏，更值经期前后冲任二脉气血的生理变化急骤，导致胞宫的气血运行不畅，“不通则痛”；或胞宫失于濡养，“不荣则痛”，故使痛经发作。

【临床表现】

本病以伴随月经周期出现下腹疼痛，或由腹痛而引腰骶部或外阴、肛门坠痛为特征。疼痛多发生在经前1~2天或行经第1~2天，可伴有恶心呕吐、冷汗、四肢厥冷，甚至可因剧烈疼痛而致晕厥，继而阵发性疼痛，12~24小时后逐渐消失。

本病以伴随月经来潮而周期性小腹疼痛为辨证要点，根据其疼痛发生的时间、部位、性质、喜按或拒按等不同情况，明辨其虚实寒热、在气在血。一般痛在经前、经期，多属实；痛在经后、经期，多属虚。痛胀俱甚、拒按，多属实；隐隐作痛、喜揉喜按，多属虚。得热痛减多为寒，得热痛甚多为热。痛甚于胀多为血瘀，胀甚于痛多为气滞。痛在两侧少腹病多在肝，痛连腰际病多在肾。

【治疗】

**1. 三棱针法**

主穴：十七椎下　八髎

配穴：地机　三阴交　血海　委中　隐白　大敦

操作：将上述腧穴消毒，用三棱针点刺，挤出血液。每日1次，3次为1个疗程。虚证患者可使用梅花针叩刺，注意掌握刺激量与出血量。

建议出血量：点刺时每穴每次5~6滴。梅花针叩刺时以皮肤潮红或微微渗血为度。

**2. 刺络拔罐法**

穴位：骶部暴露的络脉及敏感点3~4个　次髎

操作：将穴位消毒，用三棱针点刺出血，再将火罐拔扣在该处，留罐5~15分钟。每日1次，10次为1疗程。主要用于实证。

建议出血量：每处每次2~5ml。

【按语】

1. 根据虚实寒热，决定放血的量与次数。
2. 不可贪纳寒凉或过食生冷。
3. 平素依据虚实，适当调养。

## 三、带下病

带下的量明显增多，色、质、气味发生异常，或伴全身、局部症状者，称为“带下病”，又称“下白物”、“流秽物”。本病相当于西医学的阴道炎、子宫颈炎、盆腔炎、妇科肿瘤等疾病引起的带下增多。

带下病多因湿邪为患，故其病缠绵，反复发作，不易速愈，而且常并发月经不调、闭经、不孕、癥瘕等疾病，是妇科领域中仅次于月经病的常见病，应予重视。

【病因病机】

本病主要病因是湿邪，湿有内外之别。外湿指外感之湿邪，如经期涉水淋雨、感受寒湿，或产后胞脉空虚，摄生不洁，湿毒邪气乘虚内侵胞宫，以致任脉损伤，带脉失约，引起带下病。内湿的产生与脏腑气血功能失调有密切的关系：脾虚运化失职，水湿内停，下注任带；肾阳不足，气化失常，水湿内停，又关门不固，精液下滑；素体阴虚，感受湿热之邪，伤及任带。总之，带下病系湿邪为患，而脾肾功能失常又是发病的内在条件；病位主要在前阴、胞宫；任脉损伤、带脉失约是带下病的核心机理。

【临床表现】

带下病辨证主要根据带下量、色、质、气味，其次根据伴随症状及舌脉辨其寒热虚实。如带下量多色白或淡黄，质清稀，多属脾阳虚；色白质清稀如水，有冷感，属肾阳虚；量不甚多，色黄或赤白相兼，质稠或有臭气为阴虚夹湿；带下量多，色黄，有臭气，或如泡沫状，或色白如豆渣状，为湿热下注；带下量多，色黄绿如脓，或浑浊如米泔，质稠，恶臭难闻，属湿毒重症。临证时尚需结合全身症状及病史等综合分析，方能作出正确的辨证。

【治疗】

**1. 三棱针法**

主穴：十七椎下　八髎　带脉

配穴：阴陵泉　三阴交　阴谷　委中　太冲　脾俞　肾俞　太溪

操作：将上述腧穴消毒，用三棱针点刺，挤出血液。每日 1 次，3 次为 1 个疗程。虚证患者可使用梅花针叩刺，注意掌握刺激量与出血量。

建议出血量：点刺时每穴每次 5 ~6 滴。梅花针叩刺时以皮肤潮红或微微渗血为度。

**2. 刺络拔罐法**

穴位：骶部暴露的络脉及敏感点 3 ~4 个

操作：将穴位消毒，用三棱针点刺出血，再将火罐拔扣在该处，留罐 5 ~15 分钟。隔日 1 次，10 次为 1 疗程。主要用于实证。

建议出血量：每处每次 1 ~3ml。

【按语】

1. 根据虚实寒热，决定放血的量与次数。
2. 节制房事，注意经期卫生；不可吃寒凉、辛辣、烧烤、煎炸食物。
3. 应进行妇科检查及排癌检查，避免贻误病情。

## 四、更年期综合征

围绝经（更年）期综合征是指妇女在绝经前后由于性激素减少所致的一系列躯体及精神心理症状。1994 年 WHO 建议使用“围绝经期”代替“更年期”。中医也称为“老年经断复来”或“脏躁”等。

【病因病机】

本病多由卵巢功能衰退，卵巢渐趋停止排卵，雌激素分泌减少，促性腺激素分泌增多，黄体生成素仍保留在正常水平所致。患者以接近绝经期至最后一次月经 1 年后的妇女多见，临床上绝经分为自然和人工绝经两大类，人工绝经更容易诱发本病。

中医学认为本病是素体阴虚或产乳过多，精血耗伤，天癸渐竭，肾阴亏虚，水不涵木而致肝阳上亢；或肾气渐衰，命门火衰，虚寒内盛，脏腑失于温煦，冲任失养，日久阳损及阴或阴损及阳，阴阳两虚而致。本病证候常反复出现，发作次数和时间无规律性，病程长短不一，长者可达数年。

【临床表现】

本病多见月经紊乱、潮热、汗出和情绪改变。月经紊乱表现为月经或有或无、不规则子宫出血、闭经；潮热表现为时间长短不定，短者数秒，长者数分钟，发作次数也没有规律，大多从胸前开始，涌向头部、颈部和面部，继而出汗，汗出热退；情绪改变表现为不时激动，烦躁易怒，悲伤啼哭，不能自我控制。此外，还有头晕头痛、失眠心悸、腰酸背痛等症状。

**1. 肾阴虚** 月经紊乱，量或多或少，经血鲜红，潮热汗出，五心烦热，头晕耳鸣，心烦易怒，腰膝酸软，皮肤瘙痒，阴道干涩，尿少色黄；舌红，少苔，脉细数。

**2. 肾阳虚** 月经紊乱，或闭经，白带清冷，形寒肢冷，精神委靡，面色晦暗；舌淡，苔薄，脉沉细无力。

**3. 肾阴阳两虚** 月经紊乱或闭经，头晕耳鸣，健忘，腰背冷痛，颜面烘热，乍寒乍热，汗出恶风；舌质淡，苔薄白，脉沉细。

【治疗】

**三棱针法**

主穴：关元　三阴交　肾俞

配穴：阳虚配命门、足三里；阴虚配然谷、血海；情绪改变者配太冲。

操作：将上述腧穴消毒，用三棱针点刺，挤出血液。每日 1 次，10 天 1 个疗程，可根据病情选用 3 ~ 5 个疗程。虚证患者可使用梅花针叩刺，注意掌握刺激量与出血量。

建议出血量：点刺时每穴每次 5 ~ 6 滴。梅花针叩刺时以皮肤潮红或微微渗血为度。

【按语】

1. 要掌握必要的围绝经期保健知识，保持心情舒畅，建立良好的心态。

2. 病证复杂者配合内治法：肾阴虚可用左归饮，肾阳虚可用右归丸，肾阴阳两虚可用二仙汤合二至丸。

3. 注意劳逸结合：注意调配饮食，增加蛋白质、维生素、钙、铁等摄入。

4. 定期做“妇女围绝经期门诊”咨询和必要的妇科检查。

## 五、产后癃闭

产后癃闭是指产后膀胱充盈而不能自行排尿或产后排尿部分或完全失去控制，即产后尿潴留。产后癃闭以排尿困难为主要表现，是产后常见并发症，本病又称为“产后小便不通”。

【病因病机】

本病多由产程过长，持续压迫膀胱，黏膜充血水肿，使膀胱排尿反射功能失调；第一、二产程尿潴留过多，使膀胱紧张度及感受性降低甚至神经麻痹；外阴伤口和尿道周围组织损伤，使尿道括约肌发生痉挛；因精神和心理因素不习惯在床上排尿；药物因素，产时使用各种麻醉药均可加重产后排尿困难。中医学认为是素体虚弱，产时耗伤气血，或失血过多，气随血耗，以致气虚不能下输膀胱，膀胱气化不利而致小便不通；先天禀赋不足，肾气虚弱，加之产时伤及肾气，肾阳不足而膀胱失司，气化不利故小便不通；产后情志不遂，肝气郁结，气机阻滞，清浊升降失常，膀胱气化不利而致小便不通；滞产，膀胱受压过久，气血运行不畅，膀胱气化不利而致小便不通。

**【临床表现】**

本病多见产后小便不通，小腹胀、疼痛，通常伴有精神委靡，或腰膝酸软，或情志抑郁，或小腹胀满刺痛。

**1. 气虚**　产后小便不通，小腹胀急疼痛，倦怠乏力，气短懒言，面色▮白；舌淡，苔薄白，脉缓弱。

**2. 肾虚**　产后小便不通，小腹胀急疼痛，坐卧不宁，腰膝酸软，面色晦暗；舌淡，苔薄润，脉沉细无力，脉迟弱。

**3. 气滞**　产后小便不通，小腹胀痛，情志抑郁，或胸胁胀痛，烦闷不安；舌红，苔薄白，脉弦。

**4. 血瘀**　产后小便不通，小腹胀满刺痛，乍寒乍热；舌暗，苔薄白，脉沉涩。

**【治疗】**

**三棱针法**

主穴：中极　三阴交　阴陵泉

配穴：气虚配膻中，肾虚配肾俞，气滞配太冲，血瘀配合谷。

操作：将上述腧穴消毒，用三棱针点刺，挤出血液。每日 1 次，10 次为 1 个疗程，可根据病情治疗 3 ~5 个疗程。虚证患者可使用梅花针叩刺，注意掌握刺激量与出血量。

建议出血量：点刺时每穴每次 5 ~6 滴。梅花针叩刺时以皮肤潮红或微微渗血为度。

**【按语】**

1. 避免产时膀胱积尿或过度膨胀以及产程过长，产后 4 小时应及早鼓励产妇起床排尿。

2. 消除产妇紧张心理，加强第一产程护理，督促产妇排尿，避免尿潴留。

3. 可配合中极穴按摩法：用掌根揉中极，用力斜向内下方环摩 5 分钟，以通利小便。

4. 针灸、手法处理无效者，应尽快常规导尿，以免膀胱过度膨胀而破裂。

## 第四节　儿科疾病

### 一、小儿发热

小儿发热是指体温超过正常，并伴有全身不适症状的一类疾病。若体温超过 39℃则称为高热。本病主要指小儿感冒、反复呼吸道感染、麻疹、百日咳及其他多种急性感染、急性传染病、风湿热、中暑等引起的体温升高。小儿发热是儿科最常见的症状，可发生于多种疾病的急性期，任何年龄皆可发生，婴幼儿更为多见。一年四季均可发生，以气候骤变及冬春时节发病率较高。小儿发热经积极治疗，一般预后良好；但感受时邪疫毒者，病情严重，易于传变，甚至导致死亡，需查明原因，采用多种措施积极救治。

【病因病机】

小儿肺脏娇嫩，卫外不固，腠理疏薄，抗病力弱，骤遇四时气候变化，寒暖失调，调护不当则易感外邪而发热。其邪以风为首，常兼夹寒、热、暑、湿、燥邪等，亦有感受时邪疫毒所致者。正如清代吴鞠通《温病条辨·解儿难》所说："脏腑薄，藩篱疏，易于传变；肌肤嫩，神气怯，易于感触。"外邪自口鼻皮毛而入，客于肺卫，郁遏卫阳，肺失宣肃，则出现发热、恶寒、头痛、咳嗽等症；若感邪较重，燔于气分，或内陷营血，则高热汗出、斑疹隐隐；若邪毒内陷，蒙蔽心包，引动肝风，则出现高热、神昏谵语、惊厥抽搐。

【临床表现】

本病主症为体温升高，超过38℃。兼见发热恶寒、头痛咳嗽、咽红肿痛、口干渴、舌质红、苔薄黄、脉浮数或指纹浮紫者，为风热在表；高热壮热、烦躁不安、面赤唇红、头痛呕吐、口渴欲饮、时现斑疹、大便干结、小便短赤、舌红苔黄、脉洪数或指纹紫滞者，为热炽气营；高热不退、烦躁谵妄，或嗜睡昏迷、惊厥抽搐、两目上视、口噤项强，甚或角弓反张、舌红绛、苔黄燥、脉弦数或指纹紫滞者，为邪陷心肝。

【治疗】

**1. 三棱针法**

体穴：大椎　曲池　太阳　合谷

耳穴：耳尖　耳背静脉

配穴：委中　曲泽

昏迷加十宣、印堂；抽搐加水沟、身柱、四关。

操作：将上述腧穴消毒，用三棱针点刺，挤出血液。每日1～2次，中病即止。

建议出血量：每次每穴5～6滴。耳背静脉每次1～5ml。

**2. 刺络拔罐法**

穴位：大椎

操作：将穴位消毒后用三棱针点刺出血，再将火罐拔扣在该处，留罐5～10分钟。每日1次，中病即止。

建议出血量：每次1～3ml。

【按语】

1. 刺血泄热疗效明确、快捷，但需查明原因，明确诊断。
2. 感受时邪疫毒所致高热，在刺血同时应配合针对性治疗。

## 二、小儿惊厥

小儿惊厥，是小儿常见的危急重症，可发生于许多疾病的过程中，临床以颈项强直、四肢抽搐，甚至角弓反张，或伴有神志障碍为主要症状。其发病突然，变化迅速，病情凶险，属于中医"惊风"范畴。好发于1～5岁小儿，年龄越小，发病率越高。临床分为急惊风与慢惊风两类，急惊风发病急暴，临床表现多为实证；慢惊风多由久病而来，也可由急惊风转变而来，临床多表现为虚证。

【病因病机】

小儿惊厥伴有发热者，多由感染性疾病引起。颅内感染性疾病常见脑炎、脑膜炎、脑部脓肿等；颅外感染性疾病常见各种严重感染（如中毒性肺炎、中毒性痢疾、败血症等）。小儿惊厥不伴有发热者，多为非感染性疾病引起，如水及电解质紊乱、食物中毒、药物中毒、低血糖、低钙血症等。

急惊风的主要病因是外感时邪、内蕴痰热积滞、暴受惊恐。外感时邪，从热化火，热极生风；饮食不节，食滞痰郁，化火动风；暴受惊恐，气机逆乱，而发惊厥。其主要病机为热闭心窍、热盛动风、痰盛发搐。痰、热、风、惊是急惊风的主要病理表现。病变部位在于心、肝二脏。

慢惊风多由禀赋不足、久病正虚而致，以脾肾阳虚或肝肾阴虚为其主要发病原因。由于暴吐暴泻、久吐久泻，或温热病后正气亏损，脾肾亏虚，化源不足；或肝肾阴虚，虚风内动。其病变部位在肝、脾、肾三脏。

【临床表现】

本病主症为全身肌肉强直性或阵发性痉挛，可伴有神志不清。

来势急骤为急惊风，初起常有壮热面赤、烦躁不宁、摇头弄舌、咬牙龂齿、睡中惊醒，继则神昏、牙关紧闭、两目上视、颈项强直、角弓反张、四肢抽搐颤动、呼吸急促、苔微黄、脉浮数或弦滑，证属痰热生风。

起病缓慢为慢惊风，常见面黄肌瘦、形神疲惫、四肢不温、呼吸微弱、囟门低陷、昏睡露睛、时有抽搐。兼见大便稀薄、色青带绿、足跗及面部浮肿、舌淡苔薄、脉沉迟无力，为脾阳虚；若见神倦虚烦、面色潮红、手足心热、舌光少苔或无苔、脉沉细而数，为肝肾阴亏。

【治疗】

**1. 三棱针法**

体穴：十宣　十二井穴

耳穴：神门　肾上腺

配穴：太冲　合谷

神志不清者，加水沟；痰多者，加丰隆；热盛者，加大椎；口噤者，加下关。

操作：将上述腧穴消毒，用三棱针点刺，挤出血液。每日 1 次或每日 2 次。

建议出血量：每穴每次 5 ~6 滴。

**2. 刺络拔罐法**

穴位：大椎　身柱

操作：将穴位消毒，用三棱针点刺出血，再将火罐拔扣在该处，留罐 5 ~10 分钟。

建议出血量：每穴每次 1 ~3ml。

【按语】

1. 小儿惊厥发作时立即让患儿平卧，头侧向一侧，解开衣领，将压舌板缠上多层纱布塞入上、下齿之间，防止咬伤舌头。给予吸氧，随时吸出痰涎和分泌物，保持呼吸道通畅。

2. 小儿惊厥发作应快速采取针刺放血以制止惊厥，然后再配合病因治疗，预防惊厥复发。

## 三、小儿夜啼

小儿夜啼指其白天能安静入睡，夜间啼哭不安，时哭时止，或每夜定时啼哭，甚则通宵达旦，为不明原因引起的夜间反复啼哭。若因伤乳、发热或其他疾病引起的病理性啼哭，则应审因论治，不属本病范围。

**【病因病机】**

小儿夜啼多由脾寒、心热、惊恐所致。由于孕母素体虚寒，胎禀不足，脾寒内生；或因护理不当，腹部中寒；或因冷乳哺食，寒伤中阳，脾寒凝滞气机，不通则痛，因痛而啼。由于夜间属阴，脾为至阴之脏，阴盛则脾寒更甚，寒凝气机，故入夜腹中作痛而啼。若孕母脾气急躁，或平素恣食香燥炙煿之物，蕴蓄之热遗于胎儿，出生后将养过温，受火热之气熏灼，均令体内积热，心火上炎，心神不安而啼哭不止。由于心火内亢，阴不能制阳，故夜间不寐而啼哭不宁；彻夜啼哭之后，阳气耗损而日间精神不振，故白天入寐；夜间心火复炽，故入夜又啼。小儿神气怯弱，暴受惊恐，惊则伤神，恐则伤志，心神不宁，神志不安，寐中惊惕，因惊而啼。小儿夜啼以实证为多，虚证较少。

**【临床表现】**

小儿夜间啼哭不安，或时哭时止，甚则通宵达旦。其啼哭时哭声响亮而长，烦躁不安，面赤唇红，大便秘结，小便短赤，舌尖红，苔薄黄，指纹发紫者，属心经积热；啼哭时哭声低弱，时哭时止，睡喜蜷曲，腹喜摩按，四肢欠温，吮乳无力，胃纳欠佳，大便溏薄，面色青白，唇色淡红，舌苔薄白，指纹淡红者，属脾寒气滞；若夜间突然啼哭，神情不安，时作惊惕，面色乍青乍白，哭声时高时低，时急时缓，指纹色紫者，属惊恐伤神。

**【治疗】**

**三棱针法**

穴位：中冲或四缝

操作：将上述腧穴消毒，用三棱针点刺，挤出血液。每日 1 次，3 次为 1 个疗程。

建议出血量：每穴每次 5 ~6 滴。

**【按语】**

1. 注意保持卧室环境安静祥和，睡眠前勿看电视、勿听音响，不要大声喧哗。

2. 孕妇或乳母不可过食寒凉或辛辣热性食物。

## 四、小儿肺炎

小儿肺炎是小儿时期常见的一种肺系疾病，临床以发热、咳嗽、痰壅、气喘为主要症状，重者可见张口抬肩、呼吸困难、面色苍白、口唇青紫等症。任何年龄小儿皆可发病，尤以婴幼儿多发，年龄越小，病情严重者越多。本病四季都可发生，以冬春季节及气候变化时发病率较高。小儿肺炎按病理分类可分为支气管肺炎、大叶性肺炎、毛细支气管炎、间质性肺炎；按病因分类可分为感染性肺炎（病毒性肺炎、细菌性肺炎、支原体肺炎、衣原体肺炎、真菌性肺炎、原虫性肺炎）和非感染性肺炎（吸入性肺炎、坠积性肺炎、嗜酸细胞性肺炎）；按病程分类可分为急性肺炎（病程 1 个月内）、迁延性肺炎（病程 1～3 个月）、慢性肺炎（病程大于 3 个月）。

【病因病机】

小儿肺炎的病因有外因和内因两大类。外因责之于感受风邪（夹寒或夹热），或由其他疾病传变而来；内因责之于小儿形气未充，肺脏娇嫩，卫外不固，外邪由口鼻或皮毛而入，侵犯肺卫，致肺气郁闭，宣降失司，清肃之令不行，闭郁不宣，化热灼津，炼液成痰，阻于气道，肃降无权，从而出现咳嗽、痰壅、气喘、发热等肺气闭塞的证候，发为小儿肺炎。其病位主要在肺，病机关键为肺气郁闭，痰热是其病理产物。若是邪气壅盛或正气虚弱，病情进一步发展，常由肺累及脾、心、肝等脏。

【临床表现】

本病主要临床表现为气喘、咳嗽、咯痰、痰鸣、发热；肺部闻及中、细湿啰音；X 线全胸片可见小片状、斑片状阴影，也可出现不均匀的大片状阴影，或为肺纹理增多、紊乱，肺部透亮度增强或降低。

小儿肺炎初期以肺卫表证为主要证候，有风寒、风热的区别。风寒闭肺证表现为恶寒发热，头身痛，无汗，鼻塞流清涕，喷嚏，咳嗽，气喘鼻煽，痰稀白易咯，可见泡沫样痰，或闻喉间痰嘶，咽不红，口不渴，面色淡白，舌淡红，苔薄白，脉浮紧，指纹浮红；风热闭肺证表现为发热恶风，头痛有汗，鼻塞流清涕或黄涕，咳嗽气喘，咯黄痰，或闻喉间痰嘶，鼻翼扇动，咽红肿，口渴欲饮，纳呆，便秘，小便黄少，面色红赤，烦躁不安，舌红苔薄黄，脉浮数，指纹浮紫。肺炎中期以痰热闭肺证为主，以热、咳、痰、喘的典型证候为特征，常见发热，有汗，咳嗽，痰黄稠，或喉间痰鸣，气急喘促，鼻翼扇动，声高息涌，呼吸困难，胸高胁满，张口抬肩，口唇紫绀，咽红肿，口渴欲饮，纳呆，便秘，小便黄少，烦躁不安，舌红苔黄腻，脉滑数，指纹紫滞。重症肺炎亦可见毒热闭肺，甚则邪陷厥阴证。毒热闭肺证临床表现为壮热不退，咳嗽剧烈，痰黄稠难咯或痰中带血，气急喘促，喘憋，呼吸困难，鼻翼扇动，胸膈满闷，张口抬肩，鼻孔干燥，涕泪俱无，口唇紫绀，烦躁不宁或嗜睡，甚则神昏谵语，恶心呕吐，便秘，小便黄少，舌红少津，苔黄腻或黄燥，脉洪数，指纹紫滞；邪陷厥阴证则见壮热不退，口唇紫绀，气促，喉间痰鸣，烦躁不安，谵语狂躁，神识昏迷，口噤项强，角弓反张，四肢抽搐，舌质红绛，脉细数，指纹青紫，可达命关，或透关射甲。肺炎恢复期以正气亏虚、邪热留恋为特征。

【治疗】

**1. 三棱针法**

主穴：尺泽　孔最　鱼际

配穴：肺俞　大椎　曲池　合谷　丰隆

操作：将患侧上述腧穴消毒，用三棱针点刺，挤出血液。每日 1 次，10 次为 1 个疗程。

建议出血量：每穴每次 5～6 滴。

**2. 刺络拔罐法**

穴位：大椎　风门　肺俞

操作：将穴位消毒，用三棱针点刺出血，再将火罐拔扣在该处，留罐 5 ~ 10 分钟。每日 1 次。

建议出血量：每穴每次 1 ~ 3ml。

【按语】

1. 三棱针法治疗小儿肺炎以早、中期风热闭肺、痰热闭肺证为佳，重症肺炎需配合抗感染及祛痰、氧疗等对症处理。

2. 肺炎恢复期配合拔罐可较好地消除湿啰音。

## 五、婴幼儿腹泻

婴幼儿腹泻是婴幼儿时期发病率极高的疾病之一，夏秋季发病多（夏季腹泻主要病原是致病性大肠杆菌与痢疾杆菌；秋季腹泻的主要病原是轮状病毒），主要见于 2 岁以下的婴幼儿。以腹泻为主的消化道功能紊乱是其主要临床表现。婴幼儿腹泻根据病因可分为感染性腹泻（包括病毒、细菌、真菌、原虫等）和非感染性腹泻（包括食饵性腹泻、症状性腹泻、过敏性腹泻及其他腹泻）。本病在婴幼儿发病易于耗伤气液，重度腹泻伴有水电解质紊乱，可引起气阴两伤甚至阴竭阳脱之危候。迁延日久不愈，常可导致疳证。

【病因病机】

婴幼儿腹泻发生的原因以感受外邪、伤于饮食、脾胃虚弱为多见。首先，小儿脏腑娇嫩，藩篱不密，易为外邪所侵，六淫中的风、寒、暑、火及疫疠之气，均可侵入人体，并常与湿邪相合致泻。婴幼儿腹泻，又与时令气候的变化密切相关，长夏多湿，故外感腹泻以夏秋多见，其中又以湿热泻最常见。其次，小儿脾常不足，运化力弱，饮食不知自节，若调护失宜，喂养不当，饮食失节或不洁，过食生冷瓜果、污染食品或难以消化的食物，皆能损伤脾胃，发生腹泻。本病的病位在脾胃，因胃主受纳腐熟水谷，脾主运化水湿和水谷精微，若脾胃受病，则饮食入胃之后，水谷不化，精微不布，清浊不分，合污而下，致成泄泻。

【临床表现】

本病主要症状为大便次数增多、粪质稀薄或如水样。

湿热泻可见大便如水样，或如蛋花汤样，泻势急迫，量多次频，气味秽臭，或夹少许黏液，腹痛阵哭，发热烦闹，口渴喜饮，食欲不振，或伴呕恶，小便短黄，舌质红，苔黄腻，脉滑数，指纹紫。风寒泻可见大便清稀，夹有泡沫，臭气不甚，肠鸣腹痛，或伴恶寒发热，鼻流清涕，咳嗽，舌质淡，苔薄白，脉浮紧，指纹淡红。伤食泻可见大便稀溏，夹有乳凝块或食物残渣，气味酸臭，或如败卵，脘腹胀满，便前腹痛，泻后痛减，腹部胀痛拒按，嗳气酸馊，或有呕吐，不思乳食，夜卧不安，舌苔厚腻，脉滑实，指纹滞。

【治疗】

**1. 三棱针法**

主穴：天枢　中脘　上巨虚

配穴：发热加曲池；呕吐加内关；伤食加四缝。

操作：将上述穴位消毒，用三棱针点刺，挤出血液。每日 1 次，3 次为 1 个疗程。

建议出血量：每穴每次 5～6 滴。

**2. 穴位划痕法**

穴位：肾俞

操作：穴位常规消毒后，将三棱针以双侧肾俞穴为起点，各由内向外横划一线，长约 3cm，然后用手轻轻挤捏，微见血既可。轻者 1 次，重者 2～3 次。

**【按语】**

1. 三棱针等治疗适用于婴幼儿腹泻的实证，婴幼儿腹泻见脾虚或脾肾阳虚者宜用灸法。

2. 治疗期间应适当控制饮食，减轻脾胃负担。对吐泻严重及伤食泻患儿暂时禁食，病情好转后逐渐增加饮食量。忌食油腻、生冷及不易消化的食物。

## 六、小儿疳积

小儿疳积是由多种慢性疾患引起的一种疾病，临床以面黄肌瘦、毛发稀疏枯焦、腹部膨隆、精神委靡为特征。本病发病无明显季节性，以贫困地区发病率较高，多发生于 5 岁以下的婴幼儿。常见于小儿喂养不当、病后失调、慢性腹泻、肠道寄生虫。目前临床一般根据病程与证候特点将本病分为疳气、疳积、干疳三大证。本病属于西医学的营养不良和多种维生素缺乏症以及由此引起的并发症。

**【病因病机】**

本病多由乳食无度、饮食不节，壅滞中焦，损伤脾胃，不能消磨水谷而形成积滞，导致乳食精微无从运化，脏腑肢体失养，身体日渐羸瘦，气阴耗损而成疳证；或饮食不洁，感染虫疾而耗夺乳食精微，气血受戕，不能濡养脏腑筋肉，日久成疳。本病病理变化主要在脾胃虚弱，运化失调。本证形成后，日久不愈，又可变生他证。其病位在脾胃，脾胃长期受损、气血津液耗伤为基本病机，病情演变可涉及五脏。

**【临床表现】**

本病主要症状为精神疲惫、形体羸瘦、面色萎黄、毛发稀疏干枯。兼见便溏、完谷不化、四肢不温、唇舌色淡、脉细无力者，为脾胃虚弱；嗜食无度或喜食异物、脘腹胀大、时有腹痛、睡中磨牙、舌淡、脉细弦者，属虫毒为患。

**【治疗】**

**1. 三棱针法**

主穴：四缝

配穴：中脘　足三里

食积者，加下脘、腹结；虫积者，加天枢、百虫窝。

操作：将四缝穴消毒，用三棱针逐个点刺，刺入 0.1～0.2cm，出针后轻轻挤出黄白色透明黏液（淋巴液），然后用消毒干棉球擦干。每周 2 次，1 周为 1 个疗程。其他穴位根据具体情况加减使用。

**2. 割治疗法**

穴位：鱼际

操作：将双侧穴位皮肤按手术常规消毒，与掌骨平行在鱼际穴切一小切口，切口长0.5～0.8cm、深约0.2cm，然后用手术剪在切口处剪去冒出的脂肪组织，对好皮肤，即按上乙醇棉球，盖上消毒纱布块，用绷带加压包扎。约1周后切口愈合，除去敷料。一般割治1次即可。

【按语】

1. 针刺四缝穴治疗小儿疳证有极好的近期疗效，用于疳气证及疳积证；干疳证则可针药结合治疗。因其他慢性疾病所致者，如肠寄生虫、结核病等，应根治其原发病。

2. 提倡母乳喂养，注意饮食定时定量，婴儿断乳时给予补充营养。

## 第五节　五官科疾病

### 一、针眼

本病西医称睑腺炎，是指睑板腺或睫毛毛囊周围的皮脂腺受葡萄球菌感染所引起的急性化脓性炎症。因其形似麦粒，亦名麦粒肿。本病初起多感眼睑部发痒，继则在眼睑部出现红肿、硬结、疼痛，轻者可自愈，严重者需手术引流排脓。

【病因病机】

本病多由葡萄球菌感染所致，患者以青少年多见，体质虚弱，或有近视、远视及不良卫生习惯者最易发病。因发病部位不同，可分为外麦粒肿和内麦粒肿两种。中医学认为本病多因风邪外袭，客于胞睑而化热，风热煎灼津液，变生疮疖；或过食辛辣炙腐，脾胃积热，循经上攻胞睑，致营卫失调，气血凝滞，局部酿脓；或脾虚湿盛，郁久化热，湿热蕴结于胞睑而致。若余邪未清，热毒蕴伏，或素体虚弱，卫外不固而易感风邪者，常反复发作。

【临床表现】

本病发病较急，初起眼睑红、肿、热、痛并形成硬结。如为外麦粒肿，硬结位于睫毛根睑缘处，压痛明显，2～3天后硬结渐变软，中央有脓点，溃破排脓后，疼痛骤减，红肿也渐渐消退。炎症接近外眼角部者，常可致球结膜水肿，有时可伴畏寒发热及同侧耳前淋巴结肿大。如为内麦粒肿，硬结位于睑结膜面，炎症较重，相应部位睑结膜充血明显，可透见黄色脓点，溃破后脓液排出。如细菌毒性强烈，未能破溃，炎症扩散可形成眼睑脓肿或眼睑蜂窝织炎。

【治疗】

**1. 三棱针法**

主穴：太阳　合谷　耳尖

配穴：曲池　大杼

操作：将患侧上述腧穴消毒，用三棱针点刺，挤出血液。每日1次，3次为1个疗程。

建议出血量：每次每穴5～6滴。

**2. 刺络拔罐法**

穴位：大椎

操作：将穴位消毒，用三棱针点刺出血，再将火罐拔扣在该处，留罐5～15分钟。每日1次，3次为1个疗程。

建议出血量：每次2～5ml。

**【按语】**

1. 注意卫生，不可用手揉眼。
2. 不可用手触摸、挤压患处。
3. 不可吃辛辣、烧烤、煎炸食物。
4. 严重者需手术引流排脓。

## 二、霰粒肿

本病又称睑腺囊肿，是指睑板腺的慢性肉芽肿性炎症。因囊肿形似霰粒，故称霰粒肿。本病多发于上睑，多单个发生，亦可新旧数个交替发生，一般病程进展缓慢。本病属于中医“胞生痰核”范畴。

**【病因病机】**

本病多见于青壮年。多因睑板腺分泌旺盛，或睑板腺管阻塞，导致腺体内的分泌物潴留，刺激该腺及其周围组织而逐渐形成慢性炎性肉芽肿。该肉芽肿有一纤维结缔组织包囊，囊内含有睑板腺分泌物及包括巨细胞在内的浸润的慢性炎性细胞。中医学认为本病多因脾失健运，聚湿生痰，上阻胞睑脉络；或恣食炙煿厚味，脾胃蕴热，灼湿生痰，痰热互结，以致气血与痰热混结于睑内，隐隐起核。

**【临床表现】**

眼睑皮下可触及一圆形肿核，大小不一。核小者无明显自觉症状。肿核较大者，眼睑可有重坠感，眼睑皮肤局部可隆起，触之不痛，略有弹性，与皮肤不粘连；翻转眼睑时，相应的结膜面可见一微隆起的紫红色或灰蓝色的圆形病灶。小的囊肿需仔细触摸方可发现，部分可自行吸收，但多数长期不变，或逐渐长大；囊肿偶可自破，排出胶样内容物后，在结膜面上见到外观呈息肉样肉芽，可有异物样摩擦感。

**【治疗】**

**1. 三棱针法**

主穴：攒竹　丝竹空　太阳

配穴：耳尖

操作：将患侧上述腧穴消毒，用三棱针点刺，挤出血液。每日1次，3次为1个疗程。若有感染者隔日1次，慢性期3日1次。

建议出血量：血色由黑紫变为鲜红为度。

**2. 刺络拔罐法**

穴位：大椎　丰隆

操作：将穴位消毒，用三棱针点刺出血，再将火罐拔扣在该处，留罐5～15分钟。每日1次，3次为1个疗程。

建议出血量：每穴每次2～5ml。

【按语】

1. 少食辛辣炙煿厚味之品。

2. 增强体质，防止风、尘、烟、热等过度刺激。

3. 改变不良卫生习惯，避免用脏手、脏巾擦眼。

## 三、天行赤眼

本病西医称流行性出血性结膜炎，是一种暴发流行的自限性的急性结膜炎。本病发病急，传染性强，刺激症状重，可见睑结膜滤泡、球结膜下出血、角膜损害及耳前淋巴结肿大等症状。

【病因病机】

本病多因感染了微小型糖核酸（RNA）病毒中的70型肠道病毒而致病，偶尔可由A24柯萨奇病毒引起。中医学认为本病多因疫疠之气上犯白睛；或因肺胃积热，相召疫疠之气，内外合邪，热毒炽盛，上攻于目；或因患者的眵泪相染所致。

【临床表现】

本病具有传染性，一人发病，男女老幼皆可相染，多发于春秋两季。

本病发病迅速，潜伏期短，大部分在感染后24～48小时发病，多同时侵犯双眼，也可先后发病。患者自觉症状明显，有明显的眼红、眼痛、灼热、畏光、流泪、异物感、分泌物等。查体可见眼睑及结膜充血水肿，球结膜点状或片状出血，睑结膜有滤泡，耳后淋巴结肿大，角膜上皮有一过性、细小点状的上皮型角膜炎。一般1～2周即可痊愈。

【治疗】

**1. 三棱针法**

主穴：攒竹　丝竹空　太阳　耳尖

配穴：外关　合谷

操作：将患侧上述腧穴消毒，用三棱针点刺，挤出血液。每日1次，3次为1个疗程。

建议出血量：血色由黑紫变为鲜红为度。

**2. 刺络拔罐法**

穴位：大椎　肺俞　尺泽

操作：将穴位消毒，用三棱针点刺出血，再将火罐拔扣在该处，留罐5～15分钟。每日1次，3次为1个疗程。

建议出血量：每穴每次2～5ml。

【按语】

1. 注意个人卫生，不用脏手揉眼部，应做到一人一巾，脸盆一人专用。

2. 若已患病，患者的脸盆、毛巾以及用过的眼药水等，应避免接触，对其用具应进行煮沸消毒。

3. 如一眼患病，另一眼需要保护，以防患眼分泌物及药水流入健眼。

4. 医生为病人诊查前后，应注意洗手消毒，以避免交叉感染。

5. 对急性期病人应隔离，对其生活用品及集体环境注意消毒，防止传染。

6. 忌食辛辣油腥及吸烟饮酒，以防助湿生热而加重病情。

7. 在流行季节，健康人可用4%病毒灵眼液或鱼腥草眼药水点眼，也可用菊花、夏枯草、桑叶等煎水代茶饮以预防。

## 四、聚星障

本病西医称单纯疱疹病毒性角膜炎，是由单纯疱疹病毒引起的角膜感染。它是一种严重的世界性致盲眼病，其发病率和致盲率均占角膜病首位，是病毒性角膜炎中最常见的一种类型。一般为单侧发病，少数可双侧同时或先后发病。本病治疗较为困难，有复发倾向。

**【病因病机】**

本病主要由单纯疱疹病毒Ⅰ型感染所致，Ⅱ型偶尔也可以致病。人的原发性单纯疱疹病毒Ⅰ型感染常见于幼儿，其病毒可在三叉神经节内长期潜伏，也可在角膜潜伏，一旦机体抵抗力下降，如发热、感冒、月经、角膜外伤及全身或局部使用皮质类固醇、免疫抑制剂后，便可发病。免疫因素尤其是细胞免疫在疾病发生和发展过程中起重要作用。中医学认为风热毒邪上犯于目，或肝经伏火，复受风邪，上攻于目，或湿热蕴积，熏蒸黑睛，或肝肾阴虚，虚火上炎均可导致本病的发生。

**【临床表现】**

本病可分为原发性感染和复发性感染。原发性感染多见于6个月至5岁的小儿，主要表现为全身发热和耳前淋巴结肿痛，眼部损害可表现为疮核性眼睑炎、急性滤泡性结膜炎、膜性结膜炎、点状或树枝状角膜炎等，甚至可发生角膜基质炎和葡萄膜炎。临床上以复发性感染最为常见，根据病变深浅而有不同的表现，轻者可无症状或眼内轻度异物感、畏光、流泪、视物模糊，重者眼内刺痛、灼热、畏光、热泪频流、视力障碍。依其病变形态的不同，又分为树枝状角膜炎、地图状角膜炎、盘状角膜炎。

**1. 树枝状角膜炎**　初起时角膜表面出现细小颗粒状小泡，呈点状、线状或星状排列。小泡破溃后即相互融合成线条状溃疡，溃疡连接融合成沟状，并向两端发展，形成树枝状角膜炎。荧光素染色呈典型的树枝状形态。病损区角膜知觉减退，持续一至数周后，病灶修复，遗留云翳。若病情进展，向周围或深层扩展，则形成地图状角膜炎或盘状角膜炎。

**2. 地图状角膜炎**　树枝状角膜炎向基质层侵犯，溃疡面积扩展，边缘不整齐，呈灰白色地图状，故名地图状角膜炎。溃疡基底混浊，后弹力层皱褶，自觉症状与树枝状角膜炎相似，常并发虹膜睫状体炎。治愈后多留瘢痕。

**3. 盘状角膜炎**　树枝状角膜炎向深层发展，也有一开始即表现为深层混浊者。角膜表面粗糙，颗粒状水肿，或光滑完整；而基质层浸润，水肿增厚呈灰白色毛玻璃状。多位于角膜中央部，呈境界清楚的盘状混浊，故名盘状角膜炎。病程长，愈后混浊大部分可吸收，仅遗留较薄的瘢痕。

本病病情严重者可并发虹膜睫状体炎，合并感染时可出现前房积脓、继发性青光眼。角膜深层可有新生血管长入，愈合可形成致密斑，严重影响视力。反复发作者可引起坏死性角膜基质炎，甚至角膜穿孔。

【治疗】

**1. 三棱针法**

主穴：攒竹　丝竹空　耳尖

配穴：外关　合谷　足三里　光明

操作：将患侧上述腧穴消毒，用三棱针点刺，挤出血液。每日 1 次，3 次为 1 个疗程。

建议出血量：血色由黑紫变为鲜红为度。

**2. 刺络拔罐法**

穴位：大椎　曲池　肝俞

操作：将穴位消毒，用三棱针点刺出血，再将火罐拔扣在该处，留罐 5 ~ 15 分钟。每日 1 次，3 次为 1 个疗程。

建议出血量：每穴每次 2 ~ 5ml。

【按语】

1. 增强体质，避免感冒发热及过度疲劳是预防本病的重要措施。

2. 在星点状及树枝状角膜炎阶段及时采取治疗措施，以预防病变向深层发展，禁用皮质类固醇等药物。

3. 以清淡富有营养的食物为宜，少食辛辣炙煿等刺激性食物。

## 五、胬肉攀睛

本病西医称翼状胬肉，是睑裂部肥厚的结膜及结膜下的纤维血管组织，呈三角形向角膜表面攀爬的慢性进行性眼病，因状似昆虫的翅膀而得名。

【病因病机】

本病病因不清，其发病率越靠近赤道地区越高，而且长期在户外工作的人群发病率也偏高，可能与紫外线照射、风沙烟尘刺激有关，还可能与营养缺乏、眼干燥、过敏等因素有关。中医学认为本病是内外因共同作用的结果。外因或为长期风沙阳光刺激，或为风热外袭。内因则有虚有实：饮食不节，恣食肥甘厚腻、五辛酒浆，脾胃湿热蕴积，壅滞目眦；或情志过急，气郁化火，上犯于目；或劳欲过度，真阴暗耗，水不制火，虚火上炎。以上各种因素皆可引起脉络瘀滞，导致胬肉攀睛。

【临床表现】

本病按病变进展情况分为进行期和静止期；可单眼发病或双眼同时发病；可见于眼鼻侧或颞侧，或双侧同时发病，但以鼻侧为多见。本病初起多无明显自觉症状，内眦部结膜充血，有胬肉自眦部向角膜生长，角膜缘发生灰白色混浊，结膜形成充血肥厚的三角形组织，尖端向角膜攀爬。胬肉分头、颈、体部，尖端为头部，球结膜宽大部分为体部，二者之间为颈部。

**1. 静止期**　无明显自觉症状。检查可见胬肉头部扁平，境界清晰，体部不充血或轻度充血，表面光滑呈薄膜状。

**2. 进行期** 眼痒涩，有异物感。检查可见胬肉头部稍隆起，侵犯角膜前弹力层及基质浅层，体部肥厚，表面不平，胬肉组织高度充血。

如果胬肉已爬至瞳孔缘，可引起视力下降，或发生逆规性散光。严重者或术后复发病例，可有不同程度的眼球运动受限。

【治疗】

**1. 三棱针法**

主穴：攒竹 太阳 耳尖

配穴：尺泽 阳陵泉 丰隆

操作：将患侧上述腧穴消毒，用三棱针点刺，挤出血液。每日1次，3次为1个疗程。

建议出血量：血色由黑紫变为鲜红为度。

**2. 刺络拔罐法**

穴位：大椎 肝俞 肾俞

操作：将穴位消毒，用三棱针点刺出血，再将火罐拔扣在该处，留罐5～15分钟。每日1次，3次为1个疗程。

建议出血量：每穴每次2～5ml。

【按语】

1. 避免紫外线与强光刺激，戒烟限酒，避免过食刺激性食物。
2. 对胬肉术后复发的患者，不宜立即进行手术，应在病情稳定6个月以后再考虑手术。

## 六、眼内障

本病西医称白内障，是指晶状体混浊的病变。它是眼科常见病和主要致盲性疾病，尤其是老年性白内障，其患病率随年龄增长而明显升高，估计我国现有60岁以上老年人中因白内障所致老年盲人及低视力患者占73.13%。我国目前白内障患者约500万，每年新增白内障盲人40万～120万，因此白内障的防治是我国目前防盲治盲的重点工作。

【病因病机】

白内障发生的危险因素主要有老化、糖尿病、遗传、免疫、辐射、吸烟、饮酒、糖皮质激素的应用、全身及局部营养障碍等。最新的研究显示自由基引起氧化损伤是导致白内障发生的共同途径，氧化损伤首先发生于晶状体上皮细胞。一方面氧化损伤破坏晶状体囊膜的离子平衡，使晶状体内渗透压增高，丧失屏障功能；另一方面，晶状体代谢紊乱，使晶状体蛋白发生变性，造成混浊。中医学认为眼内障多因年老体衰，肝肾亏损，精血不足；或脾虚失运，气血亏虚，精血不能上荣于目所致。此外，血虚肝旺、肝经郁热上扰或阴虚夹湿热上攻也可致晶珠混浊。

【临床表现】

**1. 视力障碍** 是白内障的主要症状，且与晶状体的混浊程度和部位有关。

**2. 单眼复视或多视** 由于晶状体纤维肿胀、断裂或水隙形成，使得晶状体内屈光力改变，类似棱镜样作用。

**3. 近视** 晶状体吸收水分，使体积增加，核部屈光力增高，可出现近视现象，患者自觉老视程度减轻，视远方时常需配戴近视眼镜或原有近视度加重。

**4. 飞蚊症** 由于瞳孔区的晶状体点状混浊，在眼前出现点、片状阴影。其位置固定不变，不随眼球转动而飘动。

**5. 虹视** 是晶状体吸收水分后，不规则纤维肿胀致注视灯光时有五彩晕轮，此时需与青光眼及结膜炎所致的虹视相鉴别。

**6. 夜盲、昼盲或色觉异常** 部分患者因白内障位于周边而发生夜盲，位于中央可致昼盲，由于硬化的晶状体核吸收短波光线，可引起紫色及青蓝色色觉障碍，而晶状体摘除后，患者短期内可有蓝视等现象。

中医将老年性白内障称为圆翳内障，将先天性白内障称为胎患内障，将并发性白内障称为金花内障，将外伤性白内障称为惊震内障。

【治疗】

**1. 三棱针法**

主穴：攒竹　太阳　少泽

配穴：足三里　三阴交　养老

操作：将患侧上述腧穴消毒，用三棱针点刺，挤出血液。每日 1 次，3 次为 1 个疗程。

建议出血量：血色由黑紫变为鲜红为度。

**2. 刺络拔罐法**

穴位：大椎　肝俞

操作：将穴位消毒，用三棱针点刺出血，再将火罐拔扣在该处，留罐 5 ~ 15 分钟。每日 1 次，3 次为 1 个疗程。

建议出血量：每穴每次 2 ~ 5ml。

【按语】

1. 避免强光下用眼，配戴有色眼镜防护红、紫外线照射；避免长时间用眼，适度减轻眼部疲劳。

2. 进行适宜的身体锻炼与体育活动。

## 七、视网膜中央动脉阻塞

视网膜中央动脉阻塞是指因视网膜中央动脉的阻塞引起的视网膜组织急性缺血，表现为无痛性的视力突然下降甚至丧失。抢救不及时可能导致永久性的视力损害，是致盲的急重症之一。本病多发生于老人，特别是伴有心血管病的老人，多为单眼发病，男性比女性发病率稍高。本病属于中医“暴盲”的范畴，又名“落气眼”。

【病因病机】

本病的主要原因是各种血管栓子阻塞动脉、动脉硬化或炎症导致血栓形成。血管反射性痉挛和血管的舒缩神经兴奋异常是发生本病的另一个重要原因。此外血液黏度增加、血流变慢、外伤、动脉的灌注压和眼内压之间的平衡关系失调、动脉供血不足等，均可诱发本病，球后注射偶可引起本病。中医学认为本病的主要病机是血络瘀阻、目窍失养。多因愤怒暴悖，肝气上逆，气血郁闭，脉络阻塞；或肝阳上越，上扰清窍，血流阻滞；或劳视竭思，房劳过度，暗耗真阴，阴虚阳亢，气血失调；或偏食肥甘厚味，痰热内生，上壅目窍；或年老真阴渐绝，肝肾亏虚，肝阳上亢，气血并逆；或心气亏虚，无力推动血行，络脉不利。

【临床表现】

患者多突然起病，视力骤降，甚至失明，多无疼痛。部分病人在发病前可有一过性的黑蒙和头痛头晕等。外眼正常，瞳孔直接对光反射消失，间接对光反射存在。眼底检查可见视网膜呈乳白色半透明混浊、水肿，以后极部为甚，黄斑区可透见脉络红色背景，呈樱桃红色，又称樱桃红斑，为本病的特征性体征。视盘色淡、水肿，边界模糊，动脉高度变细，甚至呈白色线条样，部分血管腔内的血柱呈间断状，静脉也变狭窄。

【治疗】

**1. 三棱针法**

主穴：攒竹　太阳　瞳子髎　委中

配穴：外关　合谷　耳尖

操作：将患侧上述腧穴消毒，用三棱针点刺，挤出血液。每日 1 次，3 次为 1 个疗程。

建议出血量：血色由黑紫变为鲜红为度。

**2. 刺络拔罐法**

穴位：大椎　膈俞　肝俞　肾俞

操作：将穴位消毒，用三棱针点刺出血，再将火罐拔扣在该处，留罐 5 ~ 15 分钟。每日 1 次，3 次为 1 个疗程。

建议出血量：每穴每次 2 ~ 5ml。

【按语】

1. 注意休息，避免过度劳累。
2. 做好精神调护，避免情绪激动。
3. 戒烟防冷，多食蔬菜、水果及清淡饮食，忌食肥甘油腻之品。
4. 参加力所能及的体育活动，促使血行流畅。
5. 一旦发现视力骤降，应及时去医院诊治，以免延误病情。

## 八、暴发火眼（电光性眼炎）

电光性眼炎是指被紫外线照射后引起的结膜、角膜浅层损害，又称紫外线眼炎。多见于未戴防护设备的电焊、气焊工人，或使用紫外线灭菌灯不当者。亦可见于在高原雪山因大量紫外线经雪地反射到眼部而致伤，也称为雪盲。

【病因病机】

波长 320 ~ 250nm 的紫外线大部分可被角膜上皮细胞的核蛋白吸收，导致细胞核膨胀，使眼睛受损。中医学认为强光突然照射双眼，犹如一种风火之气外袭犯目，故本病是由风火之气猝然伤目所致。

【临床表现】

接触紫外线 3 ~ 8 小时后，出现疼痛、畏光、流泪、眼睑痉挛。病情的轻重与紫外线的强度及照射时间的长短有关。症状轻者自觉眼内沙涩不适，灼热疼痛；重者眼内剧痛，睑肿难开，泪热如汤，视物模糊。检查可见眼睑红肿，或起水疱，或有小出血点，结膜充血水肿，角膜上皮点状脱落。一般于1～2日后痊愈。

【治疗】

**1. 三棱针法**

主穴：攒竹　太阳

配穴：耳背静脉

操作：将双侧上述腧穴消毒，用三棱针点刺，挤出血液。每日1次，3次为1个疗程。

建议出血量：血色由黑紫变为鲜红为度。

**2. 刺络拔罐法**

穴位：大椎　光明

操作：将穴位消毒，用三棱针点刺出血，再将火罐拔扣在该处，留罐5～15分钟。每日1次，3次为1个疗程。

建议出血量：每穴每次2～5ml。

【按语】

1. 电焊、气焊时遵守操作规程，直接操作工人应戴防护面罩。
2. 电焊车间可用吸收紫外线的涂料粉刷墙壁。
3. 在冰川、雪地、沙漠、海面作业人员应戴好防护眼镜。
4. 高紫外线地区人民应经常配戴紫外线防护镜。

## 九、喉痹

本病西医称咽炎，是咽喉黏膜、黏膜下及淋巴组织的炎症。本病可分为急性咽炎和慢性咽炎，相当于中医的“急喉痹”、“风热喉痹”和“慢喉痹”、“虚火喉痹”。

【病因病机】

**1. 急喉痹**　多因病毒感染（以柯萨奇病毒、腺病毒、副流感病毒多见）、细菌感染（以链球菌、葡萄球菌及肺炎双球菌多见）、诱发因素（如在高温、粉尘、烟雾、刺激性气体环境停留过久，以及受凉、过度疲劳）等诱发本病。中医学认为本病多因外邪侵袭，上犯咽窍；或气候骤变，起居不慎，肺卫失固，为外邪所中而致。

**2. 慢性喉痹**　多因急性喉痹治疗不当，或反复发作迁延而成。此外，长期用声过度或发声不当，或长期受烟酒、粉尘及有害气体的刺激，或邻近器官的慢性炎症，如鼻炎、鼻窦炎、咽炎、慢性气管炎等，均可直接或间接影响喉腔黏膜而发病。中医学认为本病的发生，乃脏气虚损、喉窍失养所致。因声音出于肺而根于肾、源于脾，若肺脾肾功能失调，则气虚声怯，加之用声劳损，邪留不去，故成本病。

【临床表现】

本病的主要症状是声音嘶哑。初起时咽喉痒、微痛、异物感，很快出现声音低沉，逐渐加重，可致声嘶或失音。一般不伴有喉痛或喉痛症状较轻。全身症状较轻，可有周身不适或发热、畏寒等症，并伴有流涕等上呼吸道感染症状。临床体征见喉黏膜弥漫性充血、肿胀，尤其是声带明显，可呈深红色，或表面呈条状瘀斑，甚至可见声带黏膜下出血。初起声带黏膜干燥、失去光泽，继之可有少许黏液样分泌物附着。声带运动正常，但闭合时可遗留有小裂隙。

【治疗】

**1. 三棱针法**

主穴：少商　商阳　内庭

配穴：照海　列缺

操作：将上述腧穴消毒，用三棱针点刺，挤出血液。每日1次，3次为1个疗程。

建议出血量：每穴每次5～6滴。

**2. 刺络拔罐法**

穴位：大椎　肺俞　廉泉

操作：将穴位消毒，用三棱针点刺出血，再将火罐拔扣在该处，留罐5～15分钟。每日1次，3次为1个疗程。

建议出血量：每穴每次2～5ml。

【按语】

1. 正确用声。在气温骤降、上呼吸道感染或女性经期，不宜过度用声或高声喊叫。
2. 忌烟酒过度，适当节制辛辣刺激性食物，注意防止有害化学物质或粉尘刺激。
3. 积极治疗口、咽、鼻腔、鼻窦的急、慢性炎症，以防止感染下传。
4. 喉内镜检查时，注意操作，避免损伤声带。

## 十、乳蛾

本病西医称扁桃体炎，是腭扁桃体的非特异性炎症，常伴有不同程度的咽黏膜和淋巴组织炎症，是一种常见的咽部疾病，多见于儿童和青年。春秋季节气温变化时容易发病。急性发病者，多为实热证，好发于春秋两季，有传染性，偶可流行暴发，中医认为多属实证，称为“急乳蛾”、“风热乳蛾”。病程迁延、反复发作者，多因扁桃体隐窝引流不当，隐窝内感染演变为慢性炎症，中医认为多为虚证或虚实夹杂证，称为“慢乳蛾”、“虚火乳蛾”。

【病因病机】

**1. 急性扁桃体炎**　主要是由乙型溶血性链球菌致病，其次非溶血性链球菌、葡萄球菌、肺炎双球菌、流感杆菌及腺病毒或鼻病毒等也能致病，细菌与病毒混合感染者也不少见。咽部与扁桃体隐窝内常存留有某些共生性细菌，一般情况下不会致病。当某些诱因如受凉、过度疲劳、烟酒过度、有害气体刺激、上呼吸道慢性病灶等导致机体抵抗力降低时，则可发生急性炎症。急性扁桃体炎时，病原体可通过飞沫或直接接触而传染，潜伏期为2～4天。

**2. 慢性扁桃体炎**　病原为链球菌及葡萄球菌，多因急性扁桃体炎反复发作，使隐窝内上皮坏死，炎性渗出物积聚其中，隐窝引流不畅，感染演变为慢性过程而成为本病。也可继发于猩红热、麻疹、流感、白喉、鼻腔及鼻窦感染。

中医学认为本病起病急骤者，多为风热之邪乘虚外袭，火热邪毒搏结喉核而致。若病久体弱，脏腑失调，邪毒久滞喉核，易致病程迁延，反复发作。

【临床表现】

各型扁桃体炎的主要症状大致相似。急性卡他型者，局部症状和全身症状较轻，表现为咽痛、低热等。检查可见扁桃体及腭舌弓黏膜充血肿胀，扁桃体实质无明显肿大，表面无渗出物；急性化脓型者，局部及全身症状较重，表现为起病急、咽痛剧烈且常放射至耳部，伴吞咽困难，可有畏寒、高热、头痛、食欲下降、乏力、周身不适等表现。检查可见咽部黏膜充血，腭舌弓、腭咽弓充血肿胀，扁桃体红肿突起，隐窝之间黏膜下或隐窝口有黄白色渗出物，可连成片状假膜，但不超出扁桃体范围，易于拭去，黏膜表面上皮无坏死，伴下颌角淋巴结肿大、压痛。小儿可因高热而出现抽搐、呕吐、昏睡。

慢性扁桃体炎常有急性扁桃体炎反复发作史，频发咽痛，易“感冒”。平时自觉症状较少，可有咽部不适、咽干、咽痒、异物感、刺激性咳嗽、口臭等症状。扁桃体和腭舌弓慢性充血呈暗红色，隐窝口可见黄白色脓点，挤压时可见干酪样物溢出。扁桃体大小不定，青少年多肥大，成人则可缩小；但有瘢痕形成，表面凹凸不平，常与腭舌弓及腭咽弓粘连。下颌角淋巴结肿大。小儿扁桃体过度肥大，可致呼吸不畅，出现打鼾、言语含混不清、吞咽不利等症状。由于经常咽下脓性分泌物，刺激胃肠，或因隐窝内感染性坏死产生的毒素被吸收，可引起消化不良、头痛、乏力、低热等全身症状。

【治疗】

**1. 三棱针法**

（1）方法一

主穴：少商　商阳　关冲　鱼际

配穴：照海　内庭

操作：将上述腧穴消毒，用三棱针点刺，挤出血液。每日 1 次，3 次为 1 个疗程。喉核红肿疼痛、高热者，可点刺扁桃体、耳尖等耳穴或耳背静脉放血。

建议出血量：每穴每次 5 ~6 滴。

（2）方法二

穴位：尺泽

操作：将腧穴消毒，用三棱针点刺出血。每日 1 次，3 次为 1 个疗程。

建议出血量：每次 5 ~6 滴。

**2. 刺络拔罐法**

穴位：大椎　曲池

操作：将穴位消毒，用三棱针点刺出血，再将火罐拔扣在该处，留罐 5 ~15 分钟。每日 1 次，3 次为 1 个疗程。

建议出血量：每穴每次 2 ~5ml。

【按语】

1. 重视体育锻炼，增强抗病能力，可以预防或减少乳蛾发作。

2. 饮食有节，少食辛辣炙煿，以免脾胃蕴热；按时作息，不妄作劳，以免虚火内生。

3. 乳蛾急发者应彻底治愈，以免迁延日久，缠绵难愈。

4. 注意口腔卫生，及时治疗邻近组织疾病。

## 十一、舌炎

舌炎的范畴很广，地图舌、毛舌、沟纹舌、正中菱形舌炎、舌乳头炎、萎缩性舌炎均属舌炎的范围，均存在炎性症状，都可能有血管充血及淋巴细胞、浆细胞浸润等病理改变。

**【病因病机】**

西医学认为本病是慢性贫血、烟酸缺乏及自身免疫性疾病的口腔表现。中医学认为本病的发生，或因情志不遂，悲怒忧思，以致肝脾受伤。肝伤则肝气郁结，疏泄失常，气机不宣，肝气失调，致气血滞留；脾受伤则运化失健，水湿内停，痰浊内生，阻滞脉络，久则积结而成肿块。肝气郁结则脾失健运，或脾湿内停则气机不宣而肝失疏泄，以至肝脾失调，气血痰浊交结成块。若郁久化火，火毒结聚，灼伤肌膜脉络，则致肿块溃破腐烂；或因老年元气虚弱、肾精亏损，又为邪毒所犯，正气既不足，邪气则居之，正不胜邪，渐渐积聚；或因饮食内伤，长期过食辛辣炙煿及发霉腐败有毒物品，以致脾胃受伤，热毒蕴积，上升口腔，结聚而致。

**【临床表现】**

本病在西医临床上有多种分类：①萎缩性舌炎又名光滑舌，是丝状乳头的慢性炎症。在B族维生素缺乏、贫血、真菌感染或其他全身疾病等情况下丝状乳头萎缩，舌背光滑呈红色，而菌状乳头突出、红肿、肥大。严重者菌状乳头也萎缩，舌面无舌苔，有灼热、灼痛感，对外界刺激敏感，常因受到损伤而有小面积的糜烂或溃疡。②轮廓乳头炎偶有发生，乳头肿大、发红，局部有肿大不适感。叶状乳头在人类已退化，呈皱褶状位于舌缘两侧，接近咽部，在咽部炎症和尖锐牙尖等刺激影响下发生炎症，此时叶状乳头皱褶加深、红肿，舌动作时疼痛，可有刺激痛、灼痛。③正中菱形舌炎发生于舌盲孔前、舌背中线区（即人字沟前方）的菱形或似菱形、圆形或椭圆形的无乳头病损，其直径为1cm左右，颜色微红，与周围组织有明显的界限；有时局部呈结节状，触之较硬，但基底部较软。④毛舌是一种非特异性慢性炎症，由于舌背上丝状乳头的角化上皮延缓脱落，增生的丝状乳头形成绒毛状而得名，多由于食物、药物、抗生素的长期应用及吸烟等口腔环境改变而致。毛舌多发于舌背的后2/3或舌中部，可染色形成红毛舌、黑毛舌，犹如麦浪倒伏，毛长1mm以上，若过长还可刺激软腭，有痒感或恶心。黑毛舌中央部分颜色深而周围较浅。

**【治疗】**

**1. 三棱针法**

主穴：舌尖红赤处　金津　玉液

配穴：少商　足三里

操作：将上述腧穴消毒，用三棱针点刺，挤出血液。每日1次，3次为1个疗程。喉核红肿疼痛、高热者，可点刺扁桃体、耳尖等耳穴或耳背静脉放血。

建议出血量：每穴每次5～6滴。点刺耳背静脉每次放血可达3～5ml。

**2. 刺络拔罐法**

穴位：曲池

操作：将穴位消毒用三棱针点刺出血，再将火罐拔扣在该处，留罐 5～15 分钟。每日 1 次，3 次为 1 个疗程。

建议出血量：每次 2～5ml。

【按语】

1. 重视体育锻炼，增强抗病能力，消除精神紧张，生活规律有序。

2. 少食辛辣炙煿之品，以免脾胃蕴热；按时作息，不妄作劳，以免加重炎症。

3. 急发者应彻底治愈，以免迁延日久，缠绵难愈。

4. 注意口腔卫生，及时治疗邻近组织疾病。

## 十二、鼻衄

本病西医称鼻出血，是临床上多种疾病的常见症状。可发生于单侧，也可双侧同时发病。出血量少者为涕中带血，重者大出血可引起失血性休克。鼻出血的发生除局部原因外，常与全身性出血性疾病密切相关。

【病因病机】

急性传染性疾病、心血管疾病、出血性疾病、内分泌功能紊乱、结缔组织病以及营养障碍、维生素缺乏、重金属中毒、药物中毒和遗传性毛细血管扩张症等全身性疾病，均可出现鼻出血。局部外伤、鼻黏膜炎症、鼻中隔疾病及鼻腔、鼻窦肿瘤破裂等局部因素也可引发鼻出血。

中医学将鼻衄分为伤寒鼻衄、时气鼻衄、温病鼻衄、虚劳鼻衄等不同类型。鼻衄与肺、胃、肝、心、脾、肾关系密切，和全身的气血偏盛偏衰有关。一般可分为实证和虚证两大类。实证者，多因火热气逆、迫血妄行而致；虚证者，多因阴虚火旺或气不摄血而成。

【临床表现】

本病主要症状为鼻中出血。多为单侧出血，亦可见双侧。可表现为间歇反复出血，亦可持续出血。出血量多少不一，轻者仅鼻涕中带血；较重者，渗渗而出或点滴而下；严重者，血涌如泉，鼻口俱出，甚至可出现休克。反复出血则可导致贫血。

【治疗】

**1. 三棱针法**

主穴：少商　少泽　少冲

配穴：上星　内庭　迎香

操作：将患侧上述腧穴消毒，用三棱针点刺，挤出血液。每日 1 次，3 次为 1 个疗程。

建议出血量：每穴每次 5～6 滴。

**2. 刺络拔罐法**

穴位：肺俞　膈俞

操作：将穴位消毒，用三棱针点刺出血，再将火罐拔扣在该处，留罐 5～15 分钟。每日 1 次，3 次为 1 个疗程。

建议出血量：每穴每次 2～5ml。

【按语】

1. 鼻出血时，要先安定患者情绪，必要时可给予镇静剂。

2. 一般采用坐位或半坐卧位。有休克者，应取平卧低头位。嘱患者勿将血液咽下，以免刺激胃肠而致呕吐。

3. 检查操作时，动作要轻巧，忌粗暴，以免加重损伤，造成新的出血。

4. 鼻出血患者宜少活动，多休息。

5. 忌食辛燥刺激之物，以免滋生火热，加重病情。

6. 注意保持大便通畅。

7. 平时加强身体锻炼，注意情志调养，保持心情舒畅，忌忧郁暴怒。

8. 戒除挖鼻等不良习惯。

## 十三、内耳眩晕

本病西医称梅尼埃病，是因膜迷路积水所致的内耳疾病，以发作性旋转性眩晕和波动性耳聋、耳鸣为主要临床特征，属耳源性眩晕之一。多见于青壮年，一般单耳发病，但极少数患者也可双耳受累。本病属于中医学中的“真眩运”、“冒眩”范畴。

【病因病机】

一般认为，该病系由内淋巴生成过多或内淋巴引流与吸收障碍所致。但真正病因至今仍未明了，可能与变态反应、内耳微循环障碍和内淋巴液生成、吸收平衡失调等因素有关。中医学有“无痰则不作眩”、“诸风掉眩，皆属于肝”、“无虚不能作眩”之说，因此，本病当以痰湿瘀阻耳窍为标，肝脾肾功能失调为本。发作时以邪实为主，缓解后则主要为脏腑虚损，但往往虚实夹杂，共同为患。

【临床表现】

本病症状主要为“四联症”，即发作性眩晕，波动性与渐进性耳聋、耳鸣，耳胀满感。

发作性眩晕表现为眩晕突然发作，呈旋转性，伴恶心呕吐、面色苍白、出冷汗、血压下降等自主神经系统症状，持续时间不一。眩晕缓解后，可遗头晕、行走不稳感，数日后进入间歇期。眩晕可反复发作，但无论如何剧烈，始终神志清醒。

耳鸣、耳聋一般系单侧发生，偶为双侧。症状呈波动性，即发作期出现或加重，间歇期减轻；疾病初期常能自然恢复，但随着发作次数的增多，听力损失逐渐加重，并转为不可逆性。常伴有复听或重振现象。

耳胀满感是眩晕发作先兆，表现为耳内发胀、发闷或压迫感。

发作期有强弱不等的自发性水平型或水平旋转型眼球震颤。早期快相向患侧，以后可转向健侧，恢复期又朝向患侧，间歇期多为正常。同时，还可表现出平衡失调征。

【治疗】

**1. 三棱针法**

穴位：中冲　太阳

操作：将上述腧穴消毒，用三棱针点刺，挤出血液。每日 1 次，3 次为 1 个疗程。

建议出血量：每穴每次 5～6 滴。

**2. 刺络拔罐法**

穴位：肝俞　胆俞　肾俞

操作：将穴位消毒，用三棱针点刺出血，再将火罐拔扣在该处，留罐 5～15 分钟。每日 1 次，3 次为 1 个疗程。

建议出血量：每穴每次 2～5ml。

【按语】

1. 解除病人的恐惧心理，鼓励病人加强锻炼，注意劳逸结合。
2. 眩晕发作期间应让病人卧床休息，注意防止起立时因突然眩晕而跌倒。
3. 卧室应保持安静，减少噪音，光线宜暗，但空气要流通。
4. 宜进低盐饮食。
5. 禁烟、酒、咖啡及浓茶。

## 附：晕车

晕车又称为晕动病，与前庭机能稳定性不良有关，常有心悸、头晕、出冷汗、恶心、呕吐等，严重时可见面色苍白、四肢发冷、脉搏微细等休克早期表现。

【病因病机】

晕动病的发病机制尚未明确，主要与前庭功能有关。前庭器的内耳膜迷路的椭圆囊和球囊的囊斑可感受上下和左右的直线运动，三个半规管毛细胞可感受旋转运动。囊斑或毛细胞受到一定量的不正常运动刺激所引起的神经冲动，依次由前庭神经传至前庭神经核，再传至小脑和下丘脑，因而引起一系列以眩晕为主要症状的临床表现。前庭受刺激后影响网状结构，引起血压下降和呕吐。前庭神经核通过内侧纵束纤维至眼肌运动核引起眼球震颤。小脑和下丘脑受神经冲动后引起全身肌肉张力改变。晕动病与视觉可能有一定关系。例如，当人们凝视快速运动或旋转的物体时也同样可引起本病。小脑受刺激亦可能为本病的又一机理。此外，高温、高湿、通风不良、噪音、特殊气味、情绪紧张、睡眠不足、过度疲劳、饥饿或过饱、身体虚弱、内耳疾病等均易诱发本病。中医学认为，本病的病因病机与“内耳眩晕”的病因病机相同。

【临床表现】

晕动病的主要临床表现为：唾液增多、冷汗、面色潮红、全身不适、恶心呕吐、胃部不适等，严重者可出现虚脱。

主要临床表现可分为三型，典型者由轻到重，循序发作。

轻型：咽部不适、唾液增多、流涎、疲乏、恶心、头疼、头晕、面色苍白等。

中型：恶心，呕吐，头痛、头晕、头痛加重，面色苍白，出冷汗等。

重型：呕吐不止、心悸、气促、四肢冰凉、衰竭乏力、昏沉嗜睡等，严重者可脱水。

发病前可有多痰、叹息、打哈欠等前驱症状。症状一般在休息和睡眠后消失。

【治疗】

**1. 三棱针法**

穴位：内关　百会　合谷　足三里

操作：将上述腧穴消毒，用三棱针点刺，挤出血液。每日 1 次，3 次为 1 个疗程。

建议出血量：每穴每次 5 ~6 滴。

**2. 刺络拔罐法**

穴位：肝俞　胆俞　肾俞

操作：将穴位消毒，用三棱针点刺出血，再将火罐拔扣在该处，留罐 5 ~15 分钟。每日 1 次，3 次为 1 个疗程。

建议出血量：每穴每次 2 ~5ml。

**【按语】**

除内耳眩晕的注意事项外，有晕车史的人在乘车前要充分休息，还应尽量少进食。

# 第六节　皮肤科疾病

## 一、发际疮

本病西医称之为项后部毛囊炎，是发于项后发际间的化脓性皮肤病，因其好发于项后发际处而得名。中医学对本病早就有认识，指头皮上靠近头发边缘的小疮及痈疽疮疖之发于项后发际部位者。本病患者以成年男性多见，个人卫生习惯不好、肌肤不洁者最易多发。

**【病因病机】**

本病多由金黄色葡萄球菌感染项部毛囊所致。中医学认为发际疮多因湿热内蕴，兼以外感风热之邪，阻于经络，以致气血脉络受阻，上壅于项部，郁久化毒或瘀久化腐成脓，或长期恣食厚味及酗酒等，以致脏腑蕴热，毒从内发，日久则每兼血瘀，或气血虚，或肾阴虚。

**【临床表现】**

一般无全身症状，部分患者可有发热不适等表现，病程经过十分缓慢，常可迁延数年或十余年。初起项后发际处起可见丘疹，形如黍粟，或如豆粒，色红坚实，其顶有脓点，痒痛相兼，约经数日，白色脓头干涸结成黄色脓痂或搔破流津水或脓液，结痂后痂脱而愈。初起时为一个或多个皮损，逐渐增多，时破时敛，或此愈彼起，反复发作，日久难愈。如脓液向周围发展，即可演变成疖病。

**【治疗】**

**1. 三棱针法**

（1）方法一

穴位：委中

操作：将患者委中穴处常规消毒，取其青紫脉络，用消毒好的三棱针快速刺破，任其自流血。隔日 1 次，5 次为 1 个疗程。

建议出血量：每次 5 ~10ml。

（2）方法二

穴位：膀胱经第 1 侧线上

操作：患者背向外骑坐在椅子上，两手扶椅背，躯干前屈。在脊背两侧距背正中线1.5寸的部位常规消毒，然后用无菌的三棱针从大椎穴水平开始向下，沿足太阳膀胱经每隔1寸左右挑刺皮肤一下，向下达第5腰椎水平，用干消毒棉球将血擦净。每3日挑刺1次，3次为1个疗程。

建议出血量：每处每次5～6滴。

**2. 刺络拔罐法**

穴位：大椎

操作：嘱患者端坐，头颈部稍向前倾，将颈部大椎穴处充分暴露。穴位常规消毒后，取无菌的三棱针快速点刺大椎穴，一般点刺3～5下，点刺深度为2～3mm，再在点刺处快速拔上火罐放血，留罐10分钟。每3日1次，5次为1个疗程。

建议出血量：每次2～5ml，或视发际疮程度而定具体放血量。

**【按语】**

1. 注意个人卫生习惯，保持肌肤清洁。
2. 节制饮食，避免摄食辛辣厚味及过食肥甘食物。
3. 积极治疗慢性疾病，如消渴病、失眠、消化不良等。
4. 衣着应柔软、透气、吸汗，头脂旺者应适当洗濯，去除油垢，同时配合适当的治疗。

## 二、疖

本病西医称之为头皮穿凿性脓肿、疖病等，是指发生在肌肤浅表部位、范围较小的急性化脓性疾病。其特点是肿势局限，范围（直径，下同）多小于3cm，突起根浅，色红、灼热、疼痛，易脓、易溃、易敛。本病好发于毛囊和皮脂腺丰富的部位，如颈、头面部、背部、腋部、腹股沟部及会阴和小腿部。单个损害称为疖，是半球形红色结节，之后出现中央化脓坏死，最终溃破或吸收，多发或反复发作者称为疖病。

**【病因病机】**

本病多因感染金黄色葡萄球菌和表皮葡萄球菌所致。中医学认为是由于内郁湿火，外感风邪，两相搏结，蕴阻肌肤而成；或由于在夏秋季节感受暑湿热毒之邪而生；或因天气闷热，汗出不畅，暑湿热毒蕴蒸肌肤，引起痱子，复经搔抓，破伤染毒而发。

患疖肿后，若脓液引流不畅，致使脓液潴留；或由于搔抓碰伤，以致脓毒旁窜，在头皮较薄之处发生蔓延，可形成蝼蛄疖。

若伴消渴、习惯性便秘等慢性疾病者，或阴虚内热者，或脾虚便溏者，更易染毒发病，并可反复发作，缠绵难愈。

**【临床表现】**

本病起病缓慢，初起局部出现红、肿、痛的小结节，以后逐渐肿大，呈锥形隆起。数日后，红、肿、痛范围扩大，结节中央因组织坏死而变软，出现黄白色小脓栓。再数日后，脓栓脱落，排出脓液，炎症便逐渐消失而愈。有的疖无脓栓，自溃稍迟，应设法促使脓液排出。

疖一般无明显的全身症状。但若发生在血液丰富的部位，当全身抵抗力减弱时，可出现不适、畏寒、发热、头痛和厌食等毒血症状。面部，特别是所谓“危险三角区”的上唇周围和鼻部疖，如被挤压或挑刺，感染容易沿内眦静脉和眼静脉进入颅内的海绵状静脉窦，引起化脓性海绵状静脉窦炎，出现延及眼部及其周围组织的进行性红肿和硬结，伴疼痛和压痛，并有头痛、寒战、高热甚至昏迷等，病情十分严重，死亡率很高。

**【治疗】**

**三棱针法**

（1）方法一

穴位：大椎　大杼　风门　肩中俞

操作：患者取坐位，两臂抱肩，低头伏于桌上，将上述穴位消毒后，用无菌三棱针垂直刺入皮肤 2～3mm 后迅速拔针，然后用手挤压使之出血，用消毒的干棉球轻轻揉按针眼，再用消毒纱布覆盖。每周 1 次，5 次为 1 个疗程。

建议出血量：每穴每次 5～6 滴。

（2）方法二

穴位：自大杼至胃俞之各背俞穴

操作：每次取一侧腧穴，消毒后，用三棱针点刺。隔日 1 次，5 次为 1 个疗程。

建议出血量：每穴每次 5～6 滴。

（3）方法三

穴位：井穴　阿是穴

操作：取病变部位所属经络之井穴为主，配合阿是穴。井穴常规消毒后用三棱针点刺出血。每日或隔日 1 次，5 次为 1 个疗程。

建议出血量：每穴每次 5～6 滴。

（4）方法四

穴位：委中　尺泽

操作：患者俯卧，在腘窝横纹中点，当股二头肌腱与半腱肌腱的中间取委中穴。皮肤常规消毒后，用消毒好的三棱针对准委中穴点刺放血，用消毒棉球压迫止血。每周 1 次。若效果欠佳，则配尺泽穴用同样的方法点刺放血。

建议出血量：每穴每次 5～6 滴。

（5）方法五

穴位：耳尖

操作：用 75% 的乙醇棉球常规消毒穴位，再用消毒好的三棱针点刺。每隔 3 日 1 次，5 次为 1 个疗程。

建议出血量：每次 5～6 滴。

**【按语】**

1. 注意皮肤清洁，要勤洗澡、洗头、理发、换衣服、剪指甲。
2. 疖周围皮肤应保持清洁，并用 75% 乙醇消毒，以防止感染扩散到附近的毛囊。
3. 少食酒类及辛辣刺激性食物；忌食鱼腥发物。

4. 患糖尿病等应及时治疗。体虚者应积极锻炼身体，增强体质。

## 三、丹毒

本病西医也称丹毒，是皮肤及其网状淋巴管的急性炎症，是患部皮肤突然发红成片、色如涂丹的急性感染性疾病。本病发无定处，但好发于下肢和面部。根据其发病部位的不同又有不同的病名，如发于躯干部者，称内发丹毒；发于头面部者，称抱头火丹；发于小腿足部者，称流火；新生儿多发于臀部，称赤游丹毒。

【病因病机】

本病是由溶血性链球菌从皮肤或黏膜的细微破损处侵入皮内网状淋巴管而引起的急性炎症。中医学认为多因素体血分有热，外受火毒，热毒蕴结，郁阻肌肤而发；或因皮肤破伤（如鼻腔、耳道皮肤或头皮破伤、皮肤擦伤、脚湿气糜烂、毒虫咬伤等），毒邪乘隙侵入而成。发于头面部者，多夹有风热；发于胸腹腰胯部者，多夹有肝火；发于下肢者，多夹有湿热；发于新生儿者，多由胎热火毒所致。

【临床表现】

本病发病前多有皮肤或黏膜破损史。

发病急骤，初起往往先有恶寒发热、头痛骨楚、胃纳不香、便秘溲赤、苔薄白或薄黄、舌质红、脉洪数或滑数等症状，继则局部皮肤见小片红斑，迅速蔓延成大片鲜红斑，色如丹涂脂染，焮热肿胀，边界清楚，略高出皮肤表面，压之皮肤红色减退，放手后立即恢复。若因热毒炽盛而显现紫斑时，则压之不退色。患部皮肤肿胀，表面紧张光亮，摸之灼手，触痛明显。一般预后良好，经 5 ~ 6 天后消退，皮色由鲜红转为暗红及棕黄色，脱屑而愈，但容易复发。

病情严重者，红肿处可伴发紫癜、瘀点、瘀斑、水疱或血疱，偶有化脓或皮肤坏死。亦有一边消退，一边发展，连续不断，缠绵数周者。

本病若出现红肿斑片由四肢或头面向胸腹蔓延者，属逆证。新生儿及年老体弱者，若火毒炽盛易导致毒邪内攻，出现壮热烦躁、神昏谵语、恶心呕吐等全身症状，甚则危及生命。

【治疗】

**1. 三棱针法**

（1）方法一

穴位：血海　隐白　少商

操作：穴位常规消毒后，用无菌三棱针点刺出血即可。隔日 1 次，5 次为 1 个疗程。

建议出血量：每穴每次 5 ~ 6 滴。

（2）方法二

操作部位：背部脊柱两旁皮下反应点（赤色或紫色血络）

操作：先寻找反应点，逐个做上记号，定准部位，常规消毒后再用三棱针逐个点刺，使之出血。隔日 1 次，5 次为 1 个疗程。

建议出血量：每处每次 5 ~ 6 滴。

（3）方法三

操作部位：阳性血络

操作：刺血前，先于病灶部皮肤周围寻找阳性血络，即紫暗色充盈的小静脉。用碘酒、酒精常规消毒局部皮肤，随之以无菌三棱针采用缓刺法刺阳性血络。当刺中该瘀滞日久且充盈的阳性血络时，出血常呈抛物线形向外喷射，后逐渐减少，至出血颜色变浅后血可自止。每周 2 次，3 次为 1 个疗程。

寻找阳性血络可遵循 3 个共性特点：①病程较长，一般超过 3 年；②血络颜色深，呈紫黑色或紫红色；③血管充盈，高于皮肤。

建议出血量：血色变浅为度。

**2. 刺络拔罐法**

（1）方法一

穴位：大椎　阿是穴　曲池

操作：穴位局部常规消毒后，用三棱针在大椎、曲池穴上点刺 2 ~ 3 下，阿是穴做散在性点刺，均使之出血。重者针后可在大椎穴用闪火法拔罐 10 分钟。每日或隔日 1 次，3 ~ 5 次为 1 个疗程。

建议出血量：点刺放血每穴每次 5 ~ 6 滴，刺络拔罐每次 2 ~ 5ml。

（2）方法二

操作部位：病灶周围皮肤或病灶处

操作：操作部位常规消毒，用消毒好的三棱针对病灶周围皮肤或病灶处及其周围怒张的小血管病灶处刺血后拔罐。每日 1 次，3 ~ 5 次为 1 个疗程。

建议出血量：每处每次 2 ~ 5ml。

**3. 综合疗法**

主穴：阿是穴　委中

配穴：①环跳　阳陵泉　三阴交　②足三里　阴陵泉

操作：以主穴为主，先于患部周围皮下寻找呈现紫暗色怒张之小血管（如小血管怒张不显，可选周围显现静脉），消毒后，用圆利针迅速刺入血管，摇大针孔，缓慢出针，待黑血自行溢出后，用消毒干棉球按压针孔，每次可刺 4 ~ 5 针。委中穴取患侧，寻找怒张之络脉，将三棱针迅速刺入使之出血。配穴两组，任选一组，用毫针直刺 1 ~ 1.5 寸，得气后施提插结合捻转之泻法，不留针。开始每日 1 次，2 次以后改隔日 1 次，不计疗程，以愈为期，一般治 3 ~ 6 次。

建议出血量：每处每次 2 ~ 5ml。

**【按语】**

1. 丹毒患者应注意休息，多饮水，并适当隔离。
2. 如病在下肢，则应卧床，抬高患肢。
3. 饮食宜清淡，不宜食刺激性食物。
4. 丹毒部位皮肤出现痛、痒不适时，不可用力挤、捏。

## 四、寻常疣

本病是一种发生于皮肤浅表的良性赘生物，俗称“瘊子”。因其表面粗糙如刺，又称“刺瘊”或“枯筋箭”。多数患者的疣体在2～3年内可自然消退，故又称“千日疣”或“千日疮”。

**【病因病机】**

寻常疣是人体感染人乳头瘤病毒HPV1、HPV2或HPV4而引起的皮肤赘生物，多见于儿童和青年。中医学认为本病多因风热毒邪搏于肌肤而生；或怒动肝火，肝虚血燥，筋气不荣，肌肤不润所致。正如《外科正宗》所说：“枯筋箭乃忧郁伤肝，肝无荣养，以致筋气外发。”

**【临床表现】**

本病发病缓慢，好发部位以手背、指背、头面以及颈项、背部为多见。初起小如粟粒，渐至大若黄豆，突出皮表，色灰白或污黄，表面呈现蓬松枯槁，状如花蕊，粗糙而坚硬。初发为单个，可自身接种而增多，多则甚至数十个，或散在或群聚，并无一定规律。一般无自觉症状，若受挤压则局部有疼痛感，若碰撞、摩擦时易于出血。

**【治疗】**

**1. 三棱针法**

（1）方法一

操作部位：疣体基底部

操作：疣体处常规消毒后，用三棱针沿疣基底部平行进针，然后将针从疣对侧基底部挑出，直至疣体脱落出血。

（2）方法二

操作部位：疣体周围

操作：用三棱针在疣体周围环绕点刺一圈（针尖斜向疣体中心点刺），每距0.3～0.5cm点刺一下，并使之出血。每日1次，5次为1个疗程。

建议出血量：每处每次5～6滴。

**2. 毫针法**

操作部位：疣体基底部

操作：取0.5寸毫针垂直刺入疣之基底部，并行强刺激捻转数次，出针后挤出血即可。

建议出血量：每次5～6滴。

**【按语】**

1. 增强机体抵抗力。
2. 寻常疣是自身感染性疾病，避免搔抓传播。

## 五、扁瘊

本病西医称扁平疣，是一种病毒性的皮肤赘生物，好发于面部、手背部等暴露部位，极容易传染。

【病因病机】

本病是由人乳头瘤病毒 HPV3 或 HPV5 感染引起，主要通过直接接触传染，也可通过污染物，如针、刷子、毛巾等间接传染。另外，外伤也是引起传染的重要因素。本病好发于青年男女和机体免疫力低下者。中医学认为扁瘊多因风热之邪搏于肌肤，或因肝气郁结、气血凝滞发于肌肤而成。

【临床表现】

本病起病缓慢，病程长。皮疹为米粒到黄豆大扁平隆起的丘疹，表面光滑，质硬，浅褐色或正常皮色，圆形、椭圆形或多角形；数目较多，多数密集，偶可沿抓痕分布排列成条状。一般无自觉症状，偶有微痒。好发于颜面、手背及前臂等处。病程慢性，时或突然自行消失，但亦可持续多年不愈。

【治疗】

三棱针法

（1）方法一

穴位：血海　足三里　太冲　曲池　风池　期门　行间

操作：双侧轮流取穴，每次取 3～4 穴。如有主疣（最先长出、最大的疣体）可先将其严格消毒后挑破，然后再消毒。每日 1 次，5 次为 1 个疗程。

建议出血量：每穴每次 5～6 滴。

（2）方法二

穴位：尺泽　三阴交　太冲

操作：穴位常规消毒后，用三棱针点刺出血。隔日 1 次，5 次为 1 个疗程。

建议出血量：每穴每次 5～6 滴。

（3）方法三

穴位：双耳垂中点

操作：取双耳垂中点消毒后用三棱针点刺，然后挤压局部，使出血，用棉球吸干。每 5 日 1 次，5 次为 1 个疗程。

建议出血量：每穴每次 5～6 滴。

（4）方法四

操作部位：耳背上 1/3 近耳轮处的明显静脉 1 条

操作：选患者耳背上 1/3 近耳轮处的明显静脉 1 条，揉搓 1～2 分钟，使其充血，常规消毒后用左手拇、食指将耳背拉平，中指顶于下，右手持消毒三棱针，迅速刺破血管，让血自行滴出，然后用棉球按压，胶布固定。双耳交替选用。每周 1 次，2 周为 1 个疗程。

建议出血量：每次 5～10ml。

【按语】

1. 保持心情愉快，加强身体锻炼。

2. 扁平疣病程长，因此治疗期间要有耐心、毅力。

3. 多吃蔬菜、水果，补充多种维生素，特别是维生素 $B_6$ 等。忌烟酒、辛辣刺激性饮食。

4. 有扁平疣要及时治疗，采用联合治疗及免疫调节治疗对防止复发尤为重要。

5. 谨慎对待创伤性治疗及自身疣体种植治疗，不要使用激素类药物，以免造成泛发。

6. 切勿抓挠，也不宜过度搓洗，以免造成自身接种。

7. 注意个人卫生，忌与他人共用清洁用具。

## 六、鼠乳

本病西医称传染性软疣，是发生于皮肤浅表的豆状赘生物，是一种有一定接触传染性的皮肤病。因如鼠乳之状，故名。本病多见于儿童，全身任何部位均可发生，但主要好发于面部、躯干、四肢、阴囊等部位。有轻度传染性，愈后不留瘢痕，可自行消失。

**【病因病机】**

本病是由软疣病毒感染引起的皮肤良性自限性疾病。中医学认为本病多由气血失和，腠理不密，复感风邪之毒，搏结于肌肤；或肝旺血虚，筋气不荣，腠理不密，复感他邪，凝聚肌肤；或由传染所致。

**【临床表现】**

本病起病缓慢，潜伏期为2～3周，病程长。初起的损害为米粒大的半球形丘疹，与正常皮肤颜色无异，逐渐或迅速增至豌豆大，中央有脐窝样凹陷，表面呈蜡样光泽，境界明显，早期质地坚韧，能挤出一个半固体的乳酪状的白色小栓，称为软疣小体，有时此物从中央窝突出而明显易见。皮损的数目不定，数个至数十个，或少数散在，或数个聚集，相继出现，互不融合。皮损可长期存在而不引起任何自觉症状，可因搔抓或自身传染而扩散。一般经过6～9个月可自然消退，也有持续3～4年者，甚至个别皮损可长达5年以上。病程与数目无关，愈后不留瘢痕。

有极少数患者其皮损可角化成小的皮角，称角化性传染性软疣；皮损有的可长大至10～15cm大小，称巨大软疣，多单发，容易继发细菌感染而发生炎症反应。

**【治疗】**

**三棱针法**

（1）方法一

操作部位：软疣局部

操作：局部消毒，用消毒的三棱针挑破软疣的顶端，挤出软疣小体使其略出血，外涂碘酒，再以消毒纱布盖贴。隔日1次，5次为1个疗程。

（2）方法二

操作部位：软疣局部

操作：暴露软疣，常规消毒，医者右手紧持三棱针，左手拇、食指将皮疹周围皮肤向两侧撑开，使皮肤绷紧，迅速将三棱针刺向疣体中央，快速转一周后拔出，然后沿皮肤表面平行刺进疣体内，拔出，用针柄左右刮拭疣体，即可将疣内白色乳酪状物体全部刮出，然后用干棉球压迫止血，再涂以2%碘酒消毒即可。

（3）方法三

穴位：隐白　大敦　少商

操作：取双侧腧穴，将上述穴位常规消毒后，捏紧局部皮肤，用三棱针在所选穴位点刺，挤出血液。每日或隔日 1 次，3 次为 1 个疗程。

建议出血量：每穴每次 5 ~6 滴。

（4）方法四

操作部位：耳背静脉

操作：在耳背静脉放血部位常规消毒后，用消毒好的三棱针点刺，使其出血。每周 1 次，10 次为 1 个疗程。

建议出血量：每次 5 ~ 10ml。

**【按语】**

1. 勤换衣服，最好煮沸消毒。
2. 避免搔抓，以防自身传染扩散。
3. 注意个人卫生，忌与他人共用清洁用具。

## 七、足瘊

本病西医称跖疣或足疣，是指发生在足底的寻常疣，是由人乳头瘤病毒感染引起的一种常见皮肤疾病。由于经常受到压迫和摩擦，所以陷入皮内，走路时可引起疼痛。临床上常因局部疼痛影响行走和工作，给患者带来极大苦恼。

**【病因病机】**

本病是人乳头瘤病毒（HPV）所引起的，通过直接接触传染所致（亦有自身接触）。人群普遍易感，外伤、摩擦常是其诱因，细胞免疫功能低下或缺陷也是重要原因。中医学认为本病多由外伤之后气血凝滞、经络阻塞、瘀血凝结而成，或肝郁痰凝，汗出不畅，经脉阻塞，结于足部而生跖疣。

**【临床表现】**

本病起病缓慢，病程长。跖疣初起为半透明较小的皮内损害，境界较清楚，无自觉症状，或有轻微触痛。以后逐渐增大，形成表面角化粗糙、大小不等、圆形或不规则形的扁平或镶嵌性损害，周围绕有受挤压增厚的角质环，削除疣体表面粗糙的角质层，则镶嵌的疣体与周围组织界更加清晰，表面有数个因真皮乳头小血管破裂出血或阻塞形成的小黑点，似细小的角栓，若疣体表面削除过深，可见小的出血点。局部可有不同程度的压痛，位于足跟、跖前部或足侧缘的较大疣体，压痛明显，妨碍行走。

疣体既可单发，大小长期无变化；也可数目较多，不断有新发。若将疣体表面增厚的角质层削除，可见多个角质软芯，临床称镶嵌疣。少数位于跖中部的疣体可形成外向增生性损害，触痛明显，再加上足部每天受力和鞋的摩擦，严重影响行走和负重，常顽固难治。

**【治疗】**

**点刺放血法**

操作部位：疣基底部

操作：先用 2% 的碘酒将跖疣损害处消毒，再用 75% 的乙醇棉球脱碘消毒，然后用修脚刀将损害表面角质剥去，暴露底部；再次消毒后以右手食指及拇指捏疣之基底，用20号针在疣的表面选三角形3点快速进针，并用食指及拇指压迫疣之基底，使其表面出血；再以碘酒棉球消毒患处，盖以消毒敷料，胶布固定。每日1次，3次为1个疗程。患处1周内勿被水浸，以防感染。

建议出血量：每处每次5～6滴。

【按语】

1. 忌酒和辛辣热性食品。

2. 多食新鲜果蔬，保证充足的维生素。保持大便通畅。

3. 疣多反复发作，故治疗必须坚持不懈。

## 八、热疮

本病相当于西医的单纯疱疹，是在发热后或高热过程中在皮肤交界处发生的急性疱疹性皮肤病。中医学中又称“剪口疮”、“时气口疮”等，俗称“火燎泡”。本病好发于春季，以儿童和青年人多见。多见于皮肤黏膜交界处，如口角、鼻孔周围、颧部、外阴等部位。病程为1～2周，可自愈，但易于复发。

【病因病机】

本病由感染单纯疱疹病毒所致，此种病毒按抗原性质分为Ⅰ型和Ⅱ型。一般，Ⅰ型病毒易感染头面部、唇部、口腔黏膜等部位；Ⅱ型病毒主要感染外生殖器和肛周。单纯疱疹病毒经呼吸道、口腔、眼、生殖器或皮肤破损处进入人体，潜伏在局部感觉神经细胞中，一旦机能遭受各种因素的干扰，如发烧、受凉、疲劳、情绪不良、饮食不节等，致使免疫功能下降，潜伏在体内的病毒趋于活动而使症状反复出现。中医学认为本病系内有湿热蕴积，外感风热之毒，阻于肺胃二经，肺胃开窍于口鼻，内热熏蒸，上达口鼻而成；或因并发于其他热病，而致胃阴耗损，阴虚胃热之邪上蒸口鼻亦成；或因情志不畅，肝胆郁热，蕴热生湿，邪毒循肝经下注，肝经绕阴器而行，湿热搏结肌肤，而成热疮。

【临床表现】

本病初起为红斑，继则在红斑上出现成群的针头至绿豆大小簇集成群的小水疱，内含透明浆液，破裂后露出糜烂面，逐渐干燥、结痂脱落而愈，脱落后一般不留痕迹，少数病人留有暂时性色素沉着。一般无全身不适，发病前，患处皮肤有发紧、烧灼、痒痛感。儿童损害常在口腔黏膜处，易于形成溃疡。发于外阴的称为生殖器单纯疱疹，易破裂糜烂，继发感染，引起疼痛。男性多见于包皮、冠状沟及龟头等处；女性则常在阴唇、阴阜、阴蒂等处，亦可发于子宫颈。生殖器疱疹若发于早孕妇女，容易发生流产。

【治疗】

**1. 三棱针法**

主穴：曲池　大椎

配穴：合谷

操作：将上述腧穴消毒，用三棱针点刺，挤出血液。每日1次，3次为1个疗程。

建议出血量：每穴每次5～6滴。

**2. 皮肤针法**

操作部位：病变局部

操作：在疱疹局部行常规消毒，医者手持已消毒梅花针在病变部位及疱疹边缘进行密集性轻轻叩刺。隔日1次，3次为1个疗程。除叩刺患处外，还可根据病情叩刺患处临近的穴位。

建议出血量：轻微渗血或微渗黄水为度。

**【按语】**

1. 对反复发作者，应除去诱发因素。
2. 避免同患有单纯疱疹的病人接吻或共用器皿、毛巾及剃须刀等。
3. 饮食宜清淡，忌辛辣炙煿、肥甘厚味。

## 九、蛇串疮

本病相当于西医学的带状疱疹，是由水痘-带状疱疹病毒所致的皮肤病，以突发单侧簇集状水疱，呈带状分布，排列宛如蛇行，并伴有烧灼刺痛为特征。中医又称“蛇丹”、“缠腰火丹”、“蜘蛛疮”等。本病好发于春秋两季，多见于40岁以上的成年人，发病率和严重程度随年龄增大而增加。发病部位以胸背、面部和腰腹部为多见。病程持续2~4周，一般愈后不复发。

**【病因病机】**

初次感染水痘-带状疱疹病毒表现为水痘，以后病毒可长期潜伏在脊髓后根神经节，免疫功能减弱可诱发病毒再度活动，生长繁殖，沿周围神经波及皮肤，发生带状疱疹。中医学认为本病多由情志内伤，肝气郁结，久而化火妄动，流窜于肌肤，阻遏经络，气血不通，外渗皮肤而发；或外感时邪，导致体内湿热火毒蕴积，外溢肌肤而成；或饮食失节引起脾湿郁久，湿热内蕴，留于肌肤而发。

**【临床表现】**

皮疹出现前常有轻重不同的前驱症状，如发热、倦怠、食欲不振及局部皮肤知觉过敏、灼热、针刺样疼痛等。之后皮肤出现红斑、水疱，簇集成群，互不融合，排列成带状，常沿一定的外围神经部位分布，好发生于单侧，亦偶有对称者，附近淋巴结肿大。最后水疱干燥、结痂、脱落，遗留暂时性色素沉着斑。病情严重者水疱内容物为血性，或发生坏死，愈后遗留瘢痕。部分病人皮疹消退后，局部遗留神经疼痛，经久不能消失。

**【治疗】**

**1. 三棱针法**

（1）方法一

操作部位：疱疹局部

操作：常规消毒，用三棱针散刺疱疹间隙使之出血，每处3~5点。每日1次，5次为1个疗程。

建议出血量：每处每次5~6滴。

（2）方法二

穴位：耳尖

操作：将患者的一侧耳郭搓热折叠，左手固定耳郭，常规消毒耳尖穴，右手持消毒的三棱针快速点刺并挤压耳尖令其出血，用干棉球压迫止血。隔日放血 1 次，双耳交替进行。每日 1 次，5 次为 1 个疗程。

建议出血量：每次 5 ~6 滴。

**2. 皮肤针法**

穴位：内关　合谷　曲池　阴陵泉　足三里

操作：皮肤常规消毒后，用皮肤针在选定穴位叩刺。青壮年给予重度叩刺；老年人给予轻中度叩刺。叩刺后在穴位处拔火罐，留罐 10 分钟。隔日治疗 1 次，5 次为 1 个疗程。

建议出血量：皮肤针叩刺以皮肤发红、微微出血为度；加拔火罐者，每穴每次出血2 ~5ml。

**3. 刺络拔罐法**

穴位：局部与皮损部位相应之同侧夹脊穴。如皮损在第 4 肋间，则取同侧胸 3 ~5 夹脊穴。

操作：用毫针刺夹脊穴，行捻转泻法，以针感向同侧胁肋部放射为佳，留针 15 ~20 分钟。将穴位消毒，用三棱针在疱疹周围散刺出血，速将大号火罐拔扣在该处，留罐 5 ~15 分钟。每日 1 次，5 次为 1 疗程。

建议出血量：每处每次 2 ~5ml。

**【按语】**

1. 蛇丹一般来说预后良好，治愈后可获终身免疫。

2. 临床上还常见到一种不完全型带状疱疹，病人除自觉发病部位剧烈疼痛外，水疱不出现或出现很少，很容易误诊，应予以高度重视，以免贻误治疗，发生严重后果。

## 十、隐疹

本病相当于西医的荨麻疹，是一种皮肤出现红色或苍白色风团、时隐时现的瘙痒性、过敏性皮肤病。其特点是皮肤上出现瘙痒性风团，发无定处，骤起骤退，消退后不留任何痕迹。临床根据病程长短，可分为急性和慢性两种，急性者，骤发速愈，一般 1 周左右可以痊愈；慢性者，反复发作，迁延数月，甚至数年。

**【病因病机】**

本病系多种不同原因所致的一种常见皮肤、血管反应性疾病，其发病机理可以是免疫性（最常见的是 IgE 介导的Ⅰ型变态反应）和非免疫性两种。常见的病因有食物及添加剂、药物、感染、动物、植物及吸入物、物理因素、内脏疾病、精神因素及遗传因素等。中医学认为本病多由内外因引起：内因禀赋不足，外因风邪为患。由于禀性不耐，卫外不固，或因风寒、风热之邪客于肌表；或因肠胃湿热，郁于肌肤；或因气血不足，虚风内生；或因情志内伤，冲任不调，肝肾不足，而致风邪结于皮肤，与气血相搏，发生风团。

**【临床表现】**

本病发病突然，皮损可发生于身体的任何部位，先有皮肤瘙痒，随即出现风团，呈鲜红色、苍白色或正常肤色，少数患者也可仅有水肿性红斑。风团的大小形态不一，可因搔抓刺激而扩大、增多，风团逐渐蔓延，可相互融合成片，一般消退迅速，不留痕迹，以后又不断成批发生，时隐时现，但以傍晚发作者为多。若单纯发生在眼睑、口唇、阴部等组织疏松处，出现浮肿、边缘不清，而无其他皮疹者，称为游风。其局部不痒或轻微痒感，或麻木胀感，水肿经 2～3 天消退，也有持续更长时间者，消退后也不留痕迹。部分患者可有怕冷、发热等症状。若侵犯消化道，可伴有恶心呕吐、腹痛腹泻等症状；发生于咽喉者，可引起喉头水肿和呼吸困难，有明显气闷窒息感，甚至可发生晕厥。

**【治疗】**

**1. 三棱针法**

（1）方法一

主穴：曲池　血海

配穴：曲泽　委中

操作：将上述腧穴常规消毒，用三棱针点刺，挤出血液。每日 1 次，10 次为 1 个疗程。

建议出血量：每穴每次 5～6 滴。

（2）方法二

操作部位：耳背静脉

操作：常规消毒后，于耳背静脉处切开 2mm 左右切口，令血液自然流出。每周 2 次，10 次为 1 个疗程。

建议出血量：每次 5～10ml。

**2. 皮肤针法**

操作部位：风池　血海　相应脊柱两侧穴位　皮损区

操作：穴位常规消毒，用皮肤针反复叩刺。每日 1 次，10 次为 1 个疗程。

建议出血量：以轻微出血为度。

**3. 刺络拔罐法**

穴位：大椎　膈俞

操作：将穴位消毒后用三棱针点刺出血，再将火罐吸拔在该处，留罐 5～15 分钟。每日 1 次，5 次为 1 个疗程。

建议出血量：每穴每次 2～5ml。

**【按语】**

1. 禁用或禁食某些致机体过敏的药物或食物，避免接触致敏物质，积极防治某些肠道寄生虫病。

2. 注意气温变化，自我调摄寒温，加强体育锻炼。

## 十一、浸淫疮

本病相当于西医的急性泛发性湿疹，是一种湿性疮。因该病发生常群集或密集成片，呈泛发性，故称之为浸淫疮；又因其久治难愈，易反复发作而逐渐加重，故有顽固性湿疹之称。本病发生具有对称性分布、多形损害、剧烈瘙痒、浸淫全身、滋水较多、反复发作、易成慢性等特点，一年四季均可发病。

【病因病机】

西医学认为本病是由复杂的内外环境刺激引起的一种迟发型变态反应，即Ⅳ型变态反应。发病与患者体质有关，受遗传因素支配，又受健康情况及环境条件的影响，如消化系统疾病、内分泌失调、新陈代谢障碍、精神紧张、失眠疲劳等。变应原可以是摄入的食物、吸入的物质、病灶感染，也可以是外界因素如寒冷、湿热、油漆、毛织品、麦芒等刺激。中医认为本病的发生与风湿热邪侵袭肌肤有关。精神紧张、思虑过度，损伤脾气，水湿运化失常，停滞为湿，郁久化热，湿热互搏，蕴于肌肤而发病；或久病伤血，血虚生风化燥，使肌肤失于濡养而成。本病病位主要在脾，湿邪是主要病因。

【临床表现】

急性发病，可发生于体表任何部位，但常见于头面、耳后、手足、阴囊、女阴、肛门等处，多对称性分布。皮损为多形性皮疹、水疱、脓疱，瘙痒剧烈，因过度搔抓引起糜烂。皮损初起面积可大可小，边界不清，病情发展则见皮损融合、渗出，有时可合并感染。

【治疗】

**1. 三棱针法**

（1）方法一

操作部位：委中穴附近怒张之脉络

配穴：支沟　后溪

操作：将上述部位消毒，用三棱针点刺委中穴附近怒张之脉络使出血。伴便秘刺支沟出血，瘙痒剧烈可加刺后溪出血。每日1次，5次为1个疗程。

建议出血量：怒张之脉络每次5～10ml；支沟、后溪处每穴每次5～6滴。

（2）方法二

穴位：足三里　曲池　大椎

操作：将上述腧穴消毒，用三棱针在所选穴位和穴位附近血络点刺2～3下，使之出血。每日或隔日1次，中病即止。

建议出血量：点刺穴位的每处每次5～6滴；点刺血络的每处每次5～10ml。

**2. 皮肤针法**

操作部位：病变局部

操作：皮肤严格消毒，用重刺激手法反复叩刺病变局部，然后用消毒干棉球拭去血液即可。亦可叩刺后加拔火罐。

建议出血量：皮肤针叩刺局部至轻微出血；若加拔火罐出血量为每次2～5ml。

**3. 刺络拔罐法**

操作部位：夹脊或背部膀胱经第1侧线　病变局部

操作：皮肤常规消毒，脊柱两旁用皮肤针轻叩法，以皮肤红晕为度；皮损局部用重叩法，以微出血为度。然后吸拔火罐，留罐5～10分钟，起罐后注意皮肤消毒，以防感染。

建议出血量：拔罐出血每次2～5ml。

【按语】

1. 避免刺激、搔抓、热水或肥皂水清洗局部，亦不可随便应用激素类药物在局部涂抹。

2. 忌食辛辣刺激食品、浓茶、咖啡。

3. 去除任何可疑诱发因素，避免不合理的治疗。

4. 平常增加对皮肤的保护，注重清洁。

## 十二、漆疮

本病相当于西医的接触性皮炎，是因接触漆树、漆液、漆器，或仅嗅及漆气而引起的常见皮肤病。多发生在头面、手臂等暴露部位，以皮肤肿胀、潮红瘙痒、刺痛，或有水疱、糜烂为主要临床表现。病程自限，除去病因后1～2周可以自愈或治愈，不接触则不再复发。

【病因病机】

本病为典型的接触性迟发型变态反应，属于Ⅳ型变态反应，通常是由于接触油漆、染料、农药、化妆品或某些药物（磺胺和青霉素）等引起，发病前有一定的潜伏期。中医学认为该病与体质有关，因禀性畏漆，肌表腠理不密，感受漆气，漆毒蕴结于皮肤，郁而化热，损伤皮肤，日久则溃烂成疮。

【临床表现】

本病发病急剧，经过迅速，发病前1小时或数日有接触漆树、漆器等病史，一般初次发病多经过数天以上。初发部位以颜面、颈项、腕关节周围，尤以手指、指背为多，也可延及全身，但手掌发病者较少。在接触皮肤上突然发生潮红肿胀、灼热瘙痒，或伴发丘疹、水疱，搔破则糜烂流汁。发在颜面部的肿胀明显，眼睑不能开启，形似圆月。一般无全身症状，严重者伴有形寒发热、头痛、纳呆、便秘、苔黄腻、舌质红、脉浮数或弦数等，甚至引起心神恍惚、夜不安寐。

【治疗】

**1. 三棱针法**

主穴：尺泽　委中

配穴：曲池　肺俞

操作：将腧穴常规消毒，用三棱针点刺，挤出血液。每日1次，3次为1个疗程。

建议出血量：每穴每次5～6滴。

**2. 刺血拔罐法**

（1）方法一

穴位：大椎　膈俞

操作：将穴位消毒，用三棱针点刺出血，再将火罐吸拔在该处，留罐5～15分钟。每日1次，3次为1个疗程。

建议出血量：每穴每次2～5ml。

（2）方法二

主穴：阿是穴

配穴：头面部加太阳、尺泽；上肢者加曲泽、劳宫；下肢者加委中、血海、腰俞；颈后者加陶道。

操作：穴位常规消毒后，用三棱针在阿是穴点刺3~5下，使之出血，再随症点刺配穴出血，然后加拔火罐，留罐10~15分钟。每日或隔日1次，3次为1个疗程。

建议出血量：点刺出血每处每次5~6滴；若加拔火罐每穴每次2~5ml。

【按语】

1. 不宜用热水或肥皂水洗涤，禁止用刺激性强烈的止痒药。
2. 多饮开水，给予容易消化的食物，忌食辛辣、油腻、鱼腥发物等。
3. 避免再次接触生漆、漆树、新漆未干的漆器。

## 十三、牛皮癣

本病相当于西医的神经性皮炎，是一种患部皮肤状如牛领之皮、厚而且坚的慢性瘙痒性皮肤病。因其好发于颈项部，又称摄领疮；因其病缠绵顽固，亦称顽癣。

本病可分为局限型和泛发型两种，多见于青、壮年，呈慢性经过，时轻时重，多在夏季加剧，冬天缓解。发病部位大多见于颈项部、额部，其次为骶尾、肘窝、腘窝，亦可见于腰背、两髋、外阴、肛周、腹股沟及四肢等处。常呈对称性分布，亦可沿皮肤皱褶或皮神经分布呈线状排列。

【病因病机】

本病是一种皮肤功能障碍性疾病，具有明显的皮肤损害。目前认为精神因素是发生本病的主要诱因，情绪波动、精神过度紧张、焦虑不安、生活环境突然变化等均可使病情加重和反复；胃肠道功能障碍、内分泌系统功能异常、体内慢性病灶感染，也可能成为致病因素；局部刺激如衣领过硬而引起的摩擦、化学物质刺激、昆虫叮咬、阳光照射、搔抓等，亦可诱发本病的发生。中医学认为本病初起多为风湿热之邪阻滞肌肤；或因颈项多汗、衣着硬领摩擦刺激所引起，病久则耗伤阴液，营血不足，血虚生风生燥，皮肤失去濡养而成；或血虚肝旺，情志不遂，郁闷不舒，或紧张劳累，心火上炎，以致气血运行失职，凝滞肌肤，每易成诱发的重要因素，且致病情反复发作。

【临床表现】

本病皮损初起为有聚集倾向的扁平丘疹，干燥而结实，皮色正常或淡褐色，表面有光泽，久之融合成片，逐渐扩大，皮肤增厚干燥成席纹状，稍有脱屑，自觉阵发性奇痒，被衣领摩擦和有汗渍时更剧，入夜尤甚，搔之不知痛楚。情绪波动时，瘙痒也随之加剧。多数有局部搔抓摩擦之血痂，但少有感染化脓者。由于经常搔抓，皮肤形成苔藓化，以致越搔越痒，皮损加重，而成恶性循环。

【治疗】

**1. 三棱针法**

主穴：发病局部

配穴：风门　阳白　天井　曲骨　血海　足三里

操作：将患部常规消毒，用三棱针散刺出血密布，至不痒为止。皮损位于颈项部加刺风门出血，眼睑加刺阳白出血，肘部加刺天井出血，外阴加刺曲骨出血，局部痒甚加刺血海出血，病久不愈加刺足三里出血。1～2日1次，7次为1个疗程，疗程间休息1周，可连续治疗2～3个疗程。

建议出血量：每穴每次5～6滴。

**2. 皮肤针法**

穴位：夹脊穴　阿是穴

操作：头面部用颈部夹脊穴，上肢选用颈至胸夹脊穴，下肢选用腰骶夹脊穴，对泛发型重点用$T_3$～$T_{12}$夹脊穴。左手绷紧病灶皮肤，先在病灶局部用皮肤针均匀叩刺，先轻后重，先内后外，使局部出血，然后在选定的夹脊穴处用同样手法操作。可在平整部位加拔火罐，也可在局部叩刺后，在局部加用艾条灸15分钟。隔日1次，5次为1个疗程。

建议出血量：皮肤针叩刺以微出血为度；加拔火罐者每处每次出血2～5ml。

**3. 刺络拔罐法**

穴位：阿是穴

操作：将穴位消毒，用皮肤针由内向外、由轻至重叩刺，出血后将火罐拔扣在该处，留罐5～15分钟。每周2～3次，7次为1个疗程。

建议出血量：皮肤针叩刺以微出血为度；拔火罐每处每次出血2～5ml。

**【按语】**

1. 避免精神刺激，保持情绪稳定。
2. 少食辛辣食物，戒烟酒。
3. 发于颈项者，可用肤疾宁膏贴于皮损处，避免硬质衣领摩擦。

## 十四、白疕

本病相当于西医的银屑病，是常见的慢性复发性、炎症性皮肤病，亦称“松皮癣”，以红斑、鳞屑为主要皮损，抓损之处可见点状出血点，以丘疹、红斑等反复出现多层银白色干燥鳞屑为特征。本病病程长，病情变化多，时轻时重，不易根治，愈后易复发。男女老幼皆可患病，但以青壮年为多，男性略多于女性，具有一定的遗传倾向，多于冬季发病或加重，夏季则有减轻。

**【病因病机】**

本病发病原因比较复杂，病因尚未明确。近年来多数学者认为与遗传、感染、代谢障碍、免疫功能障碍、内分泌失调等因素有关。根据疾病的临床表现和病理特征，一般分为寻常型银屑病和特殊型（包括红皮病型、脓疱型、关节病型三种）银屑病两种。中医学认为本病的发病是由营血亏损，化燥生风，肌肤失养而成。初起多为风寒或风热之邪侵袭肌肤，以致营卫失和，气血不畅，阻于肌表而生；或兼湿热蕴积，外不能宣泄，内不能利导，阻于肌表而发。病久则气血耗伤，血虚风燥，肌肤失养，病情更为显露，或因营血不足，肌肤失养而成；或禀赋不足，肝肾亏虚，营血亏损，肌肤失养所致。

**【临床表现】**

本病的变化较多，在不同时期可有不同表现。初起皮损往往是红色或棕红色小点或斑丘疹，有干燥的鳞屑，以后逐渐扩展成棕红色斑块，边界清楚，相邻的可以互相融合。皮疹小的只有针头大，大的可以覆盖大片部位；皮疹数目不定，有的只有 1 个，有的极多；皮疹形状也不定，呈圆形、地图形或不规则形；个人的自觉症状不同，有的剧痒，有的几乎不痒，而无其他全身症状。皮损的特点为表皮有大小不同的圆形、界限清楚的红斑性干燥鳞屑性斑片，覆以灰白色或银白色叠瓦状鳞屑。鳞屑逐渐加厚，搔抓时，鳞屑呈碎末纷纷飞落，露出红色光滑基面，称为薄膜现象，剥去薄膜有针头大的小点状出血，这种薄膜状鲜红表面有点状出血的情况被称为奥斯匹兹现象。有些病人的鳞屑又厚又硬，可以妨碍皮肤伸缩，尤其关节等处厚硬鳞屑很容易破裂并使皮肤发生裂口而引起疼痛。皮损通常为对称性，可以是单个斑疹，也可以为无数斑片，好发于四肢伸面、头皮、肘膝等部。局部有瘙痒感和烧灼感。

【治疗】

**1. 三棱针法**

主穴：肺俞　膈俞　肘窝静脉

配穴：天井　委中　患处局部

操作：将上述部位消毒，用三棱针点刺，挤出血液。每周 1 ~ 2 次，10 次为 1 个疗程。

建议出血量：肘窝静脉每次 5 ~ 10ml，其余穴位每次每穴 5 ~ 6 滴。

**2. 皮肤针法**

穴位：皮损在头面、上肢选合谷、曲池、支沟、风池；皮损在躯干、臀部和外阴选三阴交、血海、阴陵泉；皮损泛发全身选大椎、曲池、血海、三阴交。

操作：常规消毒后，用皮肤针中、重度叩刺，使出血。隔日 1 次，10 次为 1 个疗程。

建议出血量：少量渗血为度。

**3. 刺络拔罐法**

穴位：大椎　陶道　肝俞　脾俞

操作：每次选 1 ~ 2 个穴位，将穴位常规消毒后用三棱针点刺出血，再将火罐吸拔在该处，留罐 5 ~ 15 分钟。每日或隔日 1 次，10 次为 1 个疗程。

建议出血量：每穴每次 2 ~ 5ml。

**4. 其他**

操作部位：耳背后浅表毛细血管

操作：寻找耳背后浅表可见的毛细血管，揉按耳郭使之充血。局部常规消毒后，以手术刀向血管做垂直切口，不要伤及软骨，使出血；然后以消毒纱布覆盖 3 ~ 5 天，以防感染。两耳交替使用，3 ~ 5 日 1 次，12 次为 1 个疗程，疗程间隔 1 周。

建议出血量：以血自然止为度。

【按语】

1. 治疗期间忌口，包括忌酒、忌海鲜、忌辛辣之品。
2. 不可抓挠皮损处。
3. 一般无内脏损害，预后良好。
4. 本病不具有传染性。

## 十五、蝴蝶斑

本病西医称黄褐斑，是指颜面部出现局限性淡褐色至深褐色的一种色素沉着性皮肤病。因其皮损晦暗如蒙尘垢，亦名面尘、黧黑斑等。本病患者以中青年妇女为多见，其临床特征为褐斑对称性分布、形如蝴蝶，无自觉症状。本病呈慢性经过，往往经久不退。

**【病因病机】**

本病病因尚未完全明了，多因妊娠、更年期内分泌紊乱及口服避孕药、日晒等引起，也可因慢性病如肝病、结核病、肿瘤等继发。中医学认为七情抑郁，肝气郁结，日久致血随气停，瘀血阻络于面而发病；饮食不节、劳累过度，致脾土大伤，土不能制水，水气上泛，气血不能濡润颜面而致病；先天不足、年老精亏、房室过度，肾阴亏损，或肝郁化火，下灼肾阴，均可致水亏不能制火，虚火上炎，火燥相结而变生褐斑。

**【临床表现】**

本病起病缓慢。面部皮肤损害为淡褐色至深褐色，甚或淡黑色的色素斑。皮损最初为多发性，渐渐融合成大小不等、形状不规则的斑片，对称分布于面部，以颧部、两颊最突出，也可发生于前额、鼻翼、口周等部位，边缘清楚或呈弥散性，局部无炎症及鳞屑，也无自觉症状。色素斑随季节、日晒、内分泌变化等因素可稍有变化。另外，过度疲劳、休息不足、精神负担过重等也可引起色素斑加深扩大，待全身情况改善后，色素斑减轻，但一般很难完全消失。

**【治疗】**

**1. 三棱针法**

耳穴：神门　交感　肝　脾　肺　子宫　内分泌　面颊

操作：每次选取一侧耳郭的4～6穴，以手指揉红耳穴。常规消毒后，用三棱针点刺，以刺透软骨不穿透对侧皮肤为度，出针后用力挤压使出血。5～7日1次，10次为1个疗程。

建议出血量：每穴每次5～6滴。

**2. 刺络拔罐法**

（1）方法一

操作部位：大椎穴与两侧肺俞穴所形成的等腰三角形区域

操作：在上述区域每次选1～2个叩刺点。常规消毒后，用皮肤针叩刺，每个叩刺点上形成15个左右小出血点，然后将火罐拔扣在该处，留罐5～15分钟。隔日1次，10次为1个疗程。

建议出血量：拔罐处每次2～5ml。

（2）方法二

操作部位：胸椎两旁阳性反应点

操作：在胸椎两旁寻找皮肤上隆起的小点，如大头针顶大小，皮色灰白或灰暗似丘疹样，其上多生出一根细长的毛，多布于两肩胛内侧缘周围，每次确定5～6处作为挑刺点。常规消毒后，用三棱针迅速刺破，挑断皮下纤维并使之出血，再将火罐拔扣在该处，留罐

5～15 分钟。隔 2 日 1 次，7 次为 1 个疗程。

建议出血量：每次每处 2～5ml。

（3）方法三

穴位：①大椎　身柱　②至阳　命门

操作：两组穴位交替使用。常规消毒后，用皮肤针中等强度叩刺，再将火罐拔扣在该处，留罐 5～15 分钟。隔日 1 次，10 次为 1 个疗程。

建议出血量：皮肤针叩刺以微微出血为度，拔罐每穴每次 2～5ml。

**【按语】**

1. 积极治疗原发病。
2. 避免日晒，尤其夏日应养成出门戴帽子或撑伞，涂防晒霜、防晒油的习惯。
3. 起居规律，生活稳定，情绪平和。
4. 面部切忌涂含有激素的药物或者化妆品。

## 十六、白驳风

本病西医称白癜风，是一种后天性的色素脱失性皮肤病。其临床特征为皮损常呈浅白色或乳白色圆形或椭圆形斑片、边界清楚、不高出皮肤、表面光滑，无自觉症状。病程经过迟缓，可长期无变化，亦可呈间歇性发展，多不易治愈。各年龄均可发病，但青年多见，儿童偶患。

**【病因病机】**

本病原因不明，但与自身免疫、神经精神、遗传等因素有密切关系。甲亢、恶性贫血、斑秃、糖尿病患者和精神创伤及过度劳累者较易发病。因皮损分布范围不同，可分为局限型及泛发型两种。中医学认为风邪夹热、寒、湿侵袭肌表，肺气不宣，郁于经络，致卫气运行受阻，闭塞毛窍而成白斑；七情内伤，五志不遂，气机紊乱，气血失和，卫外不固，复遭风邪袭表，阻滞经脉而致白斑；跌仆损伤，积而为瘀，或恚怒伤肝，气滞血瘀，或久病失治，脉络瘀阻，则经脉阻滞不通，新血不生，肌肤失去濡养而酿成白斑；肝肾不足，阴虚火旺，火燥相结于肌肤，或肾阳不足，失于温煦，或久病及肾，精血不足，均可导致荣卫气机不畅，皮毛腠理失养而致本病。

**【临床表现】**

本病多为慢性病程，可持续数十年。皮肤颜色减退、变白，多呈浅白色或乳白色，皮损形状各异，但以圆形或椭圆形为多。斑片数目不一，大小无定，边缘清楚，有时周围可见着色较深的色素带。一般无自觉症状，日晒后可有灼热感和潮红。本病可发生于皮肤的任何部位，多见于面部、颈部、手背及腰部。有时机械性刺激如压力、摩擦等可促使本病的出现（同形反应）。

局限型者，白斑限于一处，可有一片或数片，白斑沿皮神经走向分布者称节段型，其排列无序者称局灶型。泛发型者，白斑发生于面部和肢端，且对称分布者称面肢型；白斑散发全身各处，对称或不对称分布者称寻常型；全身或几乎全身皮肤变白，甚至毛发亦变白者称全身型。

【治疗】

**1. 三棱针法**

穴位：中魁（握拳，掌心向胸，于中指背侧近端指骨关节横纹中点取穴）

操作：常规消毒后，以三棱针点刺挤出血液。每日 1 次，5 次为 1 个疗程。

建议出血量：每次 1 滴。

**2. 皮肤针法**

操作部位：病损局部

操作：常规消毒后，用梅花针中等度叩刺。每日 1 次，15 次为 1 个疗程。

建议出血量：皮肤微渗血、充血为度。

**3. 刺络拔罐法**

主穴：阿是穴（病损局部）

配穴：第 3～12 胸椎两旁阳性反应点（小丘疹）　白癜风穴（掌侧中指末节横纹中心至中冲穴连线的中下 1/3 交点处）

操作：常规消毒后，用三棱针点刺（或挑刺）出血，然后吸拔火罐，留罐 5～15 分钟。每隔 2～3 日 1 次，10 次为 1 个疗程。

建议出血量：每处每次 2～5ml。

**4. 火针法**

操作部位：病损局部

操作：常规消毒，将火针烧至微红后，迅速点刺病损局部，针尖约刺入皮肤 1mm，反复操作至 $1cm^2$ 内点刺 10 针左右。每周 1 次，5 次为 1 个疗程。针后禁沾水 3 天。

**5. 综合疗法**

主穴：侠下穴（肱二头肌外侧缘中 1/3 与下 1/3 交界处稍上方）　白癜风穴

操作：常规消毒后，用三棱针点刺出血。每周 1 次，两侧交替进行。针后再单灸白癜风穴。

建议出血量：三棱针点刺每穴每次 5～6 滴。

【按语】

1. 注意皮肤护理，避免滥涂外用药物，尤其颜面部更需慎重。
2. 适当增加日晒，可增加疗效，促进本病恢复，但不宜在夏季暴晒。
3. 忌食辛辣，多食富含酪氨酸与微量元素的食物。
4. 保持乐观情绪，避免七情内伤。
5. 衣着宜宽大，避免穿紧身衣裤摩擦引起同形反应。
6. 治疗要有耐心，须持续治疗 3 个月或更长时间。

## 十七、粉刺

本病相当于西医的痤疮，俗称“青春痘”，是指常见于青春期的毛囊皮脂腺慢性炎症性皮肤病。其临床特征为丘疹、脓疱、结节、囊肿及瘢痕等多种皮损，好发于青年男女，多见于面部、胸部、背部等皮脂腺丰富的部位。本病易反复发作，迁延多年，但有自限性，青春期过后大都自愈或减轻。

【病因病机】

本病是一种多因素疾病，其发病机理尚未完全清楚。多与青春期体内雄激素分泌旺盛、皮脂腺分泌过多、毛囊口过度角化及痤疮丙酸杆菌大量繁殖有关。另外，遗传、内分泌紊乱、多糖多脂及刺激性饮食、高温气候及某些化学因素对本病的发生发展也有一定的作用。中医学认为青年人发育旺盛，血气方刚，体质偏于血热，或过食辛辣燥热，或五志化火亦可成为血热之证，血热外壅，气血郁滞因而发病；饮食不节，嗜食鱼腥肥甘酒醴，中焦渐失运化，热郁上熏；皮肤不洁，尘埃附着，或大汗之时以冷水洗面或冷风吹面，可使气血凝结于肌肤，遂生累累丘疹或脓疱。若病情旷日不愈，痰瘀互结，致使皮疹扩大或出现结节、囊肿相连而生。

【临床表现】

本病皮肤损害为多样性：初起为粉刺，白头粉刺为皮色丘疹，大小如针头，毛囊开口不明显，不易挤出脂栓；黑头粉刺的丘疹中央为明显扩大的毛孔，脂栓阻塞于毛囊口，表面呈黑色，能挤出黄白色半透明脂栓。粉刺可进一步发展为炎性丘疹、脓丘疹，甚至脓疱、结节及囊肿，严重者皮肤留有色素沉着与瘢痕。皮损常疏散分布，有时非常密集。临床上多种皮损同时存在，但往往以一两种为主，可急慢性交替，时轻时重，女性常在每次月经前呈周期性加重。本病多无自觉症状，但当继发细菌感染时皮损红肿显著，有明显压痛。

【治疗】

**1. 三棱针法**

（1）方法一

穴位：心俞　肺俞　肝俞　脾俞　肾俞

操作：每次选取 2 ~3 穴，诸穴轮流使用。常规消毒，以三棱针点刺，挤出血液。隔日 1 次，6 次为 1 个疗程，疗程间隔 2 ~3 天。

建议出血量：每穴每次 5 ~6 滴。

（2）方法二

穴位：风门　肺俞　厥阴俞　心俞　膈俞　胆俞　脾俞　胃俞　三焦俞　气海俞　肾俞

操作：每次取 5 ~7 穴，上述穴位交替选用。严格消毒后，采用三棱针挑刺，挤出血液。3 日 1 次，7 次为 1 个疗程。

建议出血量：每穴每次 5 ~6 滴。

（3）方法三

操作部位：背部两侧膀胱经的反应点（小丘疹、小红点或小结节）

操作：每次选择反应点 1 ~3 处。常规消毒，用三棱针刺破反应点的皮肤，将皮下白色纤维样物逐一挑断，至挑尽为止。用消毒干棉球压迫止血，创可贴外敷。24 小时禁沾水，避免感染。1 周挑刺 1 次，10 次为 1 个疗程。

（4）方法四

穴位：委中

操作：先在委中穴上方扎紧止血带，严格消毒后，取三棱针点刺委中穴放血，然后放松止血带，以消毒干棉球压迫针孔。7 日放血 1 次，4 次为 1 个疗程，疗程间隔 1 个月。适用于背部或臀部发生严重痤疮，如脓疱、结节、囊肿等聚合丛生时。

建议出血量：每次 5 ~6 滴。

（5）方法五

操作部位：耳背部近耳轮处明显的静脉

操作：选取耳背静脉 1 根，揉搓至充血。严格消毒后，左手固定耳郭，右手持三棱针点刺耳背静脉，使血自然流出，用消毒干棉球压迫止血，盖上敷料。1 次为 1 个疗程，未愈者间隔 1 周后另选一根静脉放血。

建议出血量：每次 5 ~10ml。

**2. 刺络拔罐法**

操作部位：大椎穴或肩胛间区的阳性反应点（小丘疹、小红点或小结节等）

操作：每次取反应点 1 ~2 个。常规消毒，用三棱针挑出少许白色纤维，挑后挤出少量血液并扣拔火罐，留罐 5 ~10 分钟，针孔处消毒后包扎。1 周 1 次，4 次为 1 个疗程。

建议出血量：每处每次 2 ~5ml。

**【按语】**

1. 饮食宜清淡，忌食肥甘辛辣之品。
2. 不可用手挤压患处。
3. 病情处于进展阶段时，应暂停剧烈运动。
4. 保证充分睡眠，情绪宜平稳。
5. 平素宜用温水清洗面部，不宜用油性化妆品。
6. 运动热身后不宜冷风吹面。

## 十八、油风

本病西医称斑秃，俗称“鬼剃头”，是指一种头部突然发生的局限性斑片状脱发。其临床特点是头发突然成片脱落，常在无意识中发现，脱发区表面光滑，其脱落处如钱币或指肚大小，患处不痛不痒。本病好发于青年人，病程可持续数年，部分患者经半年或 1 年左右可自愈。

**【病因病机】**

发病原因尚不完全清楚，可能与高级神经中枢功能障碍、强烈的精神刺激、过度疲劳等有关。内分泌障碍、过敏体质、病灶感染、肠道寄生虫等，也可能成为致病因素。中医学认为劳伤肝肾，或素体肝肾不足，精血亏虚，则发无生长之源；过食辛辣肥甘、熏炙之品，或情志抑郁化火，或年少血气方刚易于肝旺血燥而化火，均可致血热生风，风热上扰，毛根失养而发病；外伤、情志抑郁等因素导致瘀血阻于头部脉络，发根失养而病；久病、过劳、产后，气血虚弱，发失滋养而致病。

**【临床表现】**

本病骤然发生，经过徐缓。头发突然出现斑片状脱落，呈独立的局限性圆形或椭圆形，边缘清楚，大小不一，直径 1～2cm 或者更大，数目 1 个到数个，可相互连接成片；脱发区皮肤光滑而亮，无显著萎缩，其周围头发易被拔除，一般无自觉症状，脱发常在无意识中或为他人所发现。少数患者数天或数月内头发可全部脱光，称之为全秃；严重者睫毛、眉毛、腋毛、阴毛等毛发均可脱落，称之为普秃。恢复过程一般是先有细软灰白的毛发长出，有时随长随脱，渐渐变粗变黑恢复正常。

【治疗】

**1. 皮肤针法**

（1）方法一

操作部位：脱发区局部

操作：常规消毒，用皮肤针叩刺。隔日 1 次，10 次为 1 个疗程。

建议出血量：以皮肤轻度发红，有少许渗血为度。

（2）方法二

操作部位：第 1 至第 7 颈椎两旁 1 寸处　第 1 颈椎向左右两耳水平线上　百会至上星连线

操作：常规消毒，以梅花针叩刺上述部位。隔日 1 次，12 次为 1 个疗程。

建议出血量：以皮肤发红或渗血为度。

（3）方法三

操作部位：脱发区局部　太渊　内关　脊柱两侧阳性反应点（条索状、结节状或有酸痛感处）

操作：常规消毒，用梅花针由边缘向中心呈螺旋状均匀密集叩刺脱发区，至皮肤潮红为止；然后再从不脱发区向脱发区中心做向心性叩刺 20～30 次。叩刺穴位的范围为 0.5～1$cm^2$大小。再叩刺太渊、内关两穴，以皮肤潮红或点状出血为度，最后从上至下叩刺脊柱两侧，并重点叩刺阳性反应点，往返 2 次，至皮肤潮红或点状出血为止。隔日 1 次，15 次为 1 个疗程。

**2. 综合疗法**

（1）方法一

操作部位：脱发区局部

操作：常规消毒，用皮肤针叩刺至微渗血，然后用艾条灸，温度以能忍受为度，灸 10～15 分钟，灸后用生姜涂搽患处。每日 1 次，10 次为 1 个疗程。

（2）方法二

主穴：脱发区　风池　督脉

配穴：肾俞　膈俞　三阴交

操作：常规消毒，用梅花针叩刺脱发区和风池穴；再从上至下叩刺督脉，每穴横向叩刺 3 下。每次 10～15 分钟，每日或隔日 1 次，14 天为 1 个疗程，疗程间隔 7～10 天。在间隔期间，每次取配穴 2～3 穴，用当归或丹参注射液行穴位注射，每穴 1～2ml。隔日 1 次，5 次为 1 个疗程。一般需 1～4 个疗程。

建议出血量：皮肤微红或微出血为度。

【按语】

1. 保持心情舒畅，解除精神负担。
2. 忌用碱性强的肥皂洗发，少用电吹风。
3. 每日自行按摩局部数次，至患处发红发热。
4. 饮食多样化，适当增强营养，补充维生素及微量元素。少食辛辣油腻食物。

## 十九、发蛀脱发

本病西医称脂溢性脱发、早秃、男性脱发、雄激素性脱发等，是指以渐进性脱发为特征的一种较难治愈的常见皮肤病。其临床特点是前额发际线逐渐后退，同时头顶部头发脱落、稀少、细软，多有明显的家族史。本病患者以青壮年男性为多见，亦可见于部分女性。病程进展缓慢，预后较差。

【病因病机】

发病原因尚不完全清楚，但遗传是其中一个比较肯定的因素。另外，多与体内雄激素分泌过多，或病区头皮毛囊单位的雄激素受体密集、皮脂腺分泌亢进等有关。消化功能紊乱、神经功能障碍、细菌感染、饮食及头发护理不当等也是常见原因。此外，脑力劳动、睡眠质量下降对本病的发生也有一定影响。中医学认为素体血热，或热病后邪恋营分，或五志过极化火伤营，或过服滥用温补药，均可致血热，使阴血不能上达巅顶营养毛发，毛根干涸而脱发；嗜食肥甘厚味，脾胃运化失调，湿热内生上熏巅顶，侵蚀发根白浆，头发黏腻而脱落；劳伤肝肾，或素体肝肾不足，精血亏虚，发失所养，均可致毛发渐进性脱落。

【临床表现】

本病起病较突然，头发均匀脱落，多在梳头时发现头发大批脱落，日久头发稀疏。多伴有不同程度的皮脂溢出、脱屑、头皮瘙痒，头发干燥变细、缺乏光泽或油腻发亮，脱落后新生的头发越来越细。脱发多从前额两侧开始，逐渐向上扩展，头顶区域头发大部分或全部脱落，但很少累及颞部和枕部头发，多呈“高额”或“马蹄形”外观。脱发区皮肤光滑或遗留少许毳毛。女性患者一般仅表现为头顶部头发稀疏。

【治疗】

**1. 皮肤针法**

（1）方法一

操作部位：脱发区局部

操作：常规消毒，用梅花针在脱发区局部呈纵横网状样叩刺，虚证轻叩，实证重叩。每日或隔日 1 次，10 次为 1 个疗程。

建议出血量：以局部皮肤潮红或微渗血为度。

（2）方法二

操作部位：头部督脉、膀胱经、胆经走行线　背部膀胱经走行线

操作：常规消毒，用梅花针以中等刺激量叩刺，先叩头部后叩背部。头部叩刺顺序依次为督脉、膀胱经、胆经，均从前发际叩至后发际为 1 次，每条线路各叩 20 次。背部自项至腰骶沿膀胱经叩刺 1 遍为 1 次，叩 20 次。隔日 1 次，10 次为 1 个疗程，连续治疗 3

个疗程后，若需再治疗，宜休息 10 天。

建议出血量：以局部皮肤潮红或微渗血为度。

**2. 刺络拔罐法**

穴位：大椎

操作：常规消毒，用三棱针点刺 6 ~ 8 针，再将火罐拔扣在该处放血，留罐 5 ~ 15 分钟。每日 1 次，5 次为 1 个疗程。此法适用于实证、热证。

建议出血量：每次 2 ~ 5ml。

**3. 综合疗法**

操作部位：双侧头维穴之连线　上星与百会穴之连线　双侧率谷穴之连线　百会穴四周旁开 2 ~ 4cm 处　双侧风池穴之连线

操作：常规消毒，以梅花针叩刺至局部点滴出血为度，3 ~ 5 分钟后以鲜姜或鲜蒜片涂擦叩刺过的部位，并配合全身取穴。隔日 1 次，30 次为 1 个疗程。

【按语】

1. 治疗期间嘱患者每日早晚自行按摩头皮。

2. 保持心情舒畅，情绪稳定，不要过度用脑、熬夜。

3. 饮食宜清淡而富有营养，多吃蔬菜水果，保持大便通畅。

4. 讲究头发卫生，3 ~ 5 天用温水洗涤头发 1 次。不可用碱性强的肥皂洗发，宜用含有硫黄的去脂止痒药皂。

## 二十、鸡眼

本病中西医病名相同，是指足部皮肤局限性圆锥形鸡眼状角质增生性损害。因其尖端深陷肉里，基底凸露于皮面，步履则疼痛，亦名肉刺、百脚疔等。本病多见于成年人，长久站立或行走的人群较易发生。因鸡眼基底的硬度不同，可分为硬鸡眼和软鸡眼两种。一般不易自愈，如不及时处理，可长期不愈，偶然亦有因处理不当而感染化脓者。

【病因病机】

本病多由皮肤长期受机械性摩擦、压迫或由于持久性压迫导致血液循环障碍，引起局部皮肤角质过度增生而形成。中医学认为多因穿鞋紧窄或妇人缠脚，足部长期摩擦或受压，气血运行不畅，肌肤失养而发病。

【临床表现】

本病发病缓慢。病变好发于受压和摩擦部，如足底、足趾、跖侧、趾间等，多为单发。初起损害多为黄豆大小圆锥状角质中心核，其尖端呈楔状埋于肉里，基底扁平露于皮外，状如鸡眼。如为硬鸡眼，好发于足底以及小趾外侧、趾背等骨突出或易受压和摩擦处，表面为扁平、圆形或椭圆形的硬结，呈淡黄色；如为软鸡眼，多发生于相邻两趾间的一趾侧面，由于趾间潮湿，表面常被浸软而呈灰白色。若压之或撞之，疼痛颇重，使之步履艰难。

【治疗】

**1. 三棱针法**

操作部位：鸡眼局部

操作：根据鸡眼大小选择三棱针。常规消毒，左手捏紧被刺部位，右手持针快速直刺鸡眼正中，以刺达鸡眼尖端为度，随即迅速出针，轻轻挤压出血，再用2%碘酊棉球压在针孔上，胶布固定。未愈者1周后再治。3次为1个疗程。主治单发鸡眼。

**2. 毫针法**

操作部位：鸡眼局部

操作：选择较大的鸡眼1～2个。常规消毒，用毫针对准鸡眼正中，快速直刺达鸡眼尖端，当针尖处有突破感时即停止进针，用力大角度捻转6次，再大幅度提插6次，出针。然后在其基底周边上任选一点以45°角斜向鸡眼尖端刺入，操作方法同上，出针后挤压出血少许。4天后进行第2次治疗，3次为1个疗程。

**3. 火针法**

操作部位：鸡眼局部

操作：常规消毒，将火针烧至发白后直刺鸡眼中心，深达尖端，速进疾出。起针后局部无需包扎，但需防止沾水。轻病施术1次，1周后即痊愈。若鸡眼较大者，尚需用尖头火针在病灶周围向鸡眼尖端部做环状焠刺。1周后再施术1次，3周即可痊愈。

**【按语】**

1. 鞋袜宜适足，鞋内可衬垫厚软鞋垫。
2. 脚有畸形者应进行矫治。

## 二十一、冻疮

本病中西医病名相同，是指由寒冷引起的好发于手足颜面等肢体末端或暴露区域的局限性炎症性皮肤病。患者以儿童、妇女或末梢血液循环不良者多见。本病气候转暖后自愈，但于每年冬季易复发。

**【病因病机】**

本病由冬季寒冷刺激所致，鞋袜过紧、局部多汗、潮湿、贫血、缺乏活动以及一些慢性疾病常为发病诱因。中医学认为先天禀赋不足，阳气虚弱，耳郭及四肢末端失去温煦，复遭风雪寒毒之气侵袭，伤及皮肉，气血凝滞而成冻疮。

**【临床表现】**

本病起病较缓，病变部位主要在肢体末端或暴露区域，如手指、手背、足趾、足跟和面颊、耳郭等处。初起皮损仅为局限性瘀血性水肿，触之冰冷，压之退色，撤去压力则又缓慢恢复红肿色泽。严重时表面出现水疱，破裂后形成糜烂或溃疡，溃烂疮面愈合甚慢，愈后常遗留色素沉着或萎缩性瘢痕。得暖后患处皮肤瘙痒不适。

**【治疗】**

**1. 三棱针法**

操作部位：病损区

操作：选取患处红、肿、胀、痛最显著的部位，每次取3～5点。常规消毒，用三棱针点刺，挤出血液。每日或隔日1次，6次为1个疗程，一般只需治1个疗程。

建议出血量：每处每次5～6滴。

**2. 皮肤针法**

操作部位：病损区周围

操作：选取患处发痒部位。常规消毒，以皮肤针叩刺，轻轻挤压出血。隔日 1 次，5 次为 1 个疗程。

建议出血量：以皮肤潮红或微出血为度。

**3. 火针法**

主穴：中脘

配穴：关元

操作：每次取 1 ~2 穴。严格消毒，将火针烧至针尖发白，快速刺入穴位，深度为 2 ~5 分，立即出针，然后以消毒敷料覆盖针孔，用胶布固定。3 日内禁止沾水。每周 1 次，病情严重者可 3 日 1 次，3 次为 1 个疗程。一般情况下，仅有肿块者针刺 1 次即愈，皮肤糜烂者 2 ~3 次可愈。

**【按语】**

1. 坚持冷水洗脸、洗手。坚持参加体育锻炼，提高机体对寒冷的适应性。
2. 受冻部位不可立即放入热水中浸泡或用火烤。
3. 未溃部位发痒时，切忌用手搔抓；已溃部位更应注意清洁，保持干燥。
4. 加强营养，多补充高蛋白及高维生素的食物。
5. 暑天选用大蒜、生姜等轻轻摩擦曾患冻疮的部位，至皮肤发热。

## 二十二、脚气疮

本病又称臭田螺、脚湿气，相当于西医学的足癣，是指足跖、趾间光滑皮肤被真菌侵犯所引起的皮肤病。临床特征为局部皮肤出现水疱、脱皮、糜烂、皲裂，气味腥臭，瘙痒难忍。患者以成年人多见，气候温暖、潮湿地区的人群较易发病。皮损多自一侧发生，日久可侵及对侧。病程长，夏重冬轻，迁延难愈。

**【病因病机】**

本病多由红色毛癣菌、须癣毛癣菌和絮状表皮癣菌感染所致，可通过接触传染。中医学认为脾虚生湿，湿久化热，湿热下注，或久居湿地，水湿浸渍，感染湿毒，循经下注于足，壅滞皮肤而致病；肾主下焦，肾虚则经络空虚，风湿或湿热外邪乘虚侵袭，两者相互搏结于肌肤遂致本病；或接触患者浴盆、毛巾、鞋袜等用品，皮肤沾染毒邪，久则脉络瘀阻，气血不荣而致病。

**【临床表现】**

本病发病较缓，病变多发生在足趾和跖缘。皮损常由趾间开始，特别是第 3、4 趾间，表现为表皮浸渍、轻度鳞屑或小水疱，搓破则滋水外溢，气味腥臭；若反复搓擦趾间浸渍腐白皮肤，皮去则显露鲜红色的糜烂面；部分水疱进而酿成紫白黄疱；部分趾间干痒，皮肤粗糙脱皮，甚至裂口而疼痛；自觉瘙痒剧烈。

本病有时可因药物或某种刺激因素而出现急性型，临床表现突然变化，炎症急剧，呈急性湿疹样变化，糜烂渗出显著。如有继发感染，常可引起淋巴管炎、淋巴结炎、蜂窝织炎或小腿丹毒。亦可由于真菌及其代谢产物所致的变态反应，出现癣菌疹。

【治疗】

**皮肤针法**

操作部位：皮损区及其周围

操作：常规消毒。持皮肤针叩刺皮损区，至局部皮肤潮红、微出血，并尽可能刺破周围的小疱，然后用2%碘酊由内向外消毒。3日1次，5次为1个疗程，疗程间隔7日。若皮肤粗糙脱皮干痒者，用梅花针叩刺皮损区，使局部微出血；3分钟后以75%乙醇棉球涂擦并挤压针孔，使之再渗血；5分钟后洗净血迹，用消毒纱布包扎。隔日1次，7次为1个疗程，一般治疗3～4个疗程。

【按语】

1. 注意个人卫生。不要使用公用拖鞋、毛巾及浴巾。
2. 保持足部的清洁干燥，治疗期间避免接触肥皂、洗衣粉等碱性物质。
3. 积极治疗本病，严格消毒鞋袜，以免传染他人或自身其他部位。
4. 平时宜多食富含维生素的食物如水果、蔬菜等。
5. 本病较为顽固，需坚持治疗较长时间。

## 第七节 中暑和中毒性疾病

### 一、中暑

中暑，俗称发痧，是指在高温或热辐射的长时间作用下，出现的机体体温调节障碍，水、电解质代谢紊乱及神经系统功能损害的症状的总称，是以出汗停止、身体排热不足、体温极高、脉搏迅速、皮肤干热、肌肉松软、虚脱及昏迷为特征的一种病证。颅脑疾患的病人、老弱及产妇耐热能力差者，尤易发生中暑。

【病因病机】

本病因机体正气虚弱，复于盛夏感受暑热或暑湿秽浊之气，使之乘虚而入，邪热郁蒸，不得外泄，致正气进一步内耗，清窍被蒙，经气厥逆，而呈壮热神昏，甚至热极动风之象。若病情发展，气耗阴竭，则可发生虚脱等危急情况。依临床表现可分为先兆、轻症和重症三类。

【临床表现】

**1. 先兆中暑** 患者在高温环境中劳动一定时间后，出现头昏、头痛、口渴、多汗、全身疲乏、心悸、注意力不集中、动作不协调等症状，体温正常或略有升高。

**2. 轻症中暑** 除有先兆中暑的症状外，还出现面色潮红、大量出汗、脉搏快速等表现，体温升高至38.5℃以上。

**3. 重症中暑** 典型临床表现为高热（41℃以上）、无汗和意识障碍。热痉挛常发生在高温环境中强体力劳动后。实验室检查有血钠和氯化物降低、尿肌酸增高。

【治疗】

**1. 三棱针法**

穴位：

（1）轻症：大椎　太阳　委中　尺泽

（2）重症：十宣　委中　尺泽

操作：宜将病人迅速置于阴凉通风处，解开衣衫。将上述腧穴消毒，用三棱针点刺，挤出血液。

建议出血量：每穴每次 5～6 滴。

**2. 刺络拔罐法**

穴位：大椎

操作：将穴位消毒，用三棱针点刺出血，再将火罐拔扣在该处，留罐 5～15 分钟。

建议出血量：每次 2～5ml。

【按语】

1. 中暑先兆，宜将病人迅速置于阴凉通风处，解开衣衫，饮用适量温开水，注意休息，无需特殊治疗。

2. 忌大量饮水、大量食用生冷瓜果、大量食用油腻食物等。

## 二、一氧化碳中毒

一氧化碳中毒是由含碳物质燃烧不完全时的产物经呼吸道吸入引起的中毒。中毒机理是一氧化碳极易与血红蛋白结合，形成碳氧血红蛋白，使血红蛋白丧失携氧的能力和作用，造成组织缺氧，对全身的组织细胞均有毒性作用，尤其对大脑皮质的影响最为严重。当人们意识到发生一氧化碳中毒时，往往为时已晚。因为支配人体运动的大脑皮质最先受到麻痹损害，使人无法实现有目的的自主运动。所以，一氧化碳中毒者往往无法进行有效的自救。

【病因病机】

一氧化碳经呼吸道吸入后，通过肺泡进入血液循环，立即与血红蛋白结合，形成碳氧血红蛋白，使血红蛋白失去携带氧气的能力。一氧化碳与血红蛋白的亲和力比氧与血红蛋白的亲和力大约 300 倍，而碳氧血红蛋白又比氧合血红蛋白的解离慢约 3600 倍，且碳氧血红蛋白的存在还抑制氧合血红蛋白的解离，阻抑氧的释放和传递，造成机体急性缺氧，对全身的组织细胞均有毒性作用，尤其对大脑皮质的影响最为严重。高浓度的一氧化碳还能与细胞色素氧化酶中的二价铁相结合，直接抑制细胞呼吸。

中医认为该病病因为火毒或痰火上扰神明，导致阴虚肝风内动。疾病后期多表现为阴伤失养或气虚而瘀，甚者可致阴竭阳脱。该病以外邪入侵为本，早期以邪实为主，进而损及肝肾气血，以致虚实夹杂。

【临床表现】

1. 多无预兆，症状及中毒程度与病人接触一氧化碳时间长短、浓度有关。

2. 轻度：头晕头痛，眼花耳鸣，心慌乏力，恶心呕吐。只要吸入新鲜空气，症状即可消失。

3. 重者：嗜睡但呼之有反应，面色潮红或皮肤呈樱桃红色，呼吸、脉搏浅快。吸入新鲜空气后，多在数小时内清醒。也有遇风吸入新鲜空气即发生一过性昏厥者。

4. 垂危者：意识不清，面唇紫绀，呼吸困难，四肢冰凉，脉律不齐，血压下降，肢体瘫痪，甚至心跳呼吸停止，但面色仍可呈潮红或皮肤呈樱桃红色。

【治疗】

**三棱针法**

主穴：少商　十宣　尺泽

配穴：重症加金津、玉液。

操作：先将患者置于新鲜空气之中。将上述腧穴消毒，用三棱针点刺，挤出血液。另外，反复重掐天容穴，亦有促进复苏作用。

建议出血量：每穴每次 5 ~6 滴。

【按语】

1. 加强预防一氧化碳中毒的宣传。

2. 如呼吸停止，应立即做人工呼吸，必要时吸入氧气。昏迷后期病人，还须积极采取减轻脑水肿、肺水肿、脑组织耗氧（冬眠疗法）以及补充脑细胞代谢所需的药物等措施。另外，保持呼吸道畅通也甚为必要。

## 三、食物中毒

凡进食被细菌及其毒素污染的食物，或摄入含有毒性物质（如升汞、砷剂及有机磷等）的食物以及食物本身的自然毒素（如毒蕈、有毒鱼类等）所引起的急性中毒性疾病，均属于食物中毒。食物中毒的特征是突然暴发、潜伏期短、易集体发病以及发病者均与毒性食物有明确的联系等。由细菌引起的食物中毒占绝大多数。

【病因病机】

引起食物中毒的病因，可分为两大类。

**1. 细菌性食物中毒**　常见于下列疾病：①沙门菌属性食物中毒；②金黄色葡萄球菌性食物中毒；③变形杆菌性食物中毒；④嗜盐菌性食物中毒；⑤肉毒素中毒；⑥致病性大肠杆菌性食物中毒；⑦绿脓杆菌性食物中毒；⑧韦氏杆菌（耐热型）性食物中毒；⑨真菌性食物中毒。

**2. 非细菌性食物中毒**　常见于以下疾病：

（1）植物类急性中毒：①“臭米面”食物中毒；②发芽马铃薯中毒；③白果中毒；④火麻仁中毒；⑤毒蕈中毒；⑥桐油中毒；⑦苍耳子中毒；⑧乌桕中毒。

（2）动物类急性中毒：①河豚中毒；②动物肝中毒；③鱼胆中毒。

（3）化学毒剂急性中毒：①急性有机磷农药中毒；②急性氟矽酸钠中毒；③急性锌中毒；④急性砷中毒；⑤急性锑中毒；⑥急性重铬酸钾中毒。

【临床表现】

1. 有进食含有毒类的不洁食物史，起病骤，病势急，同食者多同时发病。

2. 主要表现为恶心呕吐，腹痛腹泻，大便初为粥样，继呈水样，一日数次或数十次不等，无里急后重，腹部压痛明显，肠鸣辘辘，或有恶寒、发热、头痛、乏力等症状，严重者呕吐剧烈，腹泻严重，大便呈水样，口干口渴，眼球凹陷，皮肤弹性差，尿少，甚至出现抽搐、昏迷。

【治疗】

**1. 三棱针法**

主穴：井穴　尺泽　金津　玉液　委中

配穴：属寒证者加足三里；属热证者加大椎。

操作：将上述腧穴消毒，用三棱针点刺，挤出血液。

建议出血量：血液由紫红变为淡红为度。

**2. 三棱针点刺加拔罐法**

穴位：中冲　少商　神阙　水分　阴交　肓俞　足三里

操作：先以三棱针点刺双侧中冲、少商，使之充分出血，至血色由暗紫变淡红为度。重症者加刺水分、阴交及双侧肓俞，然后即在此四穴及神阙穴以大型火罐拔罐，待神阙穴充血如红桃状、脐周四穴血流成线条状便可起罐。

【按语】

1. 搞好食品卫生监督和食堂卫生，禁止食用病死禽畜肉或其他变质肉类。醉虾、腌蟹等最好不吃。

2. 冷藏食品应保质、保鲜，动物食品食前应彻底加热煮透，隔餐剩菜食前也应充分加热。

3. 烹调时要生熟分开，避免交叉污染。

4. 腌制及罐头食品，食前应煮沸 6～10 分钟。

5. 禁止食用毒蕈、河豚等有毒动植物。

6. 炊事员、保育员有沙门菌感染或带菌者，应调离工作岗位，待 3 次大便培养阴性后才可返回原工作岗位。

## 第八节　传染病

### 一、流行性感冒

流行性感冒是临床常见病、多发病，是由流感病毒引起的急性呼吸道感染性疾病。其主要通过空气中的飞沫、人与人之间的接触或与被污染物品的接触传播。典型的临床表现是急起高热、全身疼痛、显著乏力和轻度呼吸道症状。本病中医称“重伤风”或“时行感冒”，属温病类。发于冬季为冬温，发于春季为风温或春温。

【病因病机】

流行性感冒是由流感病毒所致。流感病毒的特性是有多种类型，每 10 年左右便会出现新的病毒品种。中医学认为风热病邪为本病的致病原因。春令气候温暖，如人体与这一外界环境不相适应，或素体较弱，抗病能力较差，每易感邪为病；如冬令气候反常，应寒反温，亦易感风热病邪而发为本病。外感风热病邪多从口鼻而入，先侵犯于肺，故本病初起以邪在肺经为病变中心。肺主气属卫，与皮毛相合，所以病变初起多见肺卫证。正邪相争，卫气开阖失司，肺气郁而不宣，则见发热、恶风、咳嗽等症。如邪热在表不解，内入气分，或内陷营血，亦可引起高热多汗而伤阴；或其逆传心包而见壮热、神昏、谵语等。

春温初起即以里热证为主。主要是因人体阴精先亏，正气不足，再感受春令温热之邪而发病。由于正虚邪袭，病邪易于入里，故起病之初，即呈里热炽盛证。

【临床表现】

流感症状多为全身性，急起有畏寒、高热、汗出、头痛、头晕、全身酸痛、乏力、口干而渴等症状，可伴有咽痛、流涕、流泪、咳嗽等呼吸道症状。少数病例有食欲减退，伴有腹痛、腹胀、呕吐和腹泻等消化道症状。婴儿流感的临床症状往往不典型，可见高热惊厥。部分患儿表现为喉气管支气管炎，严重者出现气道梗阻现象；新生儿流感虽少见，一旦发生常呈脓毒症表现，如嗜睡、拒奶、呼吸暂停等，常伴有肺炎，病死率高。

【治疗】

**1. 三棱针法**

主穴：曲池 风门

配穴：咽喉肿痛加少商；气分热重加关冲；湿重加阴陵泉；痰重加丰隆；热入营血加委中；热入心包加曲泽、水沟或中冲、少冲。

操作：将患者上述腧穴常规消毒后，用三棱针每穴点刺 3～4 次，挤出血液。每日 1 次，3 次为 1 个疗程。

建议出血量：每穴每次 5～6 滴。

**2. 刺络拔罐法**

穴位：大椎

操作：将穴位常规消毒后，用三棱针散刺出血，再将火罐拔扣在该处，留罐 5～15 分钟，拔出暗紫色瘀血。隔日 1 次，3 次为 1 个疗程。

建议出血量：每次 2～5ml。

【按语】

1. 本病最显著特点为：突然爆发，迅速蔓延，波及面广。故及时隔离治疗流感患者是减少发病和传播的有效措施。

2. 对于重症患者应及时采取有效的对症处理手段，如退热。

3. 患者应注意休息，多饮水。

4. 流感多发季节应注意提前预防，注重保护正气，“正气存内，邪不可干”。

## 二、流行性乙型脑炎及后遗症

流行性乙型脑炎简称乙脑，是乙脑病毒侵入人体后引起的以中枢神经系统病变为主的急性传染病。本病主要由蚊虫传染，多见于夏秋季，多发生于儿童。临床上急起发病，出现高热、意识障碍、惊厥、强直性痉挛和脑膜刺激征等，重型患者病后多留有后遗症。中医学中本病属于温病范畴的“暑温”、“暑痉”、“暑厥”等。

【病因病机】

乙脑为乙脑病毒所致。中医认为暑热病邪侵袭是引起本病的主要原因，但人体正气不足也是导致发病的重要因素。夏季暑气当令，气候炎热，人若正气素亏或因劳倦太过耗伤津气，则暑热之邪便可乘虚侵入而发病。

暑为火热之气，传变迅速，故其侵犯人体，多直接入气分而无卫分过程，初起即是高热、烦渴等气分热盛证候。又因暑性火热，易入心营和引动肝风，所以气分热邪极易化火内传，深入心营，生痰生风，而致气营两燔、痰热闭窍、风火相煽等严重变化。

本病后期多表现为邪热渐解、津气未复，而呈现出津气两虚或余邪留恋的证候。如病程中出现动风闭窍之变，且昏痉时间持续较长者，则瘥后可因痰热留于包络、窍机不利而后遗痴呆、失语等；亦可因风痰恋滞经络、筋脉失利而后遗手足拘挛、强直甚或瘫痪等。

【临床表现】

流行性乙型脑炎患者大多数症状较轻或呈无症状的隐性感染，仅少数出现中枢神经系统症状，表现为高热、意识障碍、惊厥等。典型病例的病程可分 4 个阶段：①初期：起病急，体温急剧上升至 39℃ ~40℃，伴头痛、恶心和呕吐，部分病人有嗜睡或精神倦怠，并有颈项轻度强直，病程 1 ~3 天。②极期：体温持续上升，症状逐渐加重，意识明显障碍，昏睡乃至昏迷，昏迷持续时间越长，病情越严重。重症患者可出现全身抽搐、强直性痉挛或瘫痪，少数也可软瘫。严重患者可出现中枢性呼吸衰竭，最后呼吸停止。③恢复期：体温逐渐下降，精神、神经系统症状逐日好转。重症者仍可有神志迟钝、痴呆、吞咽困难、瘫痪、强直性痉挛等，经过积极治疗大多数症状可在半年内恢复。④后遗症期：虽经积极治疗，但发病半年后仍留有精神、神经系统症状，均见于重症患者，以失语、瘫痪和精神失常为最常见。

【治疗】

**三棱针法**

（1）高热伤阴

穴位：百会　大椎　曲池　涌泉　十二井穴

操作：将患者上述腧穴常规消毒后，每次取 2 ~3 穴，用三棱针每穴点刺 3 ~4 次，挤出血液。每日 1 次，5 次为 1 个疗程。

建议出血量：每穴每次 5 ~6 滴。

（2）热入营血

穴位：曲泽　委中　行间　十宣　血海

操作：将患者上述腧穴常规消毒后，每次取 2 ~3 穴，用三棱针每穴点刺 3 ~4 次，挤出血液。每日 1 次，5 次为 1 个疗程。

建议出血量：每穴每次 5 ~6 滴。

（3）恢复期及后遗症

主穴：委中　曲泽　太阳　风池　命门

配穴：肢体强直加筋缩、阳陵泉；低热加大椎；瘫痪加太冲、解溪、足三里。

操作：每次治疗取 3 ~4 穴，常规消毒，用三棱针刺血。每日 1 次，5 次为 1 个疗程。

建议出血量：每穴每次 5 ~6 滴。

**【按语】**

1. 乙脑预防最为重要，主要采取灭蚊防蚊和预防接种两个措施。多发季节应注意提前预防。

2. 本病治疗应重点做好高热抽搐和呼吸衰竭等危重症状的抢救和护理，是降低病死率的关键。

## 三、痄腮

痄腮，即流行性腮腺炎，是由病毒引起的急性呼吸道传染病，为一种发病急，耳下腮部非化脓性肿胀、疼痛伴发热，并延及各种腺组织或累及各种脏器的急性传染性疾病。一般流行于冬春季行，以儿童为多见，多发于 5 ~10 岁的儿童。成人发病，症状往往较儿童为重。本病主要通过飞沫或与病人接触后传染，多发于人群聚集处。中医称为“蛤蟆瘟”，也称“大头瘟”。

**【病因病机】**

痄腮主是由风热疫毒所引起。在春季风温过暖及冬季应寒反暖的气候条件下，温热毒邪容易滋生传播，如人体正气不足则易感邪发病。其病机变化以邪犯卫气、热毒充斥肺胃为主。初起邪毒尚轻，犯于卫分，故首先见到卫表恶寒、发热等症状。继则热毒渐炽，由卫及气，燔灼肺胃，出现肺胃热盛证。邪毒进一步夹痰火积热，攻窜于头面，郁滞少阳，少阳经脉失于疏泄，气血流通受阻，郁结于腮颊，以致两侧或一侧耳下腮部漫肿，坚硬作痛。少阳与厥阴相表里，足厥阴肝之脉绕阴器，若受邪较重内传厥阴，则可伴有睾丸红肿疼痛；若温毒内窜心肝，则可发生惊厥昏迷。

**【临床表现】**

轻症仅觉耳下腮部酸痛，继而肿胀，咀嚼不便，舌苔微黄，脉浮数。如无其他见症，可在数日后逐渐消退。

重症起病较急，初起有恶寒、发热、头痛等症，并渐见腮部焮热红肿，咀嚼困难。严重的则见高热烦渴，大便干结，小便短赤，或伴有呕吐，睾丸肿大，甚则神昏惊厥，脉象浮数或滑数，舌苔黄腻。

**【治疗】**

**三棱针法**

（1）轻症

主穴：少商　商阳

配穴：外关　颊车　翳风

操作：将上述腧穴常规消毒后，用三棱针点刺使出血。每日 1 次，5 次为 1 个疗程。

建议出血量：每穴每次 5 ~6 滴。

（2）重症

主穴：少商　商阳　大椎　合谷

配穴：热盛加曲池；烦躁加神门；并发睾丸炎加血海、三阴交；抽搐加印堂、百会。

操作：将上述腧穴常规消毒后，用三棱针点刺使出血。每日 1 次，5 次为 1 个疗程。

建议出血量：每穴每次 5 ~6 滴。

**【按语】**

1. 本病属呼吸道传染病，在治疗期间应注意隔离，一般至腮腺肿大完全消退为止。

2. 本病对机体的严重危害并不只是腮腺本身，而是它的并发症，应高度警惕和防治并发症。常见的并发症有脑膜炎、睾丸炎和急性胰腺炎等。

3. 患过流行性腮腺炎的儿童，一般将永远不再患此病，因为已经能终身免疫，所以大多数地区要求学龄前儿童注射疫苗。如果未建立终身免疫，则需被动注射抗流行性腮腺炎的免疫疫苗。接种麻、风、腮三联疫苗或腮腺炎疫苗可预防本病的发生。

# 第六章　刺络放血疗法的现代研究进展

刺络放血疗法的现代研究主要包括以下几个方面：常用穴位、出血量、作用机制、疾病谱及对机体各系统的影响。有学者通过对近二十年的相关文献研究分析，总结出三棱针刺络放血治疗疾病常用穴位排在前五位的是：五输穴、阿是穴、经外奇穴、背俞穴和大椎穴。现代临床刺血治疗时出血量一般都控制在200ml以内。刺络放血的主要作用机制是促进血液循环、加速新陈代谢，是基于神经－内分泌－免疫网络之上的对全身的调节，主要有退热、止痛、镇静、降压、降低血黏度、强心、急救、消炎、止痒、抗过敏等作用。刺络放血疗法疾病谱较广，包括内外妇儿等多种疾病。该疗法对血液循环系统、神经系统、免疫系统等都有影响。



## 一、刺络放血的常用穴位研究

刺络放血疗法所选穴位，并不像毫针取穴时那样精确无误，而是在穴位的上下或左右寻找有病理改变的浅静脉，刺破血管壁以放出静脉血治病。所以在临床选穴时，既要考虑经脉的循行，又要明了穴位的主治，还要寻找“血脉”、“血络”，根据临床具体情况变通施治，才能取得理想的疗效。其所选穴位按部位主要包括头部取穴、躯干脊椎督脉取穴、膀胱经循行处取穴、上肢取穴和下肢取穴。

从临床观察总结来看，头部穴位对头部的血液循环都有直接的影响，常用穴位包括太阳、印堂、上星、百会、哑门、风府、下关、听宫、迎香、大迎。其中太阳穴能够直接调整颈内、外动脉和静脉的血流状况；额前的印堂穴和上星穴对大脑的前端及视器影响较大；头顶的百会穴对大脑皮层及白质的影响较大，对大脑皮层的感觉中枢、运动中枢、语言中枢等区域的缺血都有治疗作用；枕后的哑门穴和风府穴对脑干、颈髓及小脑的影响较大，对共济失调、软腭及声带麻痹、脊髓丘脑束受损等都有治疗作用；耳、鼻、眼周围的穴位能治疗相应五官疾病。

躯干部脊椎督脉循行处穴位对许多中枢神经及周围神经危重症、内科、骨科疾病均有较好的调治作用，常用穴位包括大椎、神道、身柱、命门、腰阳关、腰俞，其主要通过神经－血管－体液调控机制对局部起到治疗作用。膀胱经背、腰、骶处穴位能治疗相对应的内脏疾病，常用穴位包括十二背俞穴、督俞、膈俞、气海俞、关元俞、骶俞、八髎，其主要通过刺激血管及交感神经节对胸腔、腹腔内的组织器官进行调控和修复。

四肢部穴位能治疗运动系统、呼吸系统、循环系统、消化系统、泌尿生殖系统、内分泌系统和神经系统的多种疾病。上肢常用穴位包括肩髃、肩髎、曲池、尺泽、曲泽、少海、阳溪、阳池、阳谷、中渚、鱼际、上肢井穴；下肢常用穴位包括髀关、委中、委阳、足三里、阳陵泉、阴陵泉、阴谷、丰隆、条口、阳交、悬钟、中封、解溪、丘墟、足临泣、下肢井穴。其中井穴多用于治疗脏病重症，尤其多用于治疗脑中风急症。手十二井穴刺络放血法具有泄热消瘀、活血通络、开窍启闭、护脑醒神等功效，为中医传统的特色急救措施之一，其操作简单、作用迅速，在中风急救方面对于缓解症状、改善预后效果肯定。

有人对近二十年有关刺络放血疗法临床治疗的相关文献600余篇进行了分析，统计本法治疗疾病时的常用穴位，结果显示三棱针治疗疾病时的常用穴位排在前5位的是：五输穴333篇（55.5%），阿是穴210篇（35%），经外奇穴201篇（33.5%），背俞穴158篇（26.3%），大椎穴58篇（9.6%）。

## 二、刺络放血的出血量研究

正确掌握出血量是刺络放血疗法操作时的一个关键问题。正常成人的血液总量为4～5L，是体重的8%～9%。出血量超过全血量的20%（700～1000ml），机体的代偿机能将不足以保持血压于正常水平；当出血量超过30%（1000～1500ml），即可发生出血性休克，甚至死亡。刺络放血在治疗时出血量只要不超过全血量的10%（约400ml），一般对人体是无伤害的。现代临床刺血治疗时出血量一般都控制在200ml以内。临床按出血量的多少，可分为较多出血、中等出血和较少出血三种治疗方案。较多出血治疗出血量一般在100～200ml，最多不能超过400ml；中等出血治疗出血量在50～100ml；较少出血治疗出血量在10～50ml。对于四肢末端的穴位，放血量在1～2ml即可。具体的临床出血量则需根据病人的具体情况而定。一般而言新病、实证、热证、体质较强的病人，出血量较大，反之则较小。可见运用刺血疗法治疗疾病并不受出血量多少的限制。

另外，出血量与疗效也有密切关系。刺络放血与针刺相同，都是通过刺激机体的一定部位以激发经气，调整机体的机能状态，治愈疾病。因此作为一种刺激疗法，它也存在刺激量的概念。刺激量的大小与疗效关系密切，其大小与机体所处的机能状态、刺血部位的不同及多少、出血量的大小等因素有关。但出血量的多少是决定刺激量大小的主要因素，两者呈正比关系。有人将健康无孕家兔25只随机分成大量出血组（出血量为1ml/kg）、中量出血组（出血量为0.5ml/kg）、小量出血组（出血量为0.1ml/kg）和模型对照组，造成家兔发热模型，采用双侧耳尖刺络放血的治疗方法，观察四组治疗前后体温、血红蛋白值、白细胞总数及嗜酸性粒细胞的变化情况。结果显示0.5ml/kg的出血量是治疗乙型副伤寒杆菌内毒素引起家兔发热的最佳出血量，它能有效地缩短家兔的发热持续时间，增加白细胞总数以提高非特异性细胞免疫机能，同时还具有一定的抗内毒素使嗜酸性粒细胞下降的作用，从而对内毒素引起的丘脑－垂体－肾上腺皮质系统的功能亢奋状态具有一定的调节作用，而对血红蛋白值无不良影响。说明刺激量过小，不足以激发经气产生治疗效果，过大则会引起正伤邪不去的反作用，只有既能有效地激发经气而又不伤正的刺激量，才能产生最佳的治疗效果。

## 三、刺络放血的作用机制研究

对近四十年刺络放血疗法的相关文献进行归纳总结，我们发现刺血疗法的主要作用是通过调整阴阳、疏通经络、调和气血、扶正祛邪而实现的，治疗作用可归纳为调节血液循环、加速新陈代谢，是基于神经－内分泌－免疫网络之上的对机体整体的调节作用。主要作用包括退热、止痛、镇静、降压、降低血黏度、强心、急救、消炎、止痒、抗过敏等。

从西医学的角度，有研究表明刺络放血刺破血管可以直接激发患者机体的凝血系统，同时也启动了患者的抗凝血系统，机体在经过一系列的凝血－抗凝的正负反馈过程和酶反应之后，重新达到一个新的凝血与抗凝血的平衡状态。产生的类组胺物质可刺激各器官，增强其功能活动，从而调节机体的免疫力。生理学认为疼痛机制是局部组织在伤害性刺激作用下释放出某些致痛物质（如 $K^+$、$Na^+$、5－HT 和缓激肽等）作用于游离神经末梢而产生神经冲动，发挥神经系统的调节作用。另外，血管壁上有丰富的植物神经，刺破血管出血对植物神经也有一定作用。另有研究指出刺络疗法可促进机体新陈代谢，改善微循环，调整血管神经的功能，同时可加速炎症局部淋巴和血液循环，促进炎症和水肿的吸收，改善神经血管的压迫症状，起到活血通络、祛瘀消肿的目的。有人对 33 例慢性疾病患者刺血治疗前后微循环作对照观察，治疗前显示出微血管瘀滞、组织供血不足的状态；刺血治疗后微循环中的粒线流加速，红细胞聚集化解，红细胞往返活跃，血氧含量增加，血色变明亮，微循环瘀滞改善，血管渗出则减少，表现出一系列的良性变化。因此，从血液循环角度解释刺血疗法的治病机理，主要是改变了疾病的微循环障碍状态。

## 四、刺络放血的临床实验研究

### （一）刺络放血临床治疗疾病谱分析

一般而言，刺络放血主要有泄热、止痛、镇静、急救开窍、解毒、化瘀消癥的作用，其主要的适应证是急症、热证、实证、瘀证和痛证等，所涉及的病种包括内科、外科、妇科、儿科、男科、五官科、皮肤科等多种疾病。有人采用回顾性期刊文章系列研究的方法，收集了近二十年全国期刊刺络放血相关文章共986篇，统计刺络放血治疗疾病的病种和相关文章数。结果显示刺络放血在治疗内科疾病方面能起到通络止痛、清热泻火的作用，主要适用于炎症及神经损伤性疾病，优势病种包括头痛（37）、面瘫（26）、发热（25）、腮腺炎（24）；治疗外科疾病方面能起到活血通经、消肿解毒的作用，主要适用于由经气运行受阻、气血瘀滞及毒邪侵入而致局部肿痛、关节受损等疾病，优势病种包括扭伤（43）、痔疮（19）、腱鞘囊肿（18）、肩周炎（16）；治疗妇科疾病方面能起到泄热解毒、通乳消肿的作用，主要适用于由于火热邪毒内侵、气滞血瘀而致乳腺疾病，优势病种为乳腺炎（22）；治疗儿科疾病方面能起到理气消疳、清热息风、豁痰开窍、镇静宁神的作用，主要适用于脾失健运导致小儿消化不良，或外感时邪、痰热蕴结及暴受惊恐所致疾病，优势病种包括痞积（17）；治疗皮肤科疾病方面能起清热化湿、凉血解毒的作用，主要适用于因湿热蕴结、气血瘀滞而致的皮肤病，优势病种包括带状疱疹（67）、痤疮（59）、疗疮肿毒（19）；治疗五官科疾病方面能起到祛风清热、消肿止痛的作用，主要适用于由风热外袭或热毒炽盛导致的急性炎症，优势病种包括麦粒肿（69）、急性结膜炎（38）、急性扁桃体炎（37）、喉痹（18）。刺络放血治疗疾病病种排在前10位的是：麦粒肿（7.0%）、带状疱疹（6.8%）、痤疮（6.0%）、扭伤（4.4%）、急性结膜炎（3.9%）、急性扁桃体炎（3.8%）、头痛（3.8%）、发热（25%）、腮腺炎（2.4%）、乳腺炎（2.2%）。

## （二）刺络放血对血液循环系统的影响

**1. 对微循环的影响** 微循环是心血管系统在组织内真正实施其重要功能的部位，包括氧和营养物质的供应、运送各种代谢产物以及分配循环激素和调控局部激素的作用。因此微循环功能状态正常与否，对机体的内环境的平衡稳定有直接的影响。刺络放血可通过刺中、小静脉出血，使微静脉和小静脉形成压力梯度，促使微动脉血液流动，毛细血管前括约肌开放，使消失的微血管自律运动出现，并使自律运动的振幅和频率明显增大和加强，来自体循环的血流即可向缺血区冲击，并可带走和降解局部血管内皮细胞、平滑肌细胞、血细胞缺血后异常分泌的影响血管舒缩活动的微量生化物质。

有人进行了刺血前后微循环变化的对照观察，治疗前微循环检测显示血液流速偏慢、红细胞聚集、血色明度变暗、毛细血管周围轻度渗出等改变，提示微血管瘀滞、组织供血不足。经过单纯刺络治疗后，复查微循环各项指标与治疗前相比，发生了显著的变化，明显改善了微循环瘀滞所致组织供血不足与缺氧状态。还有人通过分析古今对刺络放血的认识，并结合现代血管生物学研究的进展，提出刺络放血疗法是对血液和血管双重刺激的观点，认为结合血管生物学进展研究刺络或针刺局部（穴位）的血管和血液循环的特点及针刺引起的效应特性可能是认识针灸作用原理、掌握针灸治疗规律的重要途径之一。

**2. 对凝血和纤溶系统的影响** 刺络放血对凝血和纤溶系统能起到很好的良性影响。有人分别在治疗后第30天、第60天进行临床病类积分和有关的凝血指标作阶段性评价，认为刺络放血能够显著改善患者凝血功能（$P<0.01$），与对照组相比对凝血系统的影响，差异有非常显著的意义（$P<0.01$），结论示刺络放血和针刺对凝血系统和抗凝血系统的影响存在着不同的机制，刺络放血能够更加迅速、明显地改善凝血和抗凝血的功能。另外，有人还对纤溶系统进行了观察，以刺络放血（放血组）和常规针刺疗法（针刺组）治疗，观察两组治疗前后病类积分及纤溶系统有关指标的变化，结果显示两组临床病类积分在治疗前后都有显著差异（$P<0.01$）；放血组对纤溶系统的影响，在30天内与针刺组相比无显著性差异（$P>0.05$），而60天时存在着较明显的差异（$P<0.01$），结论为刺络放血治疗对纤溶活性下降有显著的激化作用。

**3. 对血液成分的影响** 刺络放血对血液里的成分有较好的调整作用。相关研究表明，刺络疗法可使抑郁大鼠血浆中的白细胞介素1β、白细胞介素6的含量降低，行为学能力改善，从而产生抗抑郁的作用。刺络放血疗法还能很好地降低颈椎病患者血液中的细胞间分子－1（ICAM－1）的表达，对改善微循环瘀滞、组织供血不足与缺氧状态有较好作用。有人在治疗实践中还观察到委中穴放血能使血中白细胞增多，这也是刺络疗法在治疗疖肿中抑菌作用的一个方面。

**4. 对血管功能的影响**　刺络疗法是作用于血管的一种治疗方法。有学者认为血管和血液的互动过程及引起的整体变化是刺络放血取得疗效的核心机制。血流对血管内皮细胞的剪切力（即血流对血管的摩擦力）是当前国际生物力学与血液流变学研究的焦点。刺络放血可能通过影响血流剪切力而产生调节内皮细胞的作用。刺络放血破坏了局部血管的完整性，而这一变化是活化内皮细胞的首要因素，活化的内皮细胞可引起复杂的生理病理效应，分泌生物活性物质，这些物质既具有循环激素的作用，又可发挥其局部激素的效应，调节体液、血管床张力和血压等。刺络放血时若刺激的不是毛细血管，则可刺激血管平滑肌上丰富的自主神经，引起血管平滑肌细胞复杂的信号转导变化，产生细胞内、细胞间及血管局部和整体的调节反应。

**5. 对血液流变学的影响**　研究表明刺络放血疗法对血液流变学的红细胞聚集指数、红细胞压积、红细胞刚性指数都有改善作用，但对血沉的影响无统计学意义。有实验证明，刺络疗法可以使中风患者全血黏度、血浆黏度及血小板聚集率等指标明显下降，可以改善脑组织的供血状况，通过浅静脉的出血，调整脑内血液的流速、流量、组分、压力等，还可明显改善患者凝血和抗凝血功能，使微小脑血栓解聚，使微循环再通，以保证脑神经细胞的正常调控活动。刺络疗法可降低急性期肩周炎患者的全血黏度、血浆黏度及血小板聚集率。十二井穴刺络放血对中风患者的颅内血流动力学有双向调整作用，它可以通过神经体液系统的调节作用，完成对血管舒缩、血液黏度、血管通透性、血液灌注等诸多系统的调节，起到对脑血流的调节作用。

另外，有人观察了刺络放血疗法对高血压病血液流变学的影响，采用大椎、百会或太阳（双侧）刺络放血，实验表明刺络放血疗法能促使局部毛细血管内环境的血容量及血液成分发生变化，从而调整血液流动，改善血液黏性，降低心脑血管疾病的发病率。

**6. 对血氧分压和二氧化碳分压的影响**　刺络放血疗法对血氧分压和二氧化碳分压亦有良性调整作用。有人通过对手十二井穴刺络放血对实验性脑缺血大鼠缺血区脑组织氧分压影响的动态观察证明，在造成脑缺血的基础上，手十二井穴刺络放血可某种程度地阻止脑氧分压的降低，表明手十二井穴刺络放血既增加了脑血流量，同时又有效地延缓了脑组织的低氧状态的发展。还有人观察刺络拔罐对哮喘持续状态氧分压和二氧化碳分压的影响，结果显示中西医结合刺络拔罐方法对哮喘症状和氧分压、二氧化碳分压有显著疗效，其具体作用机制仍需进一步研究。

### （三）刺络放血对神经系统的影响

**1. 对急性缺血性脑损伤的脑保护作用**　刺络放血疗法对脑保护的研究主要采取十二井穴放血方法，相关研究较多，大致有以下几个方面内容：刺络放血可抑制大鼠脑缺血后脑组织 NO（一氧化氮）含量、NOS（氧化氮增压系统）活性的升高，减轻自由基对脑组织损伤；可降低脑组织中 MDA（丙二醛）含量，提高 SOD（超氧化物歧化酶）活性、清除自由基，减轻脂质过氧化反应；可明显上调缺血区皮层脑组织 HSP70（脑内应激热休克蛋白 70）的表达水平，进一步增强脑组织对抗缺血性损伤的应激能力，抵抗缺血性脑损害的进一步发展，增强脑组织的修复能力；可通过快速提高缺血区 c - fos 蛋白（原癌基因蛋白）的含量改善神经细胞的应激能力，从而提高缺血区脑组织的抗损伤修复能力，减缓神经细胞凋亡，抵抗缺血性脑损害的进一步发展；可有效延缓急性局灶性脑缺血模型大鼠缺血区局部脑组织氧分压降低、$H^+$浓度升高，缓解因急性缺血性损伤造成的低氧状态和酸中毒，调整细胞外液的 $K^+$、$Na^+$稳态失衡，减轻细胞毒性脑水肿的发展，阻止胞外 $Ca^{2+}$向胞内迁移，降低脑缺血后升高的 EAA（兴奋性氨基酸）、NO 浓度，减轻神经毒性，从而改善预后。

有人采用凝结大脑中动脉的大鼠脑缺血模型，观察手十二井穴刺络放血法对大鼠脑缺血组织一氧化氮（NO）浓度的影响。实验结果表明，缺血 10 分钟后，刺络组、凝结组 NO 浓度均上升；30 分钟时，凝结组继续上升，与自身对照组有显著性差异（$P<0.05$）；而刺络组，NO 浓度下降，与自身对侧对照组无显著性差异（$P>0.05$），提示针刺具有降低脑缺血后脑组织中升高的 NO 浓度，从而可起到减轻 NO 神经毒性、保护脑神经细胞的作用。

**2. 对神经功能的影响** 有人取双侧手十二井穴、十宣穴、耳尖及耳背静脉 3 组穴位为治疗主穴，观察治疗前后神经功能缺损积分的变化，结果显示刺血组的疗效明显优于药物组（$P<0.01$），结论为刺血疗法在短期内有促进神经功能缺损恢复的作用。

有人将急性脑血管疾病伴偏身感觉障碍患者，随机分为实验组（刺血疗法 + 针刺）40 例和对照组 20 例，以感觉障碍评定积分及患者自述肢体感觉障碍程度的变化为观察指标，结果显示实验组的效果优于对照组，提示刺血疗法对急性脑血管疾病伴偏身感觉障碍患者有良好的治疗作用。

有人观察刺络放血对 2 型糖尿病周围神经病变和血液流变学的影响，结论显示刺络放血疗法可以改善 2 型糖尿病周围神经病变的神经功能，并对血液流变学部分指标有改善作用。

### （四）刺络放血对免疫功能的影响

刺络放血疗法具有调节机体的免疫功能、控制自身免疫性疾病的作用。通过刺络放血法治疗实验性发热家兔的实验，说明刺络放血退热速度较体针为快，且可提高红细胞细胞膜上的受体活性，从而增强免疫吸附能力，调节机体的免疫能力。有学者通过观察刺血法加中药熏洗治疗类风湿性关节炎，证实了本法能降低红细胞沉降率（ESR）及黏蛋白（M）、免疫球蛋白 IgM、免疫球蛋白 IgG 的含量。更有人通过挑刺治疗强直性脊柱炎，不但得到以上的结果，而且还观察到微血管形态总积分值与治疗前比较有显著性差异（$P<0.05$），也说明了刺络放血疗法具有调节免疫、抑制风湿活动的作用。

### （五）刺络放血对抗衰老作用的影响

人体衰老是一系列生理、病理过程综合作用的结果，其机制极为复杂。现代研究发现，微循环功能障碍是导致衰老的主要原因。由于微循环功能障碍的实质是瘀血，而且临床调查老年人又以气虚血瘀证多见，因此可以说"瘀血"是导致衰老的元凶。刺络放血就是根据"菀陈则除之"的原则，"疾出以去盛血，而复其真气"。因为只有祛瘀方能生新，邪去才能正安。刺络放血对于微循环的影响，作用就在于祛瘀行血，清除微循环障碍，直接或间接地改善组织细胞和脏腑器官缺血、缺氧状态，使逐渐衰老的机体及时获得新的生命物质补充而保持正常的生理功能，从而起到抗衰老的作用。

实验研究表明，使用刺络放血疗法的老人，可使脑血流量增加50%，特别是微循环得到改善后，脑神经细胞可获得更多的氧和营养物质，补充了神经细胞之间传递信息的化学物质，促进了代谢产物的排泄，使神经递质和调质能及时释放、转运、灭活、降解等，保持了神经细胞微环境的动态平衡，使脑组织处在一个年轻态的内环境中，放血治疗后受试老人较治疗前思维清楚、记忆力加强，行动也更为敏捷。

### （六）刺络放血对疼痛的作用

刺络放血疗法的镇痛机制，一方面是通过局部血液的流出，可直接使部分致痛物质随血液排出体外，减少了致痛物质的生成和堆积；另一方面刺血疗法在改善局部血液循环障碍的同时，使组织损伤、炎症反应、变态反应、血管神经缺血过程中血管内皮细胞、血细胞、肥大细胞、血管平滑肌细胞、组织细胞所产生和释放的各种超微量致痛物质及时降解、灭活和转运，阻断了痛觉冲动产生的这一环节，也就是直接改变了神经末梢和神经纤维所处微环境中神经递质等生化物质的失衡，使疼痛冲动不能产生、传递和感知。

研究表明刺络放血能调整血液的流速、流量，通过神经－血管－体液影响来阻断疼痛的产生，促使机体恢复对疼痛的自我调控能力，所以镇痛的范围十分广泛。临床对于由炎症反应、缺血、急腹症、代谢障碍和肿瘤引起的疼痛均能使其明显减轻或消失。另外，刺络放血镇痛的效果，与患者的精神状态、出血量的多少、对血管壁的刺激强度以及选取经络穴位的正确性均有直接的关系。

### （七）刺络放血对神志和心率的影响

研究表明，刺络放血疗法在改善神志和心率方面也具有良好的调节作用。有人观察手十二井穴刺络放血对中风初期患者意识状态的影响，以中风发病后3天有意识障碍的患者为观察对象，按病情分为损伤大面积、中面积、小面积3组，每组随机分为刺络组与对照组，刺络组与对照组均正常治疗，仅刺络组增加井穴刺络放血，将意识状态进行量化，观察患者意识状态、血压、心率等方面的变化。结果显示手十二井穴刺络放血可使损伤面积小的患者意识状态转好、收缩期血压上升，可使各组患者心率加快。另有研究显示，手十二井穴刺络放血后中风患者的意识状态转好，可能与手十二井穴刺络放血对脑血流动力学的调整作用和对局部脑组织的生化改变有关。

# 主要参考文献

[1] 石学敏．针灸学［M］．第2版．北京：中国中医药出版社，2007.
[2] 米在荣．拔罐治疗菌痢90例［J］．山东医药，1983，(1)：9.
[3] 霍传连．拔火罐治疗急性菌痢［J］．中国针灸，1885，15（3）：44.
[4] 高树中．针灸治疗学［M］．上海：上海科学技术出版社，2009.
[5] 杨介宾．刺血疗法的临证应用［J］．针灸临床杂志，1996，12（9）：4－8.
[6] 陆寿康．刺法灸法学［M］．北京：中国中医药出版社，2007.
[7] GB/T21709.4－2008，针灸操作规范第4部分：三棱针［S］.
[8] 喻喜春，杨秀娟．实用中华刺络疗法［M］．北京：北京医科大学出版社，1995.
[9] 王雪苔．中华针灸图鉴［M］．北京：人民军医出版社，2004.
[10] 程爵堂，程功文．刺血疗法治百病［M］．第3版．北京：人民军医出版社，2009.
[11] 陈秀华．中医独特疗法刺血疗法［M］．北京：人民卫生出版社，2009.
[12] 李艳梅，姜文．皮肤科疾病针灸治疗学［M］．天津：天津科技翻译出版公司，2008.
[13] 徐宜厚，王保方，张赛英．皮肤病中医诊疗学［M］．第2版．北京：人民卫生出版社，2007.
[14] 温木生．刺络疗法治百病［M］．北京：人民军医出版社，2007.
[15] 欧阳欣．图解刺血疗法［M］．北京：人民军医出版社，2007.
[16] 王华．皮肤针治疗常见疾病［M］．北京：中国医药科技出版社，2006.
[17] 胡玉玲，齐强．实用图示刺络疗法［M］．北京：学苑出版社，2006.
[18] 李红阳．针灸推拿美容学［M］．北京：中国医药科技出版社，2006.
[19] 王峥，马雯．中国刺血疗法大全［M］．合肥：安徽科学技术出版社，2005.
[20] 李芳莉，吴昊．实用美容美体针灸术［M］．沈阳：辽宁科学技术出版社，2002.
[21] 赵辨．临床皮肤病学［M］．第3版．南京：江苏科学技术出版社，2001.
[22] 张志礼．中西医结合皮肤性病学［M］．北京：人民卫生出版社，2000.
[23] 尹远平，郝学君．中国特种针法临症全书［M］．沈阳：辽宁科学技术出版社，2000.
[24] 傅杰英．中医美容［M］．北京：北京科学技术出版社，2000.
[25] 杨国亮，王侠生．现代皮肤病学［M］．上海：上海医科大学出版社，1996.

[26] 许卫国，刘金竹．火针治疗冻疮56例［J］．江西中医药，2008，39（7）：61.

[27] 李岩，周震，刘保红．火针刺络放血治疗下肢复发性丹毒28例［J］．上海针灸，2008，28（1）：60.

[28] 易建昌．刺血拔罐治疗痤疮269例临床观察［J］．山东中医杂志，2007，26（12）：833－834.

[29] 詹光宗，吕茂霞．火针治疗鸡眼疗效观察［J］．西南军医，2007，9（3）：281.

[30] 黄彦捷．火针治疗鸡眼［J］．中国民间疗法，2004，12（2）：59.

[31] 孙明开，唐在莲．针刺放血治疗鸡眼35例［J］．中国民间疗法，2004，12（5）：13.

[32] 杜锡贤．寻常疣外治六法［J］．中国中西医结合皮肤性病学杂志，2004，3（4）：244－245.

[33] 马华．300例皮肤病火针治疗的临床研究［J］．锦州医学院学报，2002，23（4）：28－30.

[34] 王艳平．耳廓放血治疗扁平疣68例［J］．中国民间疗法，2002，10（6）：18.

[35] 孙治安，王凤艳．火针治疗冻疮64例临床观察［J］．中国针灸，2000，（9）：542.

[36] 樊梅凤．耳背静脉放血治疗扁平疣100例临床观察［J］．福建中医药，2000，31（3）：16－18.

[37] 项衡．挑刺法治疗传染性软疣232例［J］．上海针灸，1999，18（3）：46.

[38] 项衡，倪赛男．挑刺法治疗传染性软疣232例［J］．上海针灸，1999，18（3）：46.

[39] 陈海滨．梅花针叩打放血治疗角化脱屑型足癣43例［J］．中国民间疗法，1999，（7）：15.

[40] 尚秀葵．火针偏历穴治疗扁平疣［J］．中国针灸，1999，（3）：189.

[41] 吕文霞，吕文波，李国平．火针治疗冻疮413例疗效观察［J］．针刺研究，1998，（3）：225－226.

[42] 成意伟．梅花针叩刺配合局部用药治疗脂溢性脱发56例疗效观察［J］．天津中医学院学报，1997，16（3）：16－17.

[43] 徐耀智．刺血疗法治疗食物中毒后遗症1例［J］．中国民间疗法，2001，9（7）：20.

[44] 李永，赵西萍．针刺拔罐治疗急性一氧化碳中毒后迟发性脑病21例［J］．中国针灸，2003；23（5）：290.

[45] 王慎明．中暑外治三法［J］．辽宁中医杂志，2002；29（2）：95.

[46] 孙呈祥．软组织损伤治疗学［M］．上海：上海中医学院出版社，1988.

[47] 孙树椿，孙之镐．中医筋伤学［M］．北京：人民卫生出版社，2004.

[48] 王启才．针灸治疗学［M］．北京：中国中医药出版社，2003.

[49] 王锐．内经刺血疗法探析［J］．山东中医学院学报，1996，20（5）：308.

[50] 王本正．放血疗法［M］．哈尔滨：哈尔滨出版社，2003.

[51] 王芬，罗丁．近40年刺络放血疗法的临床运用概况［A］．全国首届刺络放血研究及临床学术交流会论文集［C］．天津：天津中医学院，2003，83－90.